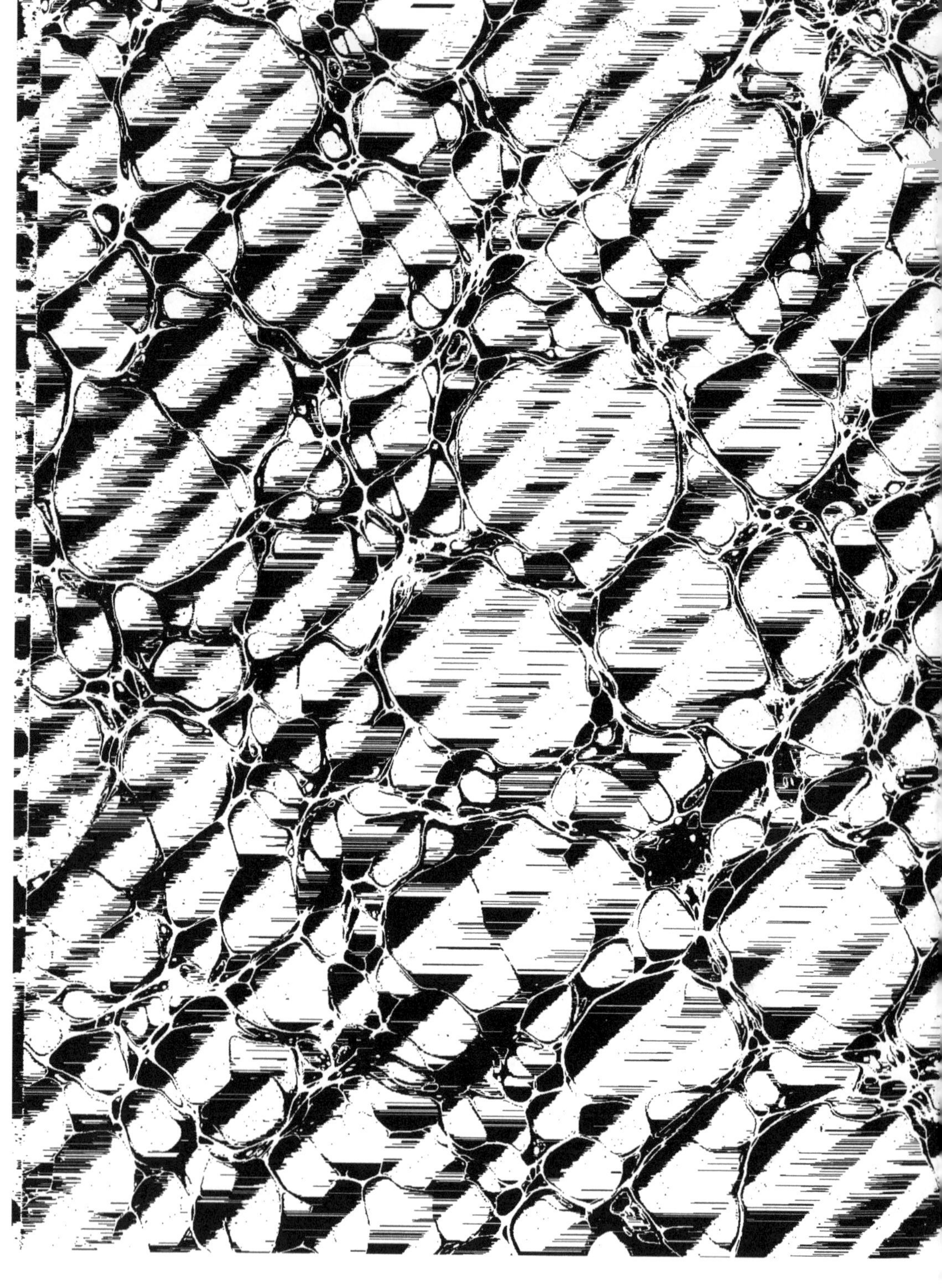

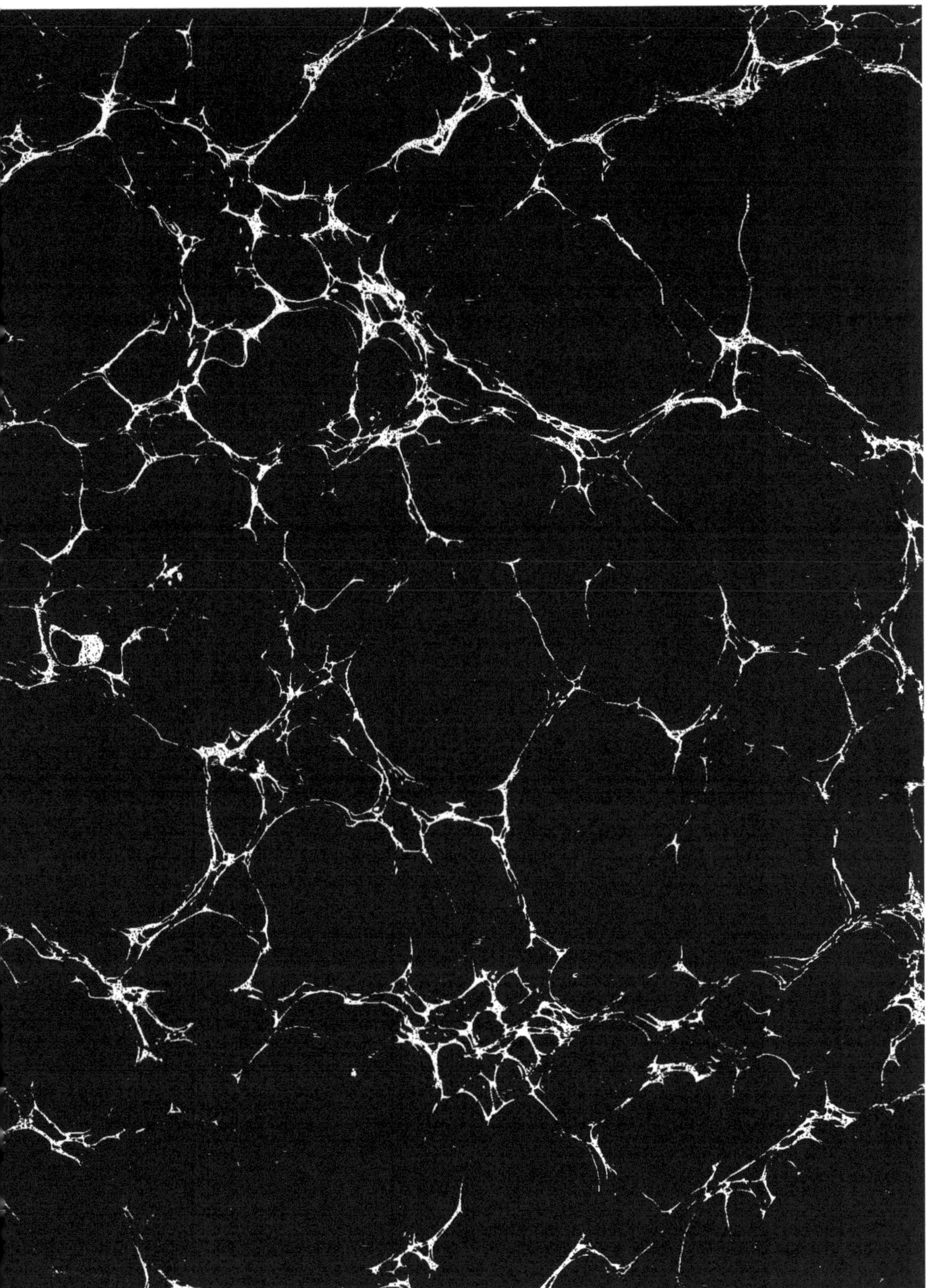

RECHERCHES ANATOMIQUES

SUR

L'URÈTRE DE L'HOMME.

OUVRAGES DU MÊME AUTEUR :

TRAITÉ D'ANATOMIE chirurgicale ou de l'anatomie dans ses rapports avec la pathologie externe et la médecine opératoire. 2 vol. in-8. 1852-1854. 14 fr.

DE L'INFLUENCE des efforts sur la production des maladies chirurgicales, in-8. 1847. 2 fr. 50

DES OPÉRATIONS applicables aux corps fibreux de l'utérus, in-4. 1850. 2 fr. 50

DES FRACTURES articulaires, in-4. 1851. 2 fr. 50

IMPRIMERIE DE W. REMQUET ET Cie,
rue Garancière, 5.

RECHERCHES ANATOMIQUES

SUR

L'URÈTRE DE L'HOMME

PAR

J.-F. JARJAVAY,

CHEF DES TRAVAUX ANATOMIQUES ET AGRÉGÉ A LA FACULTÉ DE MÉDECINE DE PARIS,
CHIRURGIEN DE L'HÔPITAL DE LOURCINE, MEMBRE TITULAIRE DE LA SOCIÉTÉ DE CHIRURGIE DE PARIS,
DE LA SOCIÉTÉ ANATOMIQUE, DE LA SOCIÉTÉ MÉDICALE D'OBSERVATION,
CHEVALIER DE LA LÉGION D'HONNEUR.

ACCOMPAGNÉ DE SEPT PLANCHES LITHOGRAPHIÉES.

PARIS

LABÉ, ÉDITEUR, LIBRAIRE DE LA FACULTÉ DE MÉDECINE,

Place de l'École-de-Médecine.

JUIN 1856.

RECHERCHES ANATOMIQUES

SUR

L'URÈTRE DE L'HOMME.

CHAPITRE PREMIER.

Définition.

L'urètre, οὐρήθρα, *urinæ meatus, urinæ iter, fistula urinaria,* a été encore désigné par quelques auteurs anciens sous la dénomination de col de la vessie, *collum vesicæ*. Il fait suite, en effet, à ce réservoir, à la manière d'un tube effilé qui communiquerait avec un globe; le matras, ou vase de verre à long col dont se servent les chimistes, peut donner une assez bonne idée de l'union de ce canal à la vessie.

Quand on étudie dans l'histoire la marche qu'ont suivie les progrès de l'anatomie de l'urètre, on est frappé de cette coïncidence, à savoir, que ceux de la pathologie externe et de la médecine opératoire les ont constamment accompagnés, et qu'ils les ont quelquefois même devancés ou inspirés; aussi l'*anatomie descriptive* de ce canal est-elle entièrement confondue avec son *anatomie chirurgicale*.

Les limites du réservoir et du canal excréteur ont d'abord fort peu préoccupé les anatomistes. De nos jours, au contraire, le col de la vessie, qui est intermédiaire à ces parties, a vivement fixé l'attention. Sa forme, son mode d'occlusion, sa dilatabilité, la distance qui le sép de l'anus et de la symphyse des pubis, la question de savoir s'il est s'il n'est pas muni d'une valvule, ont provoqué de nombreuses rech ches. Depuis Fallope son sphincter a soulevé bien des controverses

Pour Galien [1], le col de la vessie est la partie rétrécie qui fait suite réservoir urinaire; il comprend donc tout le trajet que doit parco l'urine jusqu'à sa sortie au bout de la verge.

Oribase [2] ne change pas plus les termes que la manière de voir maître : *Collum vesicæ*, dit-il, *totum perinæum occupavit, ut quod surs ab ano, cui primo incubabat, usque ad pudendi exortum feratur;* et c les femmes, *quibus pudendum non est prælongum, cervix vesicæ huj modi exortum non habet.*

Aétius, en traçant l'histoire des ulcérations de l'urètre, s'exprime ces mots : *Juxta vesicæ collum ulcera* [3].

Il en est de même d'Avicenne qui, tout en copiant Galien, insiste la direction anfractueuse de ce *col : Namque tres habet anfractus* [4].

Arétée considère aussi le canal excréteur de l'urine comme un où tombe quelquefois un calcul : *Calculus in cervicem delapsus* [5].

Vésale enfin, qui cependant s'était attaché à corriger Galien, conf le col de la vessie avec son conduit excréteur : *Humillima vesicæ p in angustum finitur meatum, quem ipsius cervicem collumve nuncupamu* Et plus bas, à l'occasion des corps caverneux de la verge : *Mox a porum exortu ipsis urinarius meatus seu vesicæ cervix subtenditur* [7].

Seul de son opinion parmi les anciens, Rufus d'Éphèse fixe la lin de ce col à la partie *genitalium membrorum, quæ non pendet* [8], c'est-à-d dans le point où la verge s'infléchit en bas au-devant de la symphy du-moins dans son état habituel ou de flaccidité.

Dans une troisième variante, le col ne s'étend que jusqu'à la naissa

[1] De usu Partium, lib. v. — [2] Medicinalium Collectorum, lib. xxiii, cap. xxx.
[3] Tetr. iii, sermo iii, cap. xxix. — [4] Lib. iii, Tractatus de dispositionibus vesicæ, cap. i.
[5] De Cav. et sig. acut. morb., lib. ii, cap. x. — [6] De humani corporis fabrica, lib. v, cap. xi
[7] De humani corporis fabrica, lib. v, cap. xiv. — [8] De appel. part. corp. hum., lib. i, cap. x

du *pudendum*. Cette manière de voir peut paraître indiquée dans Oribase, n'étaient les développements qu'il donne ultérieurement à l'occasion de l'urètre de la femme; mais elle est explicitement consignée dans Fallope : *Collum habet vesica satis oblongum et productum, quod sub pubis ossibus delatum pudendo jungitur* [1]; et le canal *secundum penis longitudinem ducitur, a substantia quadam nervosa efformatus, quæ a vesicæ collo enascitur* [2].

Th. Bartholin [3], Manget [4], si sévèrement blâmé par Morgagni, ont adopté cette délimitation. L'urètre, pour Manget, ne commence que dans la partie du canal excréteur de l'urine qui est environné de tissu spongieux. La portion de la vessie qui va se rétrécissant est ce qu'il appelle *cervix*, et le *collum* est étendu de l'orifice vésical au renflement caverneux connu sous le nom de bulbe. De là les dénominations de sphincter et de pseudo-sphincter données à des muscles dont il serait impossible de comprendre la description sans l'exposé préalable de cette singulière division des parties constituantes de la vessie et de l'urètre.

Pour Ledran [5], le col est encore moins long : il n'a plus que 16 ou 20 millimètres (8 à 10 lignes), et l'urètre commence sous l'arcade des pubis. Ce commencement, ajoute-t-il, comme pour dissiper toute interprétation douteuse, est membraneux et fort mince.

Dans une quatrième et dernière opinion, mais qui comprend quelques variétés, la limite de l'urètre est refoulée jusqu'à la vessie. On la trouve déjà dans Sylvius [6]; puis elle fut admise par de Graaf, Littre, Le Cat, Camper, Morgagni, Haller, et presque tous les anatomistes qui leur ont succédé. Aujourd'hui elle est tellement générale qu'on s'étonne qu'elle n'ait pas toujours régné.

Les nuances qui distinguent les anatomistes sont légères : le col est

[1] Opera omnia, p. 436. — [2] *Ib.*, p. 439. — [3] Anatomia, p. 239.
[4] Theatrum anatomicum, lib. II, cap. XII.
[5] Parallèle des différentes manières de tirer la pierre hors de la vessie, p. 14.
[6] Oper. med., p. 887.

un rétrécissement de la partie inférieure de la vessie, en manière goulot, pour Winslow[1]; d'après Huschke[2], c'est la portion de la ves qui est située immédiatement au-dessus de la prostate; et, selon Bicha c'est l'ouverture vésicale de l'urètre. Un de nos maîtres, M. Velpeau dont l'autorité est d'un grand poids, estime que le col de la vessie co prend la portion de ce réservoir qui s'étend « du point où le périto l'abandonne jusqu'à son entrée dans la prostate. » Mais ce point de v est plutôt relatif à la médecine opératoire dont il s'est proposé l'étu dans son *Traité d'Anatomie chirurgicale*, qu'à l'anatomie considérée d'u manière abstraite.

Nous admettrons les termes dont Bichat s'est servi dans cette qu tion : le col de la vessie est limité à l'ouverture du canal excréteur.

Le canal excréteur lui-même commence en conséquence à la vess dont l'orifice d'excrétion, qui leur est à la fois commun, ne saurait p senter une longueur appréciable.

Ajoutons que l'urètre ne sert pas seulement à l'excrétion de l'urin il est aussi destiné à l'émission du sperme.

[1] Exp. anat. du corps hum., p. 557. — [2] Trait. de splanch., p. 311.
[3] Anat. descript., t. v, p. 152. — [4] Anatomie chirurgicale, t. II, p. 258.

CHAPITRE II.

Division.

Les canaux qui sont destinés à transporter sur des surfaces muqueuses ou au dehors les divers produits de sécrétion, sont remarquables par l'homogénéité de texture qu'ils présentent dans toute l'étendue de leur trajet; seul, l'urètre a des parois composées de parties hétérogènes.

La cause de cette exception est liée au double usage qu'il a d'excréter l'urine et de transporter le sperme sur le col de l'utérus. Il est pour ces deux fins dans des conditions particulières : la flaccidité ou la turgescence, qui sont propres à chacun de ces actes.

La complexité des parois de l'urètre enlève à l'étude de ce conduit la simplicité qui caractérise celle des autres canaux excréteurs. Aussi les anatomistes ont-ils senti depuis longtemps la nécessité d'établir des coupes plus ou moins naturelles, afin de pouvoir envisager à part, et dans tous ses détails, chacune des portions qui leur étaient interposées. La *texture* tellement tranchée de chacun des segments a servi de base à ces divisions, et, en mettant un frein à l'arbitraire, a commandé, pour ainsi dire, un accord général parmi tous les auteurs.

La *direction* ou plutôt la *fixité* du canal avait porté, ainsi que je l'ai dit plus haut, Rufus d'Éphèse à diviser la voie de l'urine en deux parties : l'une en deçà, l'autre au delà du point où la verge est pendante. Sous un point de vue essentiellement chirurgical, mais qui cependant se rapproche jusqu'à un certain point du précédent, Blandin[1] admettait [...] *portion périnéale* et une *portion pénienne*.

Si la texture des parois a été la cause naturelle des divisions qu[...] proposées les auteurs, il est tout simple qu'on n'en trouve aucune tr[...] dans les premiers temps de l'anatomie. Ainsi l'urètre ou le *collum* [...]*sicæ* faisaient tout un, et l'on se contentait d'indiquer vaguement [...] sphincter pour les besoins de la physiologie.

Mais du moment que les anatomistes ont cherché à pénétrer la co[...]position de nos organes, on trouve dans leurs écrits des indices de l[...]dispensable nécessité de diviser l'urètre.

Et d'abord la prostate était étudiée immédiatement après les vésicu[...] séminales et les conduits éjaculateurs. Ce qui frappa en second lieu, fut la texture *nerveuse, nervéo-spongieuse*, selon leurs expressions, d[...] partie de l'urètre qui est située au-dessous des corps caverneux; et ce[...] partie fut placée dans le même chapitre que le pénis. Ainsi les deux p[...]tions du canal qui avaient de prime abord fixé leur attention, étai[...] rattachées aux organes avec lesquels elles étaient en rapport, et l'[...]térêt d'une étude d'ensemble disparaissait sous les dispositions d'un p[...] défectueux. Riolan, de Graaf, à qui l'anatomie des organes génit[...] est redevable de grands progrès, Th. Bartholin, Verheyen, Heister [...] l'exemple de Fallope, appartiennent à cette longue série d'auteurs [...] ont négligé l'urètre.

Mais la prostate et la portion nervéo-spongieuse ne sont pas tout [...] qui compose le canal; il existe une partie intermédiaire qui avait ai[...] été omise au milieu de cette confusion.

Nous avons dit que Manget avait reconnu au-dessous de la prost[...] une portion plus étroite qui appartient à l'extrémité antérieure de [...] qu'il appelait le *collum vesicæ*, portion que d'ailleurs Vésale avait d[...] indiquée[2]. Morgagni, sans fixer ses remarques par des dénominati[...]

[1] Anat. descrip., t. II, p. 240. — [2] De humani corp. fabr., lib. V.

nouvelles, avait insisté sur la partie du canal qui *inter prostatam et initia spongiosi urethræ corporis intercedit* [1].

L'urètre, dit Winslow, est spongieux ou caverneux dans son épaisseur, excepté une petite portion du côté de la vessie; « il est membraneux par ses surfaces ou par sa concavité et sa convexité [2]. » La première partie, ajoute-t-il, est soutenue par la prostate.

Les difficultés de l'opération de la taille portèrent les chirurgiens, vers le milieu du dernier siècle, à faire une étude plus approfondie du périnée et du canal qui traverse cette région. Ledran, Le Cat, Palucci, Camper, nous ont légué des œuvres anatomo-chirurgicales précieuses et riches d'intéressants détails.

Après avoir limité le col de la vessie à l'extrémité antérieure de la prostate, Ledran fait remarquer que le commencement de l'urètre est *membraneux*, fort mince, et « d'une nature différente de ce qu'il est dans son progrès [3]. »

Le Cat est plus explicite; sa division est nette; son indication des parties constituantes de l'urètre est tout à fait tranchée. La cinquième planche [4] fait connaître en effet la prostate, le détroit de l'entrée de la vessie, « la portion de l'urètre qui est simplement membraneuse [5] » et le bulbe. Cette portion membraneuse est aussi remarquée par Palucci qui l'indique sous le nom d'*isthme*, et Camper [6], devançant les travaux qui ont été publiés longtemps après lui, insiste sur son épaisseur qui est due à la présence d'un sphincter, *urethræ pars, quam sphincter amplectitur, unde insignis illa crassities*. A la même époque Duverney publiait ses œuvres anatomiques, et divisait l'urètre en trois parties : la première ou prostatique, la seconde, entourée par le muscle de l'urètre, la troisième ou spongieuse qui s'épanouit et s'élargit plus tard pour former le gland [7].

[1] Advers. anat., III, animadversio XLI. — [2] Exp. anat. de la struct. du corps hum., p. 566. 1732.

[3] Parallèle des différentes manières de tirer la pierre hors de la vessie, p. 24.

[4] Recueil de pièces concernant l'opération de la taille.

[5] *Ibid.* Explication des planches anatomiques, p. XIV.

[6] Demonstrationum, lib. II, p. 10. — [7] Œuvres anatomiques, t. I, p. 296.

Ce renflement, que tous les auteurs avant Ruysch[1] avaient con comme simplement surajouté aux corps caverneux à la manièr capuchon, et sans continuité de tissu avec l'urètre, avait été comme la prostate indépendamment de ce canal. Depuis les inje du célèbre anatomiste de Leyde, le gland est devenu une partie portion spongieuse.

La nécessité de savoir la longueur précise de chacun des seg de l'urètre pour l'application de la méthode de la cautérisation c scarifications, devait favoriser l'application des divisions indiqué Le Cat, Camper et Duverney, et que Haller avait aussi implicit consignées dans ses écrits. Il traite dans des chapitres distincts, prostate, du corps caverneux de l'urètre et du gland; mais il e point, *aliquo ante prostatam spatio,* où l'urètre *præter cellulosam al fibrosamque telam nuda est*[2].

Portal[3] admettait quatre portions : la première ou prostatique celle qu'entoure la prostate; la seconde ou symphysaire, celle qui sous la symphyse; la troisième ou caverneuse est entourée par le caverneux; la dernière enfin comprend le gland.

Amussat divise aussi le canal en quatre segments, quoique d'un nière différente. Pour lui le gland fait partie de la portion spong mais il en sépare le bulbe. La portion prostatique ne saurait adı de différences. La portion qui passe sous la symphyse, qui est *me neuse* pour Le Cat et Haller, est, à son avis, *musculeuse,* parce c est épaisse et entourée par des fibres musculaires. La portion bu est le renflement qui fait saillie au-dessous de la musculeuse, spongieuse commence là où le canal est complétement entouré p tissu caverneux[4].

Cette division est aussi admise par M. Velpeau[5] et Olivier[6]. Duca

[1] Oper. omnia, obs. C. — [2] Elem. phys., t. VII, p. 477. — [3] Anat. méd., t. V, p. 458.
[4] Arch. gén. de méd., 1re série, t. IV, p. 44. — [5] Anat. chirur., t. II, p. 235.
[6] Dict. en 30 vol., t. XXIII, p. 411. — [7] Trait. des rét. d'urine, p. 40.

Bichat[1], Blandin[2], M. Cruveilhier[3], M, Malgaigne[4], comprennent dans la portion spongieuse et le canal sous-pénien, et le gland et le bulbe. Avec les portions membraneuse et prostatique, ils n'ont donc accepté que trois segments. M. Malgaigne subdivise le premier en portions *sous-pubienne* et *pénienne*, séparées l'une de l'autre par l'angle pré-pubien.

Huschke[5] adopte une division qui tient à la fois de toutes celles que nous avons exposées. L'urètre est pour lui composé des portions prostatique, musculeuse et spongieuse ; mais celle-ci comprend elle-même trois parties distinctes : le bulbe vers l'extrémité postérieure de la verge, le gland sur l'antérieure, le canal à parois spongieuses, dans l'intervalle de ceux-ci, au-dessous des corps caverneux.

La section *prostatique* de l'urètre est trop limitée, trop distincte pour ne pas être admise sans conteste.

La portion *membraneuse* ne peut occasionner de divergences que dans sa dénomination. Privée de substance glandulaire, elle se distingue de la prostate en arrière; en avant, les mailles abreuvées de sang de la portion spongieuse lui donnent une limite aussi nette. C'est à une erreur anatomique qu'est rattachée l'épithète de membraneuse. Au commencement du dernier siècle, l'idée que les parois du canal étaient fort minces entrait même dans les définitions qui étaient données de ce conduit. Je citerai Verheyen[6] parmi ceux qui l'ont propagée : *Urethra*, dit-il, *est canalis membranaceus, ac quodammodò nerveus, etc.* Mais la partie de l'urètre intermédiaire à la prostate et à la portion spongieuse est loin d'avoir des parois amincies. Nous verrons, comme l'a si bien dit Camper, comme l'a fait remarquer plus tard Amussat avec tant d'insistance, que des fibres musculaires forment autour du canal une couche épaisse. Aussi ne balancerai-je pas à rejeter l'appellation de membraneuse, pour conserver celle de *musculeuse,* qui a été si justement proposée par ce dernier.

[1] Loc. cit., p. 234. — [2] Anat. descr., t. II p. 240. — [3] Anat. descr., t. III, p. 630.
[4] Anat. chir., t. II, p. 278. — [5] Trait. de splanch., p. 315. — [6] Tract. II, cap. XXIV.

Au point de vue de l'anatomie, l'épithète de *spongieuse*, donnée troisième portion de l'urètre, n'est pas non plus parfaitement juste. par suite d'une comparaison peu rigoureuse avec le tissu des corps ca neux de la verge, que ce segment a été ainsi appelé. Il est vrai que, quelques points, comme je le ferai remarquer plus bas, le tissu d paroi urétrale présente des mailles plus ou moins larges, analogu celles des corps caverneux ou d'une éponge; mais dans la majeure tie de son étendue, la portion pénienne de l'urètre est entourée pa réseaux veineux, de véritables *retia mirabilia*. Aussi, pour éviter un nomination qui entraînerait dans l'erreur, ai-je préféré une autre thète pour cette partie du canal que j'appellerai désormais *portion s gio-vasculaire*.

Le bulbe et le gland ont une configuration trop dissemblable de du canal cylindroïde situé au-dessous des corps caverneux, pour qu n'adopte pas complétement la subdivision établie par Huschke. Ces d renflements seront donc étudiés chacun dans un paragraphe disti

En résumé, l'urètre se divise en trois grands segments: la por spongio-vasculaire, la portion musculeuse et la portion prostatique première comprend le bulbe, le gland, et le cylindroïde spongio- culaire qui leur est intermédiaire.

L'hétérogénéité des parois urétrales, qui frappe les yeux de pr abord, disparaît dans les couches les plus profondes, celles qui limi la voie de l'urine et du sperme. On peut, en effet, considérer le c comme formé de trois tuniques. La plus interne est parfaitement forme; c'est la membrane muqueuse. La seconde ne présente, sui les segments que nous avons établis, que des différences de con tance et d'épaisseur, des différences, en un mot, qui ne sont pas damentales. Quant à la troisième, qui est la plus extérieure, elle des caractères de forme et de structure si tranchés, qu'ils ont ét point de départ des divisions qui viennent d'être exposées.

CHAPITRE III.

Membrane muqueuse.

La muqueuse de l'urètre se continue avec celle de la vessie au niveau du col, en avant avec celle qui recouvre le gland, sur le pourtour de l'ouverture du canal, qui porte le nom de *méat*. La limite est tranchée dans les deux points. Du côté du gland, l'épaisseur de la membrane tégumentaire de ce renflement est bien plus grande que celle de la muqueuse qui tapisse l'urètre. Les papilles de la première sont beaucoup plus volumineuses que celles de la seconde. Nous verrons plus bas que ces deux ordres de papilles sont rangées suivant des directions tellement différentes, qu'elles donnent quelquefois lieu sur le méat à l'apparence d'une ligne concentrique à cet orifice. Du côté de la vessie, une disproportion tranchée existe encore entre l'épaisseur de la muqueuse vésicale et celle de la muqueuse urétrale. Celle-là est plus molle, plus lâchement unie aux parties sous-jacentes; sa coloration d'un blanc jaunâtre est plus foncée ; elle est munie quelquefois dans tout le pourtour du col, le plus souvent dans les parties antérieure et latérales, de sillons radiés. Je n'ai pas vu cette terminaison frangée de l'épiderme du canal, que Blandin [1] signale et qu'il compare à celle que présente l'épiderme de la muqueuse de l'œsophage au niveau du cardia.

La couleur de la muqueuse urétrale n'a été que superficiellement

[1] Anat. descr., t. II, p. 242.

envisagée par la plupart des auteurs : elle est d'un rouge vif au n et dans la fosse naviculaire, selon Bichat[1]; elle est rougeâtre p Meckel[2]; M. Velpeau[3] la trouve d'un blanc légèrement rosé dans tc son étendue; Huschke[4], blanchâtre ou faiblement rougeâtre; M. trequin[5], rosée près du méat, pâle et blanchâtre dans la région spong vasculaire, brunâtre près du bulbe.

Ces divergences sont dues à la plus ou moins grande quantité sang qui se trouve après la mort dans les diverses parties du canal. bituellement rosée ou rouge, ou d'un rouge-brun dans les points clives, cette membrane paraît au contraire blanchâtre ou d'un bl légèrement jaunâtre là où le canal est le plus élevé, où par conséquen sang ne stagne pas, entraîné qu'il est par la pesanteur. Aussi ai-je ha tuellement vu la muqueuse de l'urètre rosée, rouge, rouge-brun dan partie pendante de la verge, jusqu'à un ou deux centimètres de l'an que nous appelons pré-pubien; puis un ou deux centimètres au d de cet angle, en descendant vers le bulbe, les mêmes nuances repara sent avec un summum d'intensité dans la partie la plus basse. Quelq fois la coloration n'occupe que le gland et la partie qui avoisine le bul quelquefois ces deux extrémités et la partie intermédiaire; tout pend de la stase du sang qui, en plus ou moins grande abondance, stag dans les mailles ou les vaisseaux de cette portion du canal. J'ai vu c un jeune enfant de deux mois la muqueuse de toute la partie spong vasculaire d'un rouge lie de vin : cela tenait à ce que la verge n'é pas coudée au-devant du pubis, soutenue qu'elle était par les bours Nous démontrerons plus tard qu'à la naissance, et dans les premiè années de la vie, l'urètre présente une courbe très-légère regardant bas, et non un angle aigu. La pointe de la prostate et la partie pos rieure de la portion musculeuse sont assez souvent d'un rouge p ou moins foncé. J'ai vu quelquefois la muqueuse de toute la port

[1] Anat. descr., t. v, p. 238. — [2] Man. d'anat., t. III, p. 636. — [3] Anat. chir., t. II, p. 256.
[4] Traité de splanch., p. 317. — [5] Anat. méd. chir., p. 411.

prostatique couverte d'une injection sanguine rouge ou rosée, ainsi que le col de la vessie.

Mais telle n'est pas la véritable coloration de la membrane interne de l'urètre. Ces diverses couleurs ont leur siége dans les vaisseaux et les mailles spongieuses situés au-dessous d'elle. Considérée en elle-même, la muqueuse a un tout autre aspect.

Dans les urètres qu'on a préalablement dépouillés du sang qu'ils contenaient, ou même dans ceux qui, sans le secours d'une préparation préalable, en contiennent à peine, elle est d'un blanc légèrement jaunâtre. Si on la sépare avec une pince des parties sous-jacentes, chaque lambeau est transparent et ressemblerait à un lambeau de séreuse, n'était sa minceur qui est plus grande encore.

La muqueuse de l'urètre est donc transparente quand elle est isolée; d'un blanc très-légèrement jaunâtre, quand on l'étudie appliquée sur les couches sous-jacentes privées de sang; et enfin nuancée de rose, de rouge, de rouge-brun dans les parties les plus déclives, selon la plus ou moins grande quantité de sang qui injecte les parois.

L'épaisseur est à peu près uniforme, excepté vers les deux extrémités du canal où elle est un peu plus grande que dans les points intermédiaires. Il faut d'ailleurs prendre garde de comprendre avec la muqueuse quelques-unes des fibres sous-jacentes qui la suivent facilement pendant qu'on l'arrache avec des pinces. Cette épaisseur est d'un sixième de millimètre environ.

Sa consistance est assez forte; quand on la saisit avec une pince il est facile d'en détacher des lambeaux. Si les tractions sont faites dans le sens de la longueur, on peut en obtenir d'une grande étendue. Des pressions légères exercées sur cette membrane avec la pointe mousse d'une pince qu'on promène d'avant en arrière, déterminent très-facilement une solution de continuité, et l'instrument glisse alors sous la membrane en la décollant. Je ne doute pas qu'une sonde à extrémité tant soit peu rigide ne puisse produire le même phénomène. Il est digne de remarque que la pénétration se fait plus aisément dans la partie du canal

qui est en arrière de l'angle pré-pubien, que dans celle qui est en av
La déchirure se produit moins facilement dans les tractions dirigée
travers.

J'ai vu plusieurs fois la membrane muqueuse de la portion pro
tique assez molle et comme pulpeuse; cet état m'a paru cadavériqu

Dans les tractions exercées dans le sens de la longueur de la verg
muqueuse s'étend, suivant une certaine mesure, sans se rompre
cependant elle ne présente pas de plis transversaux qui puissent
leur présence favoriser cet allongement. Lorsqu'on pousse une in
tion dans le canal, cette membrane se laisse distendre; mais l'exte
bilité dans ce sens est assez limitée, car si le piston de la serin
pousse le liquide avec une certaine force, la muqueuse se rompt
sitôt, et le liquide s'infiltre dans la seconde et la troisième couche
l'urètre. Nous reviendrons sur cette extension dans le sens transve
lorsque nous étudierons le calibre du canal.

Quand la muqueuse urétrale n'est plus sollicitee suivant la longu
ou suivant la largeur, elle revient sur elle-même; elle jouit donc
l'élasticité. D'un autre côté, le phénomène de l'érection n'aurait pu
complir sans solution de continuité de cette membrane, si elle n'a
été douée d'une propriété préalable, de l'extensibilité.

Des deux faces, l'une est externe ou adhérente, l'autre interne
libre.

La première est assez lâchement unie aux parties sous-jacentes
la portion musculeuse et dans la portion spongio-vasculaire. Au niv
de la prostate l'adhésion est peut-être un peu plus forte. Des so
peuvent facilement décoller la muqueuse et être alors arrêtées com
dans une espèce de valvule. Si cette membrane eût été fortement a
chée dans toute son étendue à la couche sous-jacente, l'érection eût
gênée. D'ailleurs nous verrons que la seconde couche du canal fac
jusqu'à un certain point ce glissement de la membrane muqueuse
l'urètre, glissement qui existe certainement quoique peu étendu. D
le gland l'union est assez grande, des tractions avec la pince n'en

tachent, et avec difficulté, que de très-petits lambeaux; mais c'est surtout sur la ligne médiane de la paroi supérieure de la portion pendante de la verge, et dans le bord supérieur de la fente glandaire, qu'elle est très-prononcée. Dans ce dernier point il est impossible d'opérer quelque glissement.

La seconde face ou l'interne est libre et se trouve en contact avec l'urine et le sperme pendant l'excrétion de l'un ou de l'autre de ces liquides. Elle se confond dans la description avec la face interne de l'urètre.

On y trouve : des *sillons*, des *plis* et des *rides*, assez souvent des *valvules*, des *papilles*, des *dépressions* ou des *orifices* qui correspondent le plus souvent à des *glandules*.

Avant d'entrer dans l'étude de toutes ces parties, nous croyons devoir traiter cette question : *Existe-t-il ou n'existe-t-il pas de raphé sur la ligne médiane des faces supérieure et inférieure de la membrane muqueuse?*

A l'occasion de ses *foramina*, Morgagni[1] fait déjà remarquer qu'ils se trouvent sur une même ligne blanche qui règne habituellement au milieu de la partie du canal qui tient aux corps caverneux. Je noterai en passant que l'illustre anatomiste n'affirme pas que l'existence de cette ligne est constante; il n'a pas non plus le soin de dire si elle occupe toute l'étendue de l'urètre, ou si elle est limitée à telle ou telle région.

Bichat[2], qui signale deux lignes blanchâtres sur les deux parties supérieure et inférieure du canal, fait remarquer qu'elles sont plus prononcées dans le milieu de leur longueur qu'à leurs extrémités. Elles s'étendraient donc à tout le canal.

Selon Blandin, les deux faces seraient marquées par un raphé médian très-prononcé[3].

M. Pétrequin[4], qui fait commencer le raphé inférieur à l'extrémité antérieure du veru-montanum, admet aussi le supérieur.

[1] Advers. anat., IV, p. 32. — [2] Anat. descr., t, V, p. 236.
[3] Anat. descr., t. II, p. 242. — [4] Anat. méd. chir., p. 411.

Un assez grand nombre d'auteurs modernes négligent ce détail, cupés qu'ils sont d'étudier les lacunes, la largeur et les plis de l'

Si l'existence d'un raphé médian n'est pas signalée par tous, c'es effet il ne s'offre pas aux yeux d'une manière constante, et que qu'on voit une ligne blanchâtre sur la paroi supérieure, cette n'est qu'une apparence dont il est facile de comprendre la cause

Entre l'urètre et les corps caverneux est un cordon blanc co par des fibres entre-croisées qui émanent de l'étui fibreux, envelopp substance spongio-vasculaire et qui se continue en haut avec le b férieur de la cloison. C'est là, en un mot, un intermédiaire qui canal dans la ligne médiane de la gouttière que forment les face rieures et convexes des corps caverneux. Or, cette ligne fibreuse et forte fait une saillie plus ou moins prononcée sur la face supé de l'urètre, selon le degré de congestion des mailles veineuses veines du pénis; parfois au contraire elle est complétement ma Voici comment se produisent ces phénomènes (nous supposons le ouvert et la verge couchée sur sa face dorsale, et reposant sur u horizontal, c'est-à-dire dans la position où l'on place habituell l'urètre que l'on étudie) : si les corps caverneux renferment p sang, ils s'affaissent et ne soutiennent plus les parties latéra canal. D'ailleurs, ces parties latérales, quand elles ne sont pas diste par le sang (et elles n'en renferment qu'une petite quantité qua corps caverneux en sont peu remplis, le degré de congestion de ce ties étant toujours égal), ces parties latérales, dis-je, sont flasq s'affaissent sur la face inférieure correspondante des corps cave La bandelette fibreuse, en tout cas rigide, fait alors saillie sous l queuse, et comme celle-ci est transparente, il en résulte à un e superficiel l'aspect d'un raphé; mais il n'en est rien : cette mem passe sur le lien fibreux, toujours unie, se modelant sur ses sail ses anfractuosités. Aussi pénètre-t-elle dans les lacunes que nou rons bientôt en être une dépression, et, si la bandelette fibre bifurque et devient double, s'insinue-t-elle entre les deux lignes forme de manière à tapisser le fond d'un sillon longitudinal. 5 fois sur 65 cas que j'ai observés dans le but de vérifier les dispositions des lacunes de Morgagni, j'ai trouvé cette dernière particularité : que si le tissu spongieux des corps caverneux et la masse spongio-vasculaire de l'urètre sont gorgés de sang, ces parties ne s'affaissent pas, et la ligne fibreuse dont il est question ne fait aucune saillie. Ainsi s'explique le silence d'un certain nombre d'auteurs qui sont probablement tombés sur des urètres dont les parois étaient distendues par du sang.

A l'appui des explications que j'avance, je ferai remarquer que le prétendu raphé est rigoureusement borné à la portion qui tient à la ligne médiane de la gouttière des corps caverneux, ou à leur cloison. Je n'en ai jamais vu la moindre trace soit dans le gland, soit en arrière de l'union des racines de ces corps, dans la portion musculeuse, ni dans la portion prostatique.

Sur la face inférieure du canal, la muqueuse est partout fort lisse. Elle est soulevée en arrière par le verumontanum, sur la nature duquel il faudra plus tard insister. Mais elle ne présente aucune trace de soudure.

En résumé, si quelques auteurs ont admis un raphé sur les parties supérieure et inférieure de la muqueuse urétrale, ils doivent leur illusion à la transparence de cette membrane et à l'existence de cordons fibreux qui sont dans quelques points situés au-dessous d'elle.

A. *Sillons.*— On aurait une idée bien incomplète des sillons de l'urètre, si l'on se bornait à les chercher dans un canal ouvert sur le milieu de l'une de ses parois, et reposant avec les corps caverneux sur un plan horizontal. La mollesse des parties les empêche de garder la direction qu'elles avaient avant l'incision, et leur écartement tend à effacer les dépressions linéaires qui correspondent aux angles suivant lesquels elles s'unissent. Aussi est-il nécessaire de rendre les parois urétrales assez fermes, pour qu'elles ne s'affaissent pas quand on en a pratiqué l'incision. Il est de plus indispensable qu'elles ne soient pas rendues plus consistantes pendant qu'elles affecteraient une fausse direct sans quoi elles ne donneraient pas l'image du canal à son état habi Pour atteindre ce but, j'ai fait congeler des bassins revêtus de to leurs parties molles, la verge pendante, comme sur l'homme vivant procédé pénible m'a surtout été utile pour étudier la direction de l'ur Je l'ai employé dans le mois de janvier 1855. Plus tard j'ai rec qu'un bain, prolongé pendant quelques jours dans un mélange d'ea d'acide azotique, donnait aux parois une consistance suffisante. O moyen est facile ; il peut être employé en toutes saisons; il est donc férable. Enfin, l'injection de la partie spongio-vasculaire du canal pe de voir, dans quelques cas, des dépressions linéaires qu'il ne s pas possible de constater dans l'état de vacuité des vaisseaux et mailles.

Il y a deux ordres de sillons : les uns sont dus à des dépressions parois du canal; les autres sont variables et interposés aux plis régnent en plus ou moins grand nombre sur la muqueuse.

Parmi les premiers, il en est qui appartiennent à la paroi supéri de l'urètre; d'autres sont placés sur l'inférieure.

Ceux-là comprennent : 1° un sillon qui naît sur la ligne média une distance du méat qui varie généralement de 3 à 4 1/2 centim et qui prélude à la fente verticale que nous verrons constitu portion glandaire du canal; 2° un sillon plus ou moins marqué correspond au bord antéro-supérieur de la fente prostatique.

Ceux-ci se composent : 1° de deux dépressions qui sont situées la portion prostatique, sur les parties latérales du verumontan espèces de rigoles où s'insinue l'urine et où glissent les sondes l'opération du cathétérisme; 2° d'un vrai sillon qui commence entr deux plis d'une bifurcation de la crête urétrale et qui, arrivant da bulbe, devient de plus en plus profond et constitue le *cul-de-sa* bulbe, le *golfe* de l'urètre, selon l'expression de Le Cat [1].

[1] Recueil de pièces concernant l'opération de la taille ; explic. des planch. anat., p. XIV.

Je ferai remarquer que chez les enfants les urètres injectés présentent deux sillons médians, l'un supérieur, l'autre inférieur, qui règnent tout le long de la portion spongio-vasculaire ; ces sillons, qui disparaissent le plus souvent dans l'âge adulte, sont une trace de la division primordiale des parois du canal en deux moitiés latérales.

Les sillons du second ordre comprennent toutes ces dépressions linéaires, interposées aux plis que l'on trouve dans une partie de la portion prostatique, dans la portion membraneuse et dans la portion spongio-vasculaire jusqu'au gland.

Nous reviendrons sur les sillons prostatiques à l'occasion de la prostate. Arrêtons-nous successivement sur chacun des autres.

1° Le sillon qui aboutit à la fente glandaire est, sans contredit, le plus remarquable. Il débute sur la paroi supérieure de l'urètre par une dépression d'abord très-faible qui, terme moyen, avons-nous dit, est distante de 3 à 4 1/2 centimètres du méat, mais que j'ai vue dans des cas exceptionnels naître, une fois à 2 centimètres, une autre fois à 5 1/2. A mesure qu'on suit ce sillon en avant, on constate qu'il devient de plus en plus profond, et toujours d'une manière insensible. Pendant ce temps les parois supérieure et inférieure du canal se rétrécissent peu à peu ; elles cessent enfin à l'entrée du gland. L'urètre est continué dans ce renflement par le même sillon qui, se creusant de plus en plus en se dirigeant vers le haut, est devenu une fente verticale. Nous verrons plus bas comment se comportent les faisceaux veineux (car ce sont des *retia mirabilia*) des parois supérieure et inférieure, comment, en un mot, ils forment le gland.

Pour voir ce sillon, il suffit d'injecter un urètre et de le fendre sur la ligne médiane de sa face inférieure jusqu'au gland. On verra alors finir en pointe les deux parois supérieure et inférieure, et le sillon se creuser perpendiculairement. Il résulte de cette disposition que le canal qui représentait une ligne transversale à bords latéraux, l'un à droite et l'autre à gauche, dans la portion spongio-vasculaire, apparaît, dans la portion glandaire, sous la forme d'une fente verticale, à deux bords, l'un supérieur, l'autre inférieur. Mais nous compléterons tous ces tails quand nous traiterons de la forme du canal.

Une pièce ordinaire, même sans injection, peut présenter l'as que je viens de décrire. La seule précaution à prendre consiste à ne prolonger la section médiane jusqu'au méat. Les deux moitiés du g sont ainsi maintenues rapprochées, et les deux lèvres du sillon tent au contact.

Que si la commissure inférieure du méat est coupée, les portion limitent latéralement le sillon s'écartent comme les feuillets d'un ouvert; ses lèvres s'effacent, et le canal s'élargit de toute l'étendu sa profondeur. On voit alors deux petites lignes saillantes, qui cor pondent à l'angle plan de chaque lèvre, converger et se réunir da point où avait commencé la dépression linéaire. Je ne puis mieux c parer l'aspect que présente alors cette partie du canal ouvert, qu face postérieure du bulbe rachidien, spécialement dans le bec du *cal scriptorius;* et si les barbes de la plume, qui sont représentées ici pa filaments de substance nerveuse blanche, ne manquaient point dans partie de l'urètre, le rapprochement serait parfait. Ajoutons que le be ce *calamus* se cache souvent sous une valvule. (*Voyez* planche I, fig.

2° La crête urétrale ne se termine pas en pointe d'une manière in sible, comme on est porté à le croire : elle plonge profondément, qu'on le verra plus loin, dans la substance du bulbe; mais la memb muqueuse qui la recouvre, se bifurque en avant par deux replis divergent, quand le canal est étalé, et qui sont juxtaposés, au traire, dans l'état d'intégrité des parois. Entre ces deux lignes queuses commence un sillon qui va, comme le précédent, se creu d'arrière en avant et qui tout d'un coup tombe dans une dépression plus profonde, le cul-de-sac du bulbe. J'ai toujours rencontré cette position. (*Voyez* planche I, fig. 1, *b*.)

3° Les sillons que forment çà et là les plis ont leur maximum de veloppement dans la partie de la portion spongio-vasculaire, qui l'extrémité antérieure de la portion musculeuse, monte et se p au-devant de la symphyse des pubis. Ils sont moindres dans les régions prostatique et musculeuse et se prolongent plus ou moins en avant vers le gland, selon la disposition des plis générateurs. Voyons donc ces plis dont les sillons sont une dépendance.

B. *Plis et rides.* — Un assez grand nombre d'auteurs, même parmi les modernes, ont négligé les plis et les rides de l'urètre. Littre écrit dans les *Mémoires de l'Académie des sciences,* que « la superficie intérieure du canal est lisse et uniforme partout, » hormis vers sa racine [1]. Le Cat [2] la dépeint comme rugueuse; proposition que rejette Camper [3], à qui elle a paru *semper æquabilis;* cependant, ajoute-t-il, elle a plutôt des plis longitudinaux que transversaux. Les contemporains ne font qu'indiquer des plis suivant la longueur de l'urètre. M. Cruveilhier [4], Huschke [5], font remarquer qu'ils se déplissent sous l'influence de tractions exercées dans le sens transversal et pendant l'érection, alors que l'afflux du sang augmente l'étendue des parois. M. Velpeau [6] professe la même opinion, mais il admet, comme si elles étaient constantes, des rides transversales moins distinctes que les longitudinales, et qui sont quelquefois semi-lunaires. M. Sappey [7] veut qu'il n'y ait de rides urétrales que dans la portion spongio-vasculaire.

Le tort des auteurs qui ont émis les assertions précédentes est d'avoir conclu après un trop petit nombre d'observations. Ainsi Littre est tombé sur une très-rare exception : sur 70 urètres, je n'en ai trouvé que 1 dont la surface muqueuse fût lisse et uniforme. Les rides transversales intermédiaires aux plis, je ne les ai trouvées que 5 fois sur le même nombre. Assez fréquemment j'ai constaté la présence des rides dans la moitié antérieure de la prostate et dans la portion musculeuse. M. Velpeau [8] considérant que la portion glandaire du canal n'est pas

[1] Mémoires de l'Académie des sciences, mai 1700, p. 314. — [2] Planche VI, *c.*
[3] Demonstr., p. 11. — [4] Anat. descr., t. III, p. 642. — [5] Traité de splanch., p. 318.
[6] Anat. chir., t. II, p. 256.
[7] Rech. anat. sur la conf. ext. et la struct. de l'urètre de l'homme, p. 68.
[8] Anat. chir., t. II, p. 255.

soumise à des alternatives de dilatation et de retrait aussi prc cées que la portion spongio-vasculaire, affirme que la muqueus présente pas de plis : 8 fois cependant j'en ai constaté dans cette du canal.

L'urètre peut donc présenter, sur sa face interne, des plis et des dans tous ses segments; mais c'est à des degrés de fréquence dive

1° Dans la portion prostatique les plis et les rides ne sont pas tants; ils occupent, quand ils existent, deux parties bien distin d'ailleurs, ils n'ont aucune espèce de solidarité.

a. Il arrive quelquefois (je ne pourrais donner aucune propo numérique, mais assurément le fait n'est pas fréquent), il arrive que fois, dis-je, que de la partie postérieure du veru-montanum parten plis muqueux qui vont divergeant comme autant de rayons vers la tié inférieure de la circonférence du col de la vessie. Je les ai vu nombre de 5 ou de 7. Le médian suit la ligne médiane et se d d'avant en arrière; tandis que les autres sont d'autant plus obli qu'ils sont plus près du pli médian. Leur ensemble a donc exacte l'aspect des plis d'un éventail. Quelquefois le plus externe de chaque se détache du plan de la surface interne de la prostate, décrit courbe à concavité antérieure, et, soulevant la membrane muqu forme une valvule sous laquelle des sondes peuvent s'engager et fausse route. J'ai vu deux valvules établies de cette sorte sur ch côté du verumontanum. Dans quelques cas même, le pli suivant mençait à se soulever et présentait en petit une disposition analo M. Velpeau[1] avait déjà signalé de pareilles dispositions dans son *T d'Anatomie chirurgicale*.

Ces plis, que l'on connaît sous le nom de *freins* du verumonta ont une longueur variable de 8 à 15 millimètres. Ils renferment leur épaisseur des fibres de la couche sous-muqueuse, dont nous au bientôt à nous occuper; cependant ils disparaissent presque ent

[1] Anat. chir., t. II, p. 247.

ment sous l'influence de tractions transversales faites sur le col de la vessie.

b. Les autres saillies muqueuses qui existent dans la portion prostatique sont plutôt des rides que des plis. Elles commencent au-dessous du niveau de l'extrémité postérieure renflée du verumontanum, se dirigent, les moyennes, presque directement en avant, sur les côtés de l'extrémité effilée de la crête urétrale; les latérales, en avant et en dehors, décrivant des courbes à concavité tournée vers la ligne médiane; elles ne présentent cependant pas toujours cette régularité. Quoi qu'il en soit, elles convergent en avant, comme pour passer dans le détroit de la partie rétrécie de la portion musculeuse.

2° Celle-ci n'a pas plus de rides constantes que la portion prostatique; mais quand elle en présente, ces saillies se continuent avec celles de cette dernière région, qui en sont pour ainsi dire l'origine. Au niveau du détroit qui précède l'union de la portion musculeuse avec le bulbe, elles sont, avons-nous dit, convergentes, pour aller divergeant immédiatement après dans la portion spongio-vasculaire. Il n'est pas très-rare de voir de petites rides transversales qui leur sont interposées, circonscrire avec elles de petites dépressions que l'on pourrait, dans un examen superficiel, confondre avec les orifices de glandules muqueuses. Quand cette disposition existe, l'aspect de la face interne de la portion musculeuse ressemble en petit à celui d'un rayon de miel.

Quand les parois du canal ne sont pas écartées et étalées suivant une surface plane, mais bien roulées en cylindre, comme dans l'état naturel, toutes ces rides se touchent, et les sillons ou les dépressions qui les séparent sont masquées. Il est probable qu'elles s'étalent pendant la vie, alors qu'un corps dilatant est introduit dans l'urètre. Je ne pense pas que la congestion vénérienne les efface complétement, car un appareil musculaire environne et comprime cette portion de l'urètre.

3° La portion spongio-vasculaire est le siége principal et à peu près constant des plis et des rides. Je dis à peu près constant, puisqu'ils ne manquaient que 1 fois sur 70 cas. Leur summum de développement est dans la partie qui est étendue du bulbe à l'angle suivant lequel la s'infléchit en bas dans l'état de flaccidité. Après 3 à 4 centimètres de ils se rencontrent à angles très-aigus, dont les sinus regardent le en avant, les autres en arrière. Quelquefois ces plis s'arrêtent au m de la portion pendante de l'urètre; mais dans des cas bien plus fréq se prolongent jusque près du gland. On sait déjà qu'ils peuvent se tinuer dans la portion glandaire du canal.

Tous ces plis s'effacent quand la muqueuse est soumise à des trac Nul doute qu'ils ne soient si développés dans ce segment de l'u qu'en raison des alternatives de turgescence et de retrait auxque est destiné.

Quant aux rides, transversales et intermédiaires aux plis, elles nent quelquefois à la muqueuse l'aspect que présentent les aréoles moelle de sureau. Une fois, au lieu d'être perpendiculaires aux elles étaient obliques. Elles ne règnent en général dans les cas ex tionnels où on les rencontre, qu'en arrière de la portion libre verge. Il me serait difficile d'indiquer leurs usages.

Je n'ai pas rattaché aux plis de la muqueuse le léger soulève de cette membrane formé par quelques-unes des fibres de la co sous-jacente, ni celui que détermine la présence du tissu fibreu forme la base du verumontanum. L'analyse de cette crête sera m placée dans l'étude de la prostate.

C. *Valvules.* — L'histoire des valvules de l'urètre n'a pas encor entreprise. Avant d'entrer dans l'étude de ces replis, je m'emp d'énoncer, sous forme de propositions, le résultat d'un examen qu répété depuis trois ans sur tous les urètres qui, dans l'École pra de la Faculté, me sont tombés sous la main. Je ne saurais en pré le nombre; mais j'en ai encore cent cinquante dans mon laboratoi

1° Il est des valvules urétrales dont l'existence, quoique loin d constante, peut être considérée comme la règle.

2° Quand ces valvules manquent, on en retrouve le plus souven vestiges dans leur siége habituel.

3° Il en est qui se présentent exceptionnellement dans certaines régions.

A la première catégorie appartiennent une ou plusieurs valvules dont le siége est dans le bord supérieur de la portion glandaire ou dans le commencement de la portion spongio-vasculaire. Sur 70 urètres, 11 seulement en étaient dépourvus.

C'est de cette valvule que veut parler Morgagni [1] quand, au milieu des reproches qu'il adresse à Manget, il cite au nombre de ses *foramina, aliquod præsertim triangulare*, qui est situé, et *contra coronam*, et *infra coronam*. C'est elle que Verheyen [2] croyait avoir découverte quand il disait : *Circa initium glandis occurrit insignis apertura*. Mais ces anatomistes rapportent ce repli à la circonférence de l'une des ouvertures que nous verrons siéger à la paroi supérieure de l'urètre.

M. A. Guérin [3] qui l'a décrite le premier à titre de valvule, et qui en considère, à tort, l'existence comme constante, croit qu'elle n'est autre chose que l'exagération normale des petits replis muqueux qu'on observe à l'orifice de toutes les glandules [4].

Je vais plus loin, c'est bien une valvule et une valvule indépendante des lacunes de Morgagni. Il suffit, en effet, pour établir cette proposition, de prouver que, dans bien des cas, elle existe seule, sans orifice glandulaire, sans produit de sécrétion dans le cul-de-sac qu'elle limite. Or, si l'on examine un nombre suffisant d'urètres, on verra que, dans le plus grand nombre, le sommet du bonnet phrygien que représente la cavité limitée par cette valvule, correspond, il est vrai, à l'orifice d'un tube glandulaire; que, fréquemment aussi, la paroi qui est formée par le canal est percée de plusieurs ouvertures du même genre; mais que, dans des cas qui ne sont pas rares, il n'existe ni au sommet, ni sur la paroi supérieure, la moindre trace d'ouverture, ni de conduit excréteur.

[1] Adv. anat., IV, p. 34. — [2] Anat., tract. II, cap. XXIV, de Penè. — [3] Gaz. méd., 1850.
[4] Élém. de chir. opér., p. 525.

Qu'il soit d'ailleurs une valvule ou la paroi inférieure exagéré grande lacune, ce repli peut arrêter les bougies et les sondes, n'a la précaution de porter l'extrémité de l'instrument sur la paro rieure.

La distance qui sépare cette valvule du méat est, en général, 12 millimètres. Cependant je trouve dans mes notes qu'elle e éloignée chez quelques individus de 18, 19, 20, 26. Dans un trême, je l'ai vue à 5 centimètres; et, par contre, j'ai constaté tites valvules à 1, 3, 4 millimètres du méat. Pour éviter les d'erreur, auxquelles pourrait donner lieu la très-grande exten du pénis, je me hâte de prévenir que toutes les pièces avaient été lablement rendues moins molles et un peu rigides, par un bain d mélange d'eau et d'acide azotique.

Il n'est pas rare de voir une série de valvules situées sur la médiane, à partir de l'orifice glandaire. Sur les 70 cas que j'a lysés, 7 fois j'en ai compté 3 dont la première était dans la tion glandaire; 5 fois j'en ai vu 2; 1 fois 4. Quelquefois des d sions situées sur le bord supérieur de la fente du gland annonce effort de la nature, comme pour soulever une valvule et former u de-sac. Je ne puis mieux les comparer qu'à de petites fosses o dont la limite postérieure, légèrement saillante, regarde en avant

Le siége précis de ces valvules est dans le fond du sillon déjà et qui, sur un canal étalé, ressemble, jusqu'à un certain point, *calamus scriptorius*. Il est rare qu'au niveau du bec il n'y ait pa valvule, souvent la valvule principale. La planche III, fig. 1, *a* sente un bel exemple de cette disposition. Si l'extrémité d'une b racle le bord supérieur de la partie glandaire de l'urètre, et le fo sillon qui lui fait suite, il arrive inévitablement qu'elle s'enfonce cette valvule, quand elle existe.

Le bord libre de la valvule ou des valvules dont il s'agit en ce ment est toujours dirigé vers l'orifice antérieur du canal. M. A. G estime que le cul-de-sac qu'elles constituent est de 1 centimètre d fondeur[1]. Sans doute, les variétés que présente l'anatomie de l'urètre, et plus spécialement encore celle de ses valvules, sont si nombreuses, qu'il serait imprudent de s'élever contre cette assertion; mais assurément, si cette dimension existe, elle est rare. J'ai vu bon nombre de valvules avoir de 6 à 8 millimètres de longueur, mais aucune n'allait jusqu'à 10. D'ailleurs, n'existe-t-il qu'une valvule, située au niveau de l'angle de réunion des deux lèvres du sillon de la face dorsale, c'est-à-dire au niveau du bec du *calamus*, la profondeur du cul-de-sac admet alors facilement l'extrémité d'une pince dans l'étendue de 4 à 8 millimètres; mais s'il existe 2 ou 3 valvules en avant de celle-ci, sa longueur est beaucoup moindre. En un mot, les dimensions de la valvule rétro-glandaire sont en raison inverse du nombre de celles qui existent entre elles et le méat.

Quoique mince et transparente, cette valvule a une consistance assez forte. Une bougie rigide entrerait bien plus facilement dans la couche sous-muqueuse qu'elle ne la romprait. Son bord adhérent est d'ailleurs plus épais que son bord libre.

Elle participe dans sa nature de celle de la membrane muqueuse. M. Sappey[2] l'a vue couverte de vaisseaux lymphatiques: je dirai bientôt qu'elle a quelquefois aussi des papilles sur sa face inférieure.

Dans les cas où la partie antérieure et supérieure des parois de l'urètre manque de valvules, il est rare qu'on ne trouve pas une dépression qui en rappelle l'idée. J'ai vu plusieurs fossettes successives dans les points qui étaient occupés dans d'autres urètres par des replis.

Les valvules exceptionnelles se rencontrent dans presque tous les segments du canal. Les plus communes sont sur la ligne médiane de la face supérieure, dans la portion spongio-vasculaire. Elles correspondent aux orifices des glandules muqueuses, dont la circonférence présente dans une de ses moitiés un développement extrême. Le bord libre,

[1] Élém. de chir. opér., p. 525.
[2] Recher. sur la conf. ext. et la struct. de l'urèt. de l'homme, p. 70.

concave, regarde généralement en avant; quelquefois il est tou arrière. Dans d'autres cas, deux valvules qui sont tournées en s posé arrivent à se toucher, et donnent ainsi naissance à un reb forme d'ovale plus ou moins allongé. La fig. 1, *c* de la planche III sente une série de valvules situées dans les lignes de jonction des supérieure et inférieure. Je n'en ai observé que 1 fois dans la ascendante de la portion spongio-vasculaire : il n'en existait q bord concave regardant vers le bulbe.

Mais dans la portion musculeuse il n'est pas impossible d'obse très-petites valvules, les unes circulaires, les autres semi-lunaire le bord est généralement tourné du côté du gland, bien qu'il r aussi quelquefois vers la prostate. Ce sont des lamelles très-cou très-minces que l'on confondrait facilement avec les rides transv déjà signalées au milieu des plis, et qui cependant en sont bi tinctes. J'ai vu dans la partie supérieure, immédiatement en av la portion prostatique, un cul-de-sac profond de 8 millimètres limitait en bas une valvule. La paroi correspondante présentait tr fices qui déchargeaient dans cet espace, de forme conique, des p de sécrétion glandulaire. Cette espèce d'infundibulum était bé côté du bulbe, en sorte qu'une sonde aurait pu très-facilement s ger dans son intérieur en suivant la paroi supérieure du canal valvule et cette grande dépression n'ont été, je crois, signalée part; je les ai retrouvées trois fois. (*Voyez* la fig. 1, *c* de la planch

A la même place j'ai observé aussi, pendant que je prépar pièces pour un concours ouvert pour la place de chef des travau tomiques, une valvule circulaire tout à fait semblable à l'iris. Sa circonférence était adhérente, sa petite circonférence avait 3 mètres de diamètre; la partie du canal correspondante était cribl rifices.

Vers la partie antérieure de la portion musculeuse, la crête u se bifurque, ainsi que je l'ai fait remarquer. L'une des branches furcation, ou l'un des plis qui lui succèdent, se dirige quelque dehors en décrivant une courbe, et se soulève assez pour constituer une valvule qui regarde vers le col de la vessie. M. Velpeau[1], qui signale ce mode de formation, a rencontré trois fois cette anomalie, et fait remarquer que Langenbeck en avait déjà fait dessiner un exemple en 1802, dans son *Mémoire sur la Lithotomie*.

Le segment prostatique a aussi des valvules anormales. Nous avons vu comment les freins les plus externes du verumontanum peuvent se développer outre mesure et se soulever en entraînant un repli muqueux. Il est évident qu'une sonde qui viendrait se placer au-dessous ferait nécessairement fausse route au travers de la couche sous-muqueuse du col. J'ai vu entre les mains de M. le docteur Godard[2] un cas bien rare : sur l'extrémité antérieure de la prostate, et au côté droit du verumontanum, avec lequel elle n'avait aucune espèce de continuité, existait une valvule délicate ressemblant aux valvules des veines; son bord libre regardait la vessie, en sorte que dans le passage de l'urine elle devait nécessairement être soulevée. Les parties étaient d'ailleurs parfaitement saines.

D. *Papilles.*—Les anatomistes ont laissé passer inaperçues les papilles du canal. Pour les voir, il est bon de laisser se détacher, sous l'influence de la macération, l'épiderme du gland et celui de l'extrémité antérieure du canal qui tombe sous forme de petites écailles. On plonge ensuite la pièce pendant une ou deux secondes dans l'acide azotique, puis on la place dans l'eau. Celle-ci étant absorbée, les papilles se gonflent et sont plus visibles. Il est inutile de dire que pour cette préparation, le canal doit être ouvert et les deux moitiés latérales du gland étalées.

Ces papilles sont limitées à la portion glandaire, et encore n'en occupent-elles pas habituellement toute l'étendue. Elles s'arrêtent presque toujours à 1 centimètre, 1 centimètre 1/2 du méat. Une fois elles ne s'avançaient dans le canal que dans la longueur de 4 millimètres. Dans une exception très-rare, puisque je ne l'ai rencontrée qu'une fois, elles cessaient à 4 centimètres.

[1] Anat. chir., t. II, p. 247. — [2] Bull. de la Soc. anat. de Paris, p. 137.

Le plus souvent elles sont placées suivant des lignes droites convergent vers l'ouverture glandaire du canal, jusqu'à la renco des papilles extérieures. Il est quelques urètres dans lesquels sont disposées sans ordre, donnant dans leur ensemble à la m brane muqueuse l'aspect d'une lame sablée. Elles se touchent q les parois sont rapprochées; elles s'écartent plus ou moins les des autres suivant le degré de traction exercée sur les deux mo latérales du gland. Quelquefois les angles supérieur et inférieu sont dépourvus, et les parois latérales en sont seules couvertes; j'en ai constaté aussi dans l'angle supérieur, ainsi qu'on peut le dans la fig. 1, *d* de la planche III. Dans un cas toute la face uré d'une valvule en était couverte.

La forme de ces papilles est généralement arrondie. Elles m'ont t paru sessiles, c'est-à-dire sans pédicule. Très-rarement elles se sentent sous l'aspect d'une ride comme crénelée. Nous verrons, au traire, qu'à la surface du gland cette variété n'est pas rare.

Enfin elles se prolongent en arrière, bien plus sur le milieu des latérales du canal, que sur les bords auprès des angles. Il en ré que la surface qui en est criblée se rapproche plus ou moins de la f d'un triangle. (*Voyez* planche III, fig. 1, *d*.)

La présence des papilles dans cette partie de l'urètre explique l'e sive sensibilité qui y règne. Des gouttes de liqueur prostatique sperme, cheminent le long du canal sans accuser leur parcours pa impression bien prononcée; mais arrivées dans la portion glandaire, réveillent une sensation très-vive. Terraneus[1] invoquait l'exister ce niveau de glandules qui n'y sont pas ou qui ne s'y trouvent que exceptionnellement, pour expliquer la douleur cuisante que re tent dans ce point les personnes atteintes de gonorrhée. Morgagni le réfute[2] par l'anatomie, accuse une matière âcre dont le séjour a

[1] De glandulis universim et speciatim ad urethram virilem novis, cap. v.

[2] Adv. anat., IV. p. 15.

à la longue des excoriations sur la membrane muqueuse. Nous n'avons plus besoin de recourir à toutes ces considérations. Des organes de sensibilité existent dans la partie extrême du canal; ils proviennent, pour ainsi dire, et de l'issue des liquides qui sont excrétés dans l'état physiologique, et de l'entrée des corps étrangers, des bougies, par exemple, dans l'opération du cathétérisme. Or, il est bien simple que, dépouillées ou non de la couche mince d'épiderme qui les recouvre, elles occasionnent, dans les cas d'urétrite, une douleur plus vive au niveau du gland que dans les autres parties de l'urètre.

E. *Dépressions, orifices, glandules.*—Les *dépressions* dont je veux parler correspondent à des orifices glandulaires, en indiquent le siége et en représentent le vestige. Elles témoignent d'un arrêt de développement.

Il n'est pas rare d'en voir quelques-unes disposées en séries linéaires, exactement comme un grand nombre des orifices dont il va être bientôt question. On les trouve principalement sur la ligne médiane de la partie glandaire et de la partie antérieure de la portion spongio-vasculaire. Elles occupent la paroi supérieure. Les bords qui correspondent à l'union angulaire des deux parois supérieure et inférieure, m'en ont plusieurs fois présenté un grand nombre.

Quant aux *orifices*, ils sont nombreux et appartiennent à divers ordres de canaux ou de cavités. Ils s'offrent dans l'ordre suivant [1] :

1° La portion spongio-vasculaire présente jusqu'à 1 centimètre, 1 centimètre 1/2 en arrière de l'angle pré-pubien, une grande quantité de trous, connus vulgairement sous le nom de *lacunes de Morgagni.* Ce sont les orifices de glandes qui sécrètent une matière transparente et visqueuse destinée à lubrifier le canal.

En avant du bulbe se trouvent deux orifices étroits, qui correspondent aux conduits excréteurs des glandes de Cowper. Celles-ci ne sont pas situées dans l'épaisseur des parois; elles sont tout à fait en dehors

[1] Nous suivons ces orifices d'avant en arrière à cause de leur importance dans le cathétérisme.

d'elles. C'est pourquoi nous étudierons ailleurs ce petit appareil dulaire.

2° Dans la portion musculeuse sont les orifices de glandule quelles est attaché le nom de Littre, mais ces orifices ne sont pa lement visibles sur tous les urètres; il est même des cas où il r impossible de les apercevoir à l'œil nu.

3° On voit enfin dans la portion prostatique des orifices qui s uns sur le verumontanum, les autres autour et sur les côtés de éminence. Ceux-ci sont les ouvertures des conduits excréteurs glande prostate; ceux-là sont au nombre de trois, un médian et latéraux. Le premier conduit dans l'utricule de Morgagni, les se sont la terminaison des conduits éjaculateurs.

L'utricule prostatique, les conduits éjaculateurs et leurs orific ront étudiés avec les autres parties constituantes de la prostate. Bo pour le moment notre examen aux orifices des portions spongio- laire et musculeuse, ou, en d'autres termes, aux lacunes de Mo et aux glandes de Littre.

a. Lacunes de Morgagni. — Elles ont été indiquées par de Graaf[1] a surtout remarquées chez le veau. Toute l'étendue de l'urètre, dit munie d'orifices innombrables qui versent dans ce canal une hume l'humecte et le lubrifie.

Wepfer[2] avait indiqué des glandules de la grosseur d'un gra millet dans l'urètre du porc et du taureau, et Parisini, au dire de I dans celui du tigre. Mais, ajoutait le grand physiologiste, ce fait mique *valde simplicem, et magni tamen momenti,* nous le devons à J. Morgagni[4]. Morgagni cependant ne se fait pas une part aussi quand il cherche à réfuter dans son quatrième *adversarium* les p tions de Terraneus qui s'en attribue la découverte, et les asserti Manget[5] qui la lui accorde. Il fait remarquer que le premier anat

[1] Tract. de viro, org. gener. inserv., p. 108. — [2] Eph. nat. cur. dec. I, ann. I, obs. 3, p. [3] Elc. phys., t. VII, p. 472. — [4] Adv. anat., I, p. 5. — [5] Theat. anat., lib. II, pars. II, c

qui en ait parlé est de Graaf, et il ne revendique pour lui-même que les grandes lacunes ou *foramina*, qui sont situées sur la ligne médiane de la face supérieure de l'urètre, bien distinctes des *foraminula*, dont il s'était fort peu préoccupé [1]. Cette lutte de priorité est d'ailleurs jugée par Fantonus [2]. Cet auteur déclare, au sujet d'une planche de Terraneus qu'il aurait, d'après celui-ci, communiquée à Morgagni en 1703 : *Neque vir eximius Terranei tabulam inventi inscius viderat, quam superiore anno viro integerrimo misi.* Or, Fantonus écrivait ceci en 1711.

Des débats aussi vifs auraient dû provoquer l'attention des anatomistes qui ont écrit plus tard sur l'urètre. On s'étonne qu'il n'en ait pas été ainsi. Cependant il faut reconnaître que Haller, qui désigne ces orifices sous le nom de *sinus muqueux*, fait remarquer qu'ils présentent de nombreuses variétés, et donne la description de trois urètres qu'il a étudiés [3]. Duverney [4], Lieutaud [5], leur consacrent une courte description. Seul, Verheyen s'en est réellement occupé sans connaître toutefois les écrits de Morgagni, et a cru un instant avoir découvert la lacune la plus antérieure ; mais la majorité des auteurs n'a fait que les indiquer. Quelques-uns, J.-F. Meckel [6], par exemple, ont même consacré l'erreur de Terraneus [7] et de Manget [8] qui les plaçaient sur la paroi inférieure, malgré le soin qu'avait eu Morgagni de préciser le siége de ses *foramina* sur la ligne médiane de la paroi qui tient aux corps caverneux. D'autres ont écrit vaguement que la muqueuse de l'urètre présentait des sinus ou lacunes, sans préciser les points où ils se trouvaient ; ce sont Winslow [9], Sabatier [10], Boyer [11], Blandin [12], M. Cruveilhier [13]. M. Mercier [14], Bichat [15], M. Pétrequin [16], Huschke [17], les placent sur tout le pourtour du canal ; les deux derniers néanmoins font remarquer qu'ils sont plus

[1] Adv. anat., IV, p. 15. — [2] Anatomia, ann. 1711, p. 166. — [3] Elem. physiol., t. VII, p. 473.
[4] Œuvres anatomiques, p. 297. — [5] Essais anatomiques, p. 338. — [6] Manuel d'anatomie, p. 636.
[7] De gland univ. et spec. ad uret. vir. nov., cap. II. — [8] Theat. anat., lib. II, pars II, cap. I.
[9] Exposition anatomique, p. 569. — [10] Traité d'anat., t. II, p. 383.
[11] Traité d'anat., t. IV, p. 539. — [12] Anat. descript., t. II, p. 243.— [13] Anat. descript., t. III, p. 612.
[14] Rech. anat. et path. et thérap. sur les org. gén., p. 39. — [15] Anat. desc., t. V, p. 239.
[16] Anat. méd. chir., p. 411. — [17] Trait. de splanch., p. 318.

prononcés sur la paroi supérieure. En un mot, la description d gagni a été généralement oubliée dans la première moitié de siècle. Une planche qui se trouve, sous le n° 23, dans une des sa la Faculté, représente une belle série de lacunes sur la face sup d'un urètre ouvert; et elle porte au dos cette inscription : *Don M. Didier qui ne sait pas à quelle occasion cette planche a été faite.*

A l'exemple de Morgagni, je diviserai les ouvertures de la spongio-vasculaire en deux ordres : les grandes et les petites, ou l'expression de cet anatomiste, les *foramina* et les *foraminula*.

1° Les *foramina* seuls devraient être appelés *lacunes de Mor* puisque Morgagni lui-même limite ses droits sur ce point d'anat ces seules ouvertures, donnant à de Graaf l'honneur d'avoir indiqué le premier l'ensemble de tous les orifices, parmi lesquels nent les *foraminula*.

Les lacunes ou *foramina* règnent sur la paroi supérieure de l'urèt le long de la ligne médiane. Je ne saurais nullement admettre l'opin Manget[1] qui veut que ces orifices soient dispersés sans ordre canal. Sur 70 urètres je n'en trouve que 8 dans lesquels quelques-u taient de la direction indiquée. Ainsi 3 d'entre eux n'étaient pas ligne médiane dans un urètre qui en comptait 12. D'ailleurs Mor admet aussi cette exception qui ne fait que confirmer la règle. cas, il n'en a trouvé que 4 qui fussent en opposition avec la disp générale; 3 de ces urètres avaient l'un 10, l'autre 6, le dernier cunes; 1 seul était en dehors de la ligne. Le quatrième avait 5 *for* dont 2 étaient déviés. A l'exemple de Verheyen[3], j'en ai vu qui rangés par paires dans l'étendue de 2 centimètres. Ce cas s'est pr 9 fois à mon observation. Une fois j'ai vu la ligne des lacunes furquer à 7 centimètres 1/2 du méat.

De même qu'il y a des exceptions relativement à la disp

[1] Theatr. anat., lib. II, pars II, cap. I. — [2] Adv. anat., IV, p. 31.
[3] Anat. corp. hum. tract., II, cap. XXIV.

linéaire de ces *foramina,* de même aussi l'on en a observé pour leur siége relativement à la paroi. Terraneus et Manget les ont normalement placés sur l'inférieure. C'est évidemment une erreur. Mais il est des urètres qui m'en ont présenté quelques-uns sur la ligne médiane de cette paroi : une fois j'en ai rencontré 4, une autre fois 8. Dans un autre cas j'ai aperçu des dépressions qui en étaient le vestige. Je lis enfin dans mes notes : une lacune ouverte en avant est située sur la paroi inférieure de la dilatation bulbaire. J'ai constaté aussi quelquefois des *foramina* occupant, dans les angles latéraux du canal, le siége qui est destiné aux petites ouvertures. Trois fois j'ai vu cette exception, dont la fig. 1, *c*, planche III, présente un bel exemple.

Morgagni[1] fait commencer ses lacunes à un travers de doigt du méat. J'ai trouvé que la première en est habituellement distante de 8 à 12 millimètres. Continuant le même genre de mensuration, il les fait cesser à 7 ou 8 travers de doigts en arrière. Voici ce qui m'a paru la règle, et, en même temps, la mesure la plus exacte (on conçoit, en effet, que des mensurations ne peuvent pas être prises avec une exactitude rigoureuse, quand elles portent sur une longue étendue dans un organe éminemment extensible) : en prenant pour point fixe l'angle que forme la verge au-devant du pubis, j'ai trouvé que, dans la majorité des cas, les *foramina* allaient jusqu'à 1 centimètre, 1 centimètre 1/2 au delà[2]. Assez souvent ils cessent en avant de ce coude, dans un cas c'était juste à son niveau. Je ne puis opposer ici à la règle qu'un seul cas exceptionnel qui m'a présenté une grande ouverture jusqu'à une distance de 9 millimètres de la portion musculeuse.

Le nombre s'élève rarement à plus de 10 ou 11 selon Morgagni[3] et rarement aussi il s'abaisse au-dessous de 3 ou 4. Dans 18 canaux, j'en ai compté 1 fois 13, 2 fois 14, 1 fois 16, 1 fois 17, 1 fois 22. Le chiffre de 10 ou 11 est donc trop faible ; en revanche, je n'en ai jamais trouvé moins

[1] Adv. anat., I, p. 5. — [2] Ces appréciations ne diffèrent pas sensiblement de celles de Morgagni.
[3] Loc. cit., p. 5.

de 5. Nous verrons plus bas qu'entre les *foramina* se trouvent fré ment des *foraminula*. Le nombre des premiers m'a paru généralem raison inverse de celui des seconds. Un urètre en manquait com ment tant sur la ligne médiane de la paroi supérieure que sur ce l'inférieure.

La dimension de ces grandes ouvertures est variable. J'en ai v de forme elliptique qui avait 5 millimètres de longueur. D'autres, étendues, admettent difficilement une soie. Le plus grand nombr dimension d'une tête d'épingle ordinaire, c'est-à-dire de 1 à 2 mil tres de diamètre. Morgagni a trouvé qu'il n'y en avait pas d'assez g pour qu'un grain de froment ne pût les couvrir [1]. Cela est assez mais il y a des exceptions qui ne sont pas très-rares.

C'est la forme elliptique qui domine. D'après Morgagni [2], elle est ment triangulaire. Elle est en demi-ellipse, ou en demi-cercle, Duverney [3]; à quelques différences près dans le degré d'élévati leur bord qui se soulève plus ou moins en valvule, ces proposition généralement vraies. Mais il est des variétés qui n'ont pas enco indiquées. Ainsi j'ai vu quelques orifices qui étaient ouverts perp culairement à la paroi urétrale, comme s'ils avaient été taillés av emporte-pièce. D'autres sont munis de deux valvules dont les concaves sont dirigés l'un vers le gland, l'autre vers la vessie, e finissant par s'unir, présentent l'image de la membrane iris.

La direction des *foramina* est telle qu'ils s'ouvrent du côté du Mais les plus postérieurs, ceux qui sont en arrière de l'angle pr bien, regardent quelquefois vers la vessie. Quoique mon observ m'ait porté à conclure que cette direction est particulière à ceu en sorte qu'on pourrait dire que ces orifices sont ouverts du cô l'urètre est déclive, je n'en ai pas moins vu quelques-uns de ceu sont placés en avant de l'angle, complétement dirigés en arrière. leurs, sur 10 urètres, quelques *foramina* regardaient en avant

[1] Adv. anat., I, p. 6. — [2] *Ibid.* — [3] Œuvres anatomiques, p. 297.

gauche, en avant et à droite, en arrière directement ou obliquement vers l'un ou l'autre bord. Cependant ces exceptions sont trop nombreuses pour porter atteinte à la proposition générale qui vient d'être posée.

Les lacunes sont donc béantes au-devant de l'extrémité des bougies qui sont poussées dans le canal. Quand les *foramina* sont valvulaires, l'arrêt de l'instrument est facile. On doit le retirer un peu si l'on rencontre un obstacle, et en le poussant dans un autre sens et avec prudence, on évite le repli ou l'orifice. Il est inutile de faire remarquer qu'on doit, autant que possible, le porter sur la paroi inférieure.

La distance qui sépare ces orifices les uns des autres est tantôt de 1, 2, 3, 4, 5 millimètres, tantôt de 1 centimètre. Quand ils sont très-espacés, il existe habituellement entre eux des *foraminula*. Dans ce cas, leur nombre va diminuant. Je n'ai pas trouvé d'intervalle plus grand que 19 millimètres.

2° *Foraminula*. Ces petites ouvertures ont leur siége de prédilection dans les angles latéraux de la portion spongio-vasculaire; on en voit encore sur la ligne médiane de la paroi supérieure, entre les *foramina*, ou sous les valvules.

Ils commencent le plus souvent à 10 ou 12 millimètres du méat vers le commencement du bord latéral, et finissent en général près de l'inflexion pré-pubienne. Ils sont quelquefois si petits qu'il faut examiner la face interne de l'urètre sous une vive lumière, pour en constater la présence.

Dans de rares exceptions, ils avancent sur les faces latérales du gland, ainsi que l'a fait remarquer Morgagni[1], contrairement à l'assertion de Manget. Terraneus voulait à tort qu'ils fussent accumulés, quand il en existe au niveau de cette partie du canal, *in sola cavernula*, erreur qui a été reproduite de nos jours par M. Pétrequin[2]. Du côté du bulbe, j'en ai vu à 28 millimètres de ce renflement; la partie antérieure du même urètre en était dépourvue. De même que les grandes ouvertures,

[1] Adv. anat., IV, p. 16. — [2] Anat. méd. chir., p. 411.

les petites sont quelquefois placées sur la ligne médiane de la inférieure, mais tout aussi rarement qu'elles.

Une variété de siége qui est assez fréquente consiste dans la pr de *foraminula* entre la ligne médiane de la face dorsale ou caverne l'urètre, et la série de ceux qui occupent les angles latéraux. souvent alors ils sont placés à droite et à gauche, suivant des ligne tes qui convergent vers la ligne médiane et se rencontrent au d'une lacune qui correspond au sommet de l'angle ainsi formé vert en avant. Quelquefois il y a deux séries placées l'une en ded l'autre, comme le seraient les branches de deux V.

Leur nombre est très-grand. Ce sont eux qu'indique de Graaf[1] il parle de *viæ innumerabiles*. Cela ne veut pas dire cependant qu'av patience suffisante, qui, à mon avis, doit être réservée pour des tions plus importantes, on ne pût en venir à bout. Il m'a paru, d l'examen de plusieurs canaux, que le nombre des *foraminula* ét raison inverse du volume des *foramina*.

Leurs dimensions permettent l'introduction de la pointe d'une gle. Mais on en voit encore de plus étroites, comme aussi que unes prennent l'aspect de vraies lacunes à la largeur desquel *foraminula* arrivent d'une manière insensible.

Leur forme est quelquefois ponctuée. Assez fréquemment elle e vulaire; elles regardent alors en avant et en dedans, comme d figure 1, c de la planche III.

L'intervalle qui les sépare est encore très-variable. Très-rapp dans certains cas, ils s'espacent dans d'autres de 3, 4 ou 5 millim Il est rare qu'ils soient distants de plus de 2 centimètres.

Enfin, au lieu de *foraminula*, on découvre parfois de petites d sions de la membrane muqueuse qui en sont la trace, comme n avons déjà fait remarquer pour les *foramina* et les valvules.

[1] De vir. organ., p. 108.

Aux orifices de l'urètre, que nous venons d'étudier, correspondent des *tubes* ou *glandules*.

Ces tubes renferment une humeur transparente d'une consistance un peu gommeuse, et qui ressemble entièrement au liquide sécrété par les glandes de Cowper. La source d'où elle émane n'a pas d'abord également été fixée par tous les auteurs.

Terraneus[1], Winslow[2], veulent que les tubes proviennent de grains glandulaires situés au milieu de la substance spongieuse de l'urètre; et Verheyen[3] soupçonne cette même substance *pro parte glandulosam esse, indeque prosilire humorem.*

Morgagni[4] déclare qu'il ne peut dire anatomiquement si les tubes proviennent de petites glandes; mais rien n'empêche, dit-il, de considérer leurs parois comme douées de la faculté de sécréter un liquide à la manière de celles des tubes du testicule, d'après l'opinion même de Malpighi.

Lieutaud[5] n'avait pu trouver non plus une origine glandulaire à ces conduits; et, bien qu'ils doivent, ajoute-t-il, verser quelque liqueur dans la cavité de l'urètre, il n'est pas aisé d'en déterminer la source.

Bichat[6], qui ne doute pas que ce sont eux qui versent le fluide destiné à la lubréfaction du canal, ne les a pas vus, plus que les autres anatomistes, aboutir à des cryptes glanduleux. Blandin[7] les appelle des follicules.

Les canaux dont il s'agit sont terminés par des cœcums, ainsi que l'avait dit Duverney[8]. Ils appartiennent à cette classe de glandes que les micrographes modernes ont décrites sous le nom de *glandes en grappe,* dont elles diffèrent néanmoins par une forme évidemment tubuleuse qui prédomine, et par les flexuosités souvent très-prononcées de leurs vésicules terminales.

[1] De glandulis universim et speciatim ad urethram virilem novis, cap. II, p. 57.
[2] Expos. anat., p. 569. — [3] Anat. corp. hum., tract. II, cap. XXIV, p. 117. — [4] Adv. anat., IV, p. 31.
[5] Essais anatomiques, p. 339. — [6] Anat. descr., t. V, p. 239. — [7] Anat. descr., t. II, p. 243.
[8] OEuvres anat., p. 297.

Les tubes qui correspondent aux lacunes ou grands orifices, sc
seuls dont se soit occupé Morgagni[1]. Terraneus[2], qui n'avait pa
bli de distinction entre les *foramina* et les *foraminula*, les a tous c
indistinctement, ou, pour mieux dire, d'une manière confuse.

Leur direction se rapproche beaucoup de celle de la membran
queuse et lui est à peu près parallèle, selon l'observation de Terr
et de Morgagni. Mais il est vrai de dire aussi que quelques-un
écartent plus ou moins pour plonger vers la couche spongio-vascu
Ceux qui affectent cette direction exceptionnelle sont assez courts.
tous les cas, une partie plus ou moins mince de la couche sou
queuse les sépare de la membrane interne de l'urètre.

Leur forme est cylindrique dans la partie moyenne. D'après T
neus[3], leur extrémité profonde serait plus large que la superficiel
correspond à l'orifice; tel est du moins le texte de cet auteur. Sa pl
figure le contraire, c'est-à-dire qu'elle donne aux conduits une f
conique dont la base est formée par la lacune. C'est ce dessin qui
dire à Manget[4] que les tubes muqueux de l'urètre se terminaie
avant *ad ritum tubarum*. Morgagni[5] concède que les *foramina* on
dimension plus grande que la cavité des tubes, mais non dans to
sens, puisque quelques-uns sont triangulaires.

Toutes ces assertions ont le tort d'être exclusives. J'ai vu e
encore sous les yeux des tubes dont l'extrémité libre a un orific
rondi plus étroit que la lumière de l'extrémité profonde du cor
A ce renflement profond aboutissent deux ou trois tubes qui sont,
ainsi dire, appendus au conduit principal sous la forme de digitat
Mais il faut reconnaître que, dans la majorité des cas, la lacune est
large que toutes les autres parties du petit canal; d'un autre côté,
lacune est plus large, c'est qu'elle est formée par une espèce de dé
sion de la membrane muqueuse qui précède, à proprement parle
dans laquelle deux ou trois tubes viennent quelquefois s'ouvrir. Ce

[1] Adv. anat., IV, p. 28. — [2] De gland. univ. et spec. ad urethr. vir. nov., caput II.
[3] Loc. cit., cap. II. — [4] Theat. anat., lib. II, pars II, cap. I. — [5] Adv. anat., t. IV, p. 29.

j'avance est encore bien plus évident, dans les cas où deux valvules, se regardant par la concavité de leurs bords libres, s'unissent plus ou moins, et surtout dans ceux où elles constituent, ainsi que je l'ai fait remarquer, une membrane qui a la forme de l'iris. Que si l'on considérait la dépression muqueuse, munie ou non d'une valvule, comme une espèce de vestibule qui mènerait dans le tube, on pourrait alors, à l'exemple de Terraneus, trouver que l'orifice de ce tube n'est pas évasé; seulement il ne faudrait pas tomber dans l'excès contraire, et dire que l'extrémité postérieure a des dimensions plus grandes; car ce fait, qui existe en effet dans quelques cas, n'est pas une règle générale, mais une exception.

Je ne saurais dire d'une manière absolue que la longueur des tubes est proportionnelle aux espaces qui les sépare, ainsi que l'atteste Morgagni[1]. Cette proposition est juste pour la grande majorité des cas où les lacunes ne sont distantes les unes des autres que de 8 à 12 millimètres, et plus juste encore pour ceux où ces orifices sont plus rapprochés. Mais quand l'intervalle est de 15 à 19 millimètres, comme je l'ai constaté quelquefois, les grands tubes n'ont pas toute cette longueur. Je possède une pièce sur laquelle j'ai pu injecter une série de grands tubes : leurs *foramina* sont écartés les uns des autres de 3, 4 et 5 millimètres. Or, les tubes ont un millimètre de plus en longueur que l'intervalle des orifices; ils sont disposés un peu obliquement vers les corps caverneux, et paraissent très-légèrement imbriqués, comme les tuiles d'un toit. D'un autre côté, là où je constate un intervalle de 18 millimètres, le tube n'en a que 11.

L'étude que j'ai faite des grands tubes glandulaires de la muqueuse urétrale a été entreprise sur des pièces qui avaient longtemps séjourné dans de l'eau un peu acidulée avec l'acide azotique, et dans laquelle elles avaient ensuite été conservées. Les conduits tubuleux étaient vides de mucus, en sorte que j'ai pu les injecter facilement avec une petite

[1] Adv. anat, I, p. 6.

seringue adaptée à un tube métallique très-fin. La matière à inje était celle que nous employons tous pour la préparation des pièces tinées au Musée.

L'aspect de ces canaux m'a paru dans tous les cas légèrement selé, comme si sur les parties latérales il y avait un effort de la na une tendance à la formation de vésicules. Ces bosselures sont quefois assez rapprochées pour donner au conduit une apparenc nelée ou moniliforme, quand on ne l'examine que par un côté; surtout vers le cœcum que se manifestent ces reliefs. Souvent ici, à bosselure se sont substituées une ou deux divisions qui ont les m caractères que le tube principal, et apparaissent sous la forme de d tions. Je n'en ai jamais trouvé plus de trois. Dans un urètre que j'ai les yeux, un tube a 5 millimètres de longueur; il se termine par digitations qui s'écartent à angle aigu, et dont l'une a 3, l'autre 4 mètres. Elles finissent en pointe, c'est-à-dire qu'elles ont une conique. Sur une autre pièce, il y a trois digitations terminales; d'elles, la plus élevée, se détache perpendiculairement du conduit cipal. Quelquefois une des divisions est dans la direction même conduit et paraît être sa terminaison effilée. Je ferai remarquer l'existence des bosselures sur la périphérie des tubes, quelque pe noncées qu'elles puissent être, rapproche jusqu'à un certain poin glandes en tube, des glandes en grappe.

Les tubes qui correspondent aux *foraminula* sont très-petits. M gni[1] confesse qu'il ne s'est guère occupé, dans son premier *adversa de ductibus minimis;* et Terraneus, qui s'est proposé d'en faire la de tion, en a vu *adeo breves, ut parvulo unice sese prodeant ostiolo.* obliques que ceux des *foramina,* ils ont jusqu'à 2 millimètres de gueur. Je n'ai pu les injecter à cause de l'étroitesse de leur orific diffèrent des tubes précédents, en ce que ceux-ci admettent *quodcu specillum,* selon l'expression de Morgagni, et qu'eux-mêmes ne saur

[1] Adv. anat., IV, p. 28.

se prêter à cette introduction. Leur diamètre descend jusqu'à $0^{mm},65$, d'après Kœlliker.

Quoi qu'il en soit des différences qui existent dans la conformation extérieure et dans les dimensions de ces tubes, leur nature, leurs fonctions sont les mêmes. Leur épithélium est cylindrique; leurs parois ne paraissent être autre chose qu'une exsertion de la membrane muqueuse. Quand les petits tubes sont remplis du produit de leur sécrétion, ils ont l'aspect de corpuscules ronds et blanchâtres.

Glandes de Littre. Il est difficile qu'un point d'anatomie présente parmi les auteurs plus de confusion que les glandes dites de Littre. Et d'abord il est remarquable que les anatomistes français de notre époque n'en parlent même pas. Feuilletez les traités d'anatomie ou les mémoires de MM. Sappey [1], Reybard [2], Pétrequin [3], Malgaigne [4], Blandin [5], Cruveilhier [6], Velpeau [7], ceux plus anciens de Winslow [8], Lieutaud [9], Duverney [10], vous n'en trouverez pas même une simple mention. Haller [11], qui cite Keil parmi ceux qui les admettent, en rejette formellement l'existence. Manget [12] décrit une glande de Littre, qui est immédiatement placée sur la fin de la prostate, dont il en fait une dépendance. Il avoue qu'il n'a pas encore vu dans l'urètre l'orifice de ses conduits excréteurs, et, en attendant, il les rattache aux conduits prostatiques. En cela, il copie aveuglément Terraneus [13] qui les a vus et les a même figurés. Morgagni s'attache à montrer la différence qui existe entre ces deux glandes [14], et, relativement aux conduits, il déclare [15] avoir vu des urètres qui en étaient dépourvus, un petit nombre qui en présentaient un, deux ou trois, ajoutant que lorsque leurs orifices étaient plus nombreux, il fallait attribuer cette circonstance à un état pathologique; mais cet anatomiste ne parle pas du corps de la glande.

[1] Rech. anat. sur la conf., etc. — [2] Traité prat. des rétr. du can. de l'ur.
[3] Trait. d'anat. méd. chir. — [4] Anat. chir. et expér. — [5] Anat. descript.
[6] Anat. descript., t. III. — [7] Anat. chir. — [8] Expos. anat. du corps humain.
[9] Essais anatomiques. — [10] Œuvres anatomiques. — [11] Elém. phys., t. VII, p. 468.
[12] Theat. anat., lib. II, pars. II, cap. I. — [13] Loc. cit., cap. II. — [14] Adv. anat., IV, p. 24.
[15] Adv. anat., IV, p. 12.

J.-F. Meckel [1] les confond avec les lacunes de Morgagni. Il en même de Kobelt [2] et de Kœlliker [3].

Huschke établit nettement la distinction : les glandes tubuleu l'urètre qui occupent la portion spongio-vasculaire sont les lacu les glandes de Morgagni, et celles qui occupent la portion musc sont celles de Littre [4].

Or, au milieu de toutes ces divergences, il était curieux et imp de consulter Littre lui-même. Son travail est inséré dans les Mé de l'Académie des sciences pour l'année 1700.

« La deuxième glande, dit cet illustre anatomiste, placée en « deux membranes de l'urètre immédiatement après la glande p « du côté du gland, est une glande qui n'a point de nom, parce « n'a point encore été décrite. Cette glande est d'une couleur de « foncé; elle forme autour de l'urètre une espèce de bande unie « d'un pouce et épaisse de deux lignes, et perce la membrane inté « de l'urètre dans toute sa circonférence par un grand nombre d « duits excrétoires, qui versent dans ce canal la liqueur, que la « filtre. »

Évidemment Littre a pris pour une glande la couche musculai environne l'urètre dans ce segment du canal. Ce qui l'a induit en e c'est la présence d'orifices nombreux sur la face interne de la muc dans la partie correspondante, orifices que Manget n'a pas vus, qu gagni lui-même dit ne pas exister toujours, et que n'ont pas re trés sans doute les nombreux auteurs qui ont gardé le silence su question. Il est certain cependant qu'ils existent, plus ou moins breux, plus ou moins visibles, et que leur série se continue un p la paroi supérieure de la prostate, ce qui, sans doute, avait Terraneus à les considérer comme un appendice de cette glande

[1] Manuel d'anatomie, t. II, p. 636. — [2] De l'app. du sens génit., p. 14.

[3] Traduction française. M. Sée, un des aides d'anatomie de la Faculté, a eu l'obligean communiquer la partie de la traduction qui n'est pas encore publiée.

[4] Traité de splanchnologie, p. 385.

Les orifices des glandes de Littre s'ouvrent sur toute la périphérie de la portion musculeuse de l'urètre, ils ne s'étendent jamais au delà du rétrécissement qui précède la jonction de cette portion et du bulbe, et cessent tantôt sur la limite de la prostate, tantôt sur sa moitié supérieure dans l'étendue d'environ 1 centimètre.

Le nombre en est infiniment variable. Dans quelques cas, il est difficile de le déterminer; dans d'autres, on n'en aperçoit à l'œil nu aucune trace. Mais ce sont là deux exceptions extrêmes. Habituellement on les aperçoit au fond des rides, quand il en existe, ou bien sur la surface unie de la muqueuse. Quelquefois il est avantageux de placer la pièce sous les rayons solaires. J'ai compté depuis 2 jusqu'à 30 orifices.

Leurs dimensions sont en raison inverse du nombre, circonstance qui n'avait pas échappé à Morgagni [1]. Ils se rapprochent alors des *foramina* déjà décrits. C'est dans ces cas que j'ai vu dans la paroi supérieure, sur les limites des portions musculeuse et prostatique une grande lacune valvulaire, ouverte en avant et présentant dans son fond trois ou quatre orifices. Cette conformation est identique à celle que présente fréquemment le bec du *calamus scriptorius*. Il en est donc qui reçoivent facilement un stylet, tandis que, dans l'immense majorité des cas, une soie n'est introduite qu'avec difficulté.

La forme de ces orifices est très-variable : la plus commune m'a paru celle d'une fente antéro-postérieure; vient ensuite la valvulaire. J'en ai vu qui ressemblaient à un trou qu'on aurait pratiqué comme avec un emporte-pièce. Quelquefois l'orifice est si petit qu'il ressemble à une très-petite tache. J'en ai vu d'assez grands qui ressemblaient à la fenêtre ovale du tympan.

Quant à leur direction, elle est généralement perpendiculaire à la surface du canal. Cependant ils regardent quelquefois en avant ou en arrière, à droite ou à gauche.

On devine que les distances qui les séparent varient suivant le nom-

[1] Adv. anat., IV, p. 26.

bre. La portion musculeuse de deux ou trois urètres m'a présen pect d'une feuille de papier qu'on eût criblée de trous avec la d'une épingle.

Les conduits présentent des variétés qui correspondent à cell orifices. Ils ont la même forme, la même nature que ceux que avons étudiés dans la portion spongio-vasculaire. Ils se rappr généralement des *foraminula* et des *minores ductus*, et, exceptio ment des *foramina* et des *ductus majores*. On comprend qu'ils pu être confondus dans une description unique, à la condition d'in les particularités qui leur sont propres, et de ne pas les conf comme l'ont fait quelques-uns, avec les sinus de Morgagni.

Ils sont quelquefois perpendiculaires à la paroi du canal; l part sont obliques d'abord sous la muqueuse, puis s'enfoncent les fibres charnues sous-jacentes.

Un fait bien intéressant et qui n'a pas encore été noté, c'est la tion pathologique de ces tubes glandulaires, dans les cas de rétré ment avec dilatation générale des parois du canal. J'ai observé su pièce que je possède des diverticulum considérables qui s'infléch sur la convexité des parois, et dont les orifices de communicatio l'urètre, quoique dilatés, ont conservé leur forme primitive. Les u encore l'aspect de fentes, les autres sont munis de petites valvules

Avant de quitter ce sujet, remarquons que, au milieu des glan Littre, et dans la moitié postérieure principalement de la portion culeuse, se trouvent les orifices microscopiques de glandules si contenues dans l'épaisseur de la membrane muqueuse, et qui son tiques à celles que nous allons décrire dans la muqueuse de la p prostatique.

En résumé, la glande que Littre a décrite n'est autre chose amas de glandes en grappe qui sont situées dans la portion musc de l'urètre. Littre s'était trompé en considérant comme un corps dulaire les fibres charnues qui doublent cette portion du canal.

Glandes muqueuses de la portion prostatique. Ces glandules se p gent en arrière dans le col de la vessie, et, en avant, dans une petite partie de la portion musculeuse, ainsi que nous venons de le dire. Elles ont l'aspect d'utricules piriformes. Kœlliker estime que leur diamètre est de $0^{mm},09$ à $0^{mm},05$ et que leur embouchure a de $0^{mm},5$ à $0^{mm},1$ de largeur. Elles sont munies d'un épithélium cylindrique. Comme Wirchow, je les ai vues remplies d'un liquide lactescent. Deux ou trois fois, elles étaient occupées, et dans le segment prostatique et dans le segment musculeux, par de petites concrétions allongées, de la couleur du tabac, comme celles que l'on trouve dans l'intérieur des conduits de la prostate.

CHAPITRE IV.

Couche sous-muqueuse.

La couche sous-muqueuse de l'urètre est tellement adhérente à la muqueuse, qu'il est difficile d'enlever des lambeaux de cette membrane sans entraîner avec elle quelques-unes des fibres sous-jacentes. Elle est moins serrée sur sa face extérieure, et se continue de ce côté avec le tissu cellulaire qui entre dans la composition des parois.

Elle est plus épaisse dans la portion prostatique que dans les portions musculaire et spongio-vasculaire. Dans le gland, sa minceur est très-grande.

Son aspect est rosé et sillonné par des vaisseaux, quand on l'étudie sur des urètres qui n'ont pas été débarrassés du sang que contiennent les veines; quelquefois même il est rouge, rouge-brun dans les parties déclives, pour les mêmes raisons que j'ai précédemment exposées à l'occasion de la muqueuse. Mais quand on a lavé la pièce par des courants d'eau établis dans l'intérieur des vaisseaux, elle est d'une couleur blanc-jaunâtre.

Sa consistance n'est pas forte; elle se laisse, en effet, facilement déchirer par des tractions faites avec des pinces, surtout dans le sens de la longueur du canal. Elle offre une certaine résistance aux tractions transversales; un instrument mousse comme une bougie rigide la labourerait aisément d'avant en arrière.

Les éléments anatomiques qui la composent ne sont pas juxtaposés intimement de manière à donner lieu à une membrane comp dense; on voit, au contraire, que ses fibres, ses filaments s'anasto entre eux en circonscrivant des mailles allongées. Supposez une de tissu cellulaire à laquelle on ferait subir des tractions suivant gueur : les mailles deviendraient étroites, aiguës à leurs extrém l'on aurait alors l'aspect qu'offre la surface de la couche sous-mu

Du côté du gland elle se perd insensiblement en diminuant seur, si bien que la muqueuse urétrale est très-adhérente, au niv bord supérieur de la fente glandaire, sur la face inférieure d'un pr ment fibreux moyen qui émane de l'extrémité antérieure des co verneux. Du côté de la vessie, elle est au contraire épaisse, et tinue en traversant l'orifice vésical dans la couche sous-muque ce réservoir. On peut en suivre les fibres jusqu'au niveau de la trigone.

Son épaisseur est loin d'être uniforme autour du canal. Ainsi, portion prostatique on ne voit que quelques fibres rares de tissu laire entre la crête urétrale et la muqueuse. Au contraire, on côté opposé, c'est-à-dire en avant et en haut, une couche qui 1 à 2 millimètres. Les coupes transversales de la prostate no démontré d'une manière péremptoire cette disposition. D'ai E. Home[1] avait constaté cette particularité, quand il dit d'une n générale, en parlant de la couche dont il s'agit ici, qu'elle préser plus grande épaisseur à la partie supérieure qu'à la partie inféri la surface du canal.

La question de savoir quelle est la texture de cette couche a div anatomistes de notre siècle. C'était pour leurs prédécesseurs une brane nerveuse, *nervea*, c'est-à-dire fibreuse, continuation de la tunique qui recouvre la membrane muqueuse de la vessie. De là nomination de nervéo-spongieuse qu'ils donnaient à la partie de l du canal que j'ai proposé d'appeler spongio-vasculaire. Cette m

[1] Philos. trans., t. 110, p. 185.

de voir a été partagée par Haller [1], Bichat [2] et beaucoup d'autres. De nos jours, Amussat [3], Blandin [4], MM. Malgaigne [5], Pétrequin [6], Kobelt [7], pensent que la matière de cette membrane est entièrement fibreuse. Dans le point où l'urètre se déprime pour former le cul-de-sac du bulbe, cette couche forme une petite bride que l'on peut sentir en promenant l'ongle sur la paroi inférieure du canal. Amussat, qui a fait jouer à cette corde fibreuse un rôle exagéré dans l'obstacle que l'on éprouve à ce niveau pendant l'introduction des bougies et des sondes, lui a donné le nom de *collet fibreux du bulbe.*

Dans une opinion opposée, on regarde la couche sous-muqueuse comme étant formée de fibres musculaires.

Au mois de juin 1820, E. Home [8] lut à la Société royale de Londres le résultat de ses observations sur la structure de cette membrane, observations qu'il rapporte en grande partie à Bauer. Pour ces deux anatomistes, la couche sous-muqueuse de l'urètre est formée par des fibres musculaires, courtes, anastomosées à leurs extrémités et toutes dirigées suivant la longueur du pénis. Deux figures de la planche XXIII, annexée à ce travail, représentent des faisceaux qui s'envoient réciproquement des fibres, lesquelles se réunissent pour se diviser plus tard, et présentent, en un mot, la même disposition que celle des faisceaux et des fascicules compris dans le névrilème des nerfs. Guthrie [9], M. Cruveilhier [10], admettent aussi des fibres musculaires longitudinales au-dessous de la membrane muqueuse; M. Reybard [11] veut qu'elles aient une direction circulaire. M. Rouget [12], prosecteur de la Faculté, admet aussi, indépendamment des fibres longitudinales, des fibres circulaires, mais qui cheminent entre les vaisseaux et les mailles de la couche spongio-vasculaire. Kœlliker [13] a trouvé dans cette couche non pas seu-

[1] Elem. phys., t. VII, p. 471. — [2] Anat. desc., t. V, p. 240.
[3] Arch. gén. de méd., 1re série, t. IV, p. 550. — [4] Anat. desc, t. II, p. 243.
[5] Anat. chir., t. II, p. 292. — [6] Anat. méd. chir., p. 412. — [7] De l'app. du sens génit., p. 14.
[8] Trans. philos., t. CX, p. 184. — [9] Anat. and dis. of the urin. and sex. org.
[10] Anat. desc., t. III, p. 644. — [11] Trait. pratiq. des rétré. du can., p. 21.
[12] Thès. inaug. Paris, 1855. — [13] Elém. d'hist. hum., p. 566.

lement des fibres musculaires, mais encore du tissu cellulaire fibres élastiques. Ajoutons qu'on y remarque aussi des veinules plexus.

Les fibres musculaires sont lisses comme celles qui appartien la vie organique. A quelque profondeur qu'on avance dans la c sous-muqueuse vers le corps spongio-vasculaire, on trouve to ces fibres musculaires. Elles seraient dirigées, d'après Kœlliker, e et transversalement dans la portion musculeuse. Elles sont le plus dantes au niveau de la prostate, sur les côtés du verumontan dans la partie antéro-supérieure du canal. Mais là, comme ai elles sont entremêlées de tissu cellulaire et de fibres élastiques.

Quant aux réseaux sous-muqueux, ils sont très-fins, et forme tunique vasculaire continue depuis le commencement de la p musculeuse jusque dans l'intérieur du col de la vessie. Les vein leur donnent naissance se dégagent de la fente que le bulbe offi portion musculeuse ; elles s'en détachent obliquement et se dirig haut et en arrière. La fig. 1 de la planche IV présente cette d tion. Kobelt[1], qui insiste avec raison sur la présence de ce plex remarquer qu'il se déploie principalement sur le raphé fibreux du montanum. J'ai vu, en effet, dans les coupes, que sur cette émi la muqueuse n'était séparée de la ligne blanche prostatique q ces réseaux. Tandis que les fibres musculaires longitudinales do en haut du canal, ce sont les veines qui sont accumulées en b tout cas, ces vaisseaux sont situés partout dans la partie la plus ficielle de la couche sous-muqueuse.

Arrivées dans le col de la vessie, les veinules, qui sont entre aux fibres musculaires, au tissu cellulaire et aux fibres élast rayonnent d'une manière remarquable autour de l'orifice. Quand tion les a pénétrées, et qu'il n'y a pas de matière épanchée sous queuse, elles forment au col de la vessie une couronne radiée.

[1] De l'app. du sens génit., p. 23.

que rayon a de 15 à 20 millimètres, et s'enfonce par son extrémité postérieure entre les tuniques de la vessie; son extrémité antérieure se continue avec les *retia mirabilia* que nous venons de décrire. Des branches anastomotiques établissent des communications entre eux et les plexus si larges qui sont autour de la portion prostatique et du col de la vessie. Aussi quand, avec un tube à injection lymphatique, on pique la muqueuse des portions musculeuse et prostatique, si le métal emplit les veinules sous-muqueuses et les rayons de la couronne vasculaire du col, se perd-il avec rapidité dans les grosses veines qui sont placées au-dessous et en arrière de la symphyse des pubis.

Il ne faut pas croire que les *retia mirabilia* de la couche sous-muqueuse soient bornés aux portions musculeuse et prostatique. On voit des veines très-petites courir le long de la face profonde de la membrane muqueuse dans la portion spongio-vasculaire. Elles s'envoient réciproquement des rameaux anastomotiques très-obliques, et forment ainsi des mailles allongées suivant la longueur de l'urètre. Mais elles ne donnent pas lieu à un tube régulier de réseaux, comme on en voit dans la portion musculeuse.

Je ne quitterai pas ce sujet sans faire remarquer, à l'exemple de Kobelt[1] et de Hasse[2], que les veinules du col vésical sont quelquefois dilatées et forment des varices qui gênent l'émission de l'urine, ou qui versent du sang dans la vessie, quand leurs parois sont rompues. Le premier de ces auteurs fait remarquer encore que dans la congestion vénérienne, la saillie du verumontanum gonflée par le sang du plexus que celui-ci contient, fait l'office d'une soupape qui ferme au sperme une entrée dans la vessie, et lui offre un point d'appui qui en favorise l'éjaculation. Je pense que la contraction du sphincter qui est en arrière de la caroncule, et par conséquent du point où ce liquide arrive dans le canal, a pendant cet acte une influence bien plus efficace.

[1] De l'app. du sens génit., p. 24. — [2] Anat. path., I, p. 67.

CHAPITRE V.

Couche externe.

La couche externe est composée des parties hétérogènes qui ont servi de base à la division de l'urètre en trois grands segments. Or, ces parties sont : le corps spongio-vasculaire, le muscle orbiculaire de l'urètre, et la glande prostate.

§ I. CORPS SPONGIO-VASCULAIRE.

Le corps spongio-vasculaire est un ensemble de plexus et de mailles veineuses qui entourent le canal dans toute l'étendue de la portion pénienne. C'est un appareil érectile analogue, mais non identique dans tous ses points, à celui des corps caverneux auxquels il est attaché. Renflé à ses deux extrémités où il forme une espèce de capuchon sur la partie terminale des corps caverneux en avant, et une masse arrondie entre leurs racines en arrière, il présente dans sa partie moyenne un cylindre plus ou moins régulier. Étudions successivement chacune de ces parties constituantes.

A. *Bulbe.*

Le renflement postérieur du corps spongio-vasculaire avait été déjà remarqué par Casserius[1] et Eustachi[2]. Ce dernier le dessine planche XI, mais commet l'incroyable erreur de prolonger son jusqu'au col de la vessie. De Graaf le représente parfaitement b l'isole par un relief de la portion musculeuse; ses planches VII prouvent suffisamment cette assertion. Mais il le passe sous silen son texte, et le confond dans la description générale de la parti gieuse de l'urètre[3]. Wepfer[4], qui l'a étudié chez divers animau que le taureau, le lièvre, le chien, etc., l'appelle *urètre rouge*, ap ment parce qu'il est toujours gorgé de sang. Cependant on en a généralement la découverte à Cowper. C'est sans doute à caus description que cet auteur en a donnée dans sa myotomie[5], et d de *bulbe* qu'il lui a imposé en raison de sa forme.

La limite postérieure du bulbe ne présente aucune difficulté. qu'à regarder un urètre ouvert sur sa paroi inférieure, pour év faute inexplicable d'Eustachi. Tout le monde verra alors que ce ment se termine par une saillie nettement arrondie et placée au-d de l'extrémité antérieure de la portion musculeuse du canal. M avant, où cesse ce bulbe? où commence le cylindroïde spongio-laire? Presque tous les auteurs se sont tus sur cette question, qui tant méritait bien d'être étudiée. Quand ils parlent du cul-de-bulbe, admis par le plus grand nombre, rejeté par quelques-uns, à connaître pour l'opération du cathétérisme, et dont nous aurons occuper dans l'étude du calibre de l'urètre, ils raisonnent comme s'entendait tacitement sur ce qu'on doit comprendre par le mo Rien cependant n'est moins précis que cette dénomination.

En effet, si le bulbe est la saillie renflée qui dépasse en arr point où la portion musculeuse de l'urètre se continue avec la spongio-vasculaire, le bulbe ne fait en aucune façon partie du ca ne lui forme même pas une paroi inférieure. Dès lors que sign

[1] L. VIII, t. XVI, f. 1, 2. — [2] Tab. XI, fig. XI.
[3] Loc. cit., p. 138. — [4] Eph. nat. cur. dec. III, ann. 1, obs. 167. — [5] Myot. reform., p. 2

la dénomination de *cul-de-sac du bulbe?* Si c'est ainsi que Kobelt[1] et Krause[2] ont compris ce renflement, je m'explique comment ces anatomistes n'ont pas trouvé l'élargissement qu'ont décrit les auteurs français, car ils le rapportent, dans cette hypothèse, à la partie la plus postérieure du cylindroïde spongio-vasculaire.

Si, au contraire, la limite antérieure est portée jusqu'au niveau de l'inflexion de la verge dans l'état de flaccidité, le *golfe de l'urètre*, pour me servir de l'expression de Le Cat[3] y sera assurément compris et bien au delà. Or, quelques auteurs ont ainsi compris le bulbe. Huschke[4] dit, en effet, qu'il s'unit avec ce qu'il appelle la portion spongieuse proprement dite sous un angle de 45°, qui s'efface quand on élève la verge et pendant l'érection. M. Reybard[5] paraît aussi faire terminer le bulbe à l'angle pré-pubien.

Le renflement postérieur du corps spongio-vasculaire n'avait pas été compris de la sorte dans le principe. Son nom de bulbe ou oignon l'indique suffisamment. Aussi la très-grande majorité des auteurs ne se sont pas inquiétés de savoir comment il finissait; ils se sont généralement bornés à dire qu'il se continue insensiblement avec la partie spongieuse de la paroi urétrale.

Le désir d'innover est un écueil pour ceux qui écrivent. J'aurais voulu l'éviter. On me pardonnera sans doute à cause de l'utilité du sujet.

L'union des portions musculeuse et pénienne de l'urètre présente, à l'extérieur, le même aspect que celle de l'intestin grêle avec le gros intestin. De même qu'une partie renflée, le cœcum, dépasse ici le point de conjugaison, de même nous voyons là une saillie renflée, le bulbe. Le cœcum se continue sans ligne de démarcation naturelle avec le colon ascendant; le bulbe se perd aussi d'une manière non moins insensible dans le cylindroïde spongio-vasculaire. Les anatomistes ont eu recours

[1] De l'appareil du sens génital, p. 22. — [2] Dans Huschke, loc. cit., p. 316.
[3] Loc. cit. Expl. des planches, p. XIV. — [4] Loc. cit., p. 317.
[5] Traité prat. des rétr. de l'urèt., p. 13.

à une limite artificielle, un plan horizontal qui passerait imm ment au-dessus de l'insertion de l'intestin grêle; je proposerai l mode de délimitation pour le bulbe et le cylindroïde spongio-vas Ce serait un plan qui couperait perpendiculairement le cylindre s vasculaire et qui passerait immédiatement en avant de l'inserti portion musculeuse sur la portion pénienne. Ainsi serait éloign contestation sur la présence ou l'absence d'une dilatation du can le bulbe; ainsi serait prévenue toute confusion sur ce qu'on tendre par renflement bulbaire.

Le nom de bulbe indique sa forme sans doute, mais d'une grossière. Il n'est pas plus exact de dire que cette forme est coni ovoïde [2]. Winslow [3] fait remarquer que, lorsqu'il est gonflé par le bulbe dont la partie moyenne est bridée par une cloison int paraît comme double et à deux têtes. Camper [4] le trouve légèren fide; il en est de même de Haller [5]. C'est un corps oblong comme en deux parties égales par une ligne médiane, selon Portal [6]; l sillon médian qu'avait aussi remarqué Bichat [7]. M. Mercier [8] écrit renflement est légèrement bilobé. Ce n'est donc pas sans éton que je lis ces mots dans Kobelt [9]: « Le bulbe ne présente pas l « qu'on lui donne ordinairement, mais il se termine par deux « ments latéraux hémisphériques. »

Il est vrai de dire que le bulbe de l'urètre est, en effet, bilob ce serait une erreur de croire qu'il en est toujours ainsi. Indépend du troisième lobe que Kobelt [10] a indiqué le premier et avec raison partie moyenne et supérieure de ce renflement, lobe qui est immédi au-dessous de la portion musculeuse qu'il reçoit dans un sillon, j'en 5 et 6 sur d'autres pièces. Celles que j'ai déposées au musée de sous les n°s 4 et 5 en font foi. Les sillons qui séparent ces lobe paru déterminés par des faisceaux moitié fibreux, moitié muscul

[1] Littre, loc. cit., p. 313. — [2] Cruveilhier, loc. cit., t. III, p. 638. — [3] Loc. cit., p. 566.
[4] Loc. cit., t. II, f. 2, 6. — [5] Elem. phys., t. VII, p. 477. — [6] Loc. cit., t. V, p. 458.
[7] Loc. cit., t. V, p. 241. — [8] Loc. cit., p. 36. — [9] Loc. cit., p. 20. — [10] Loc. cit., p. 2

muscle bulbo-caverneux, et les lobes intermédiaires par des parties amincies du même muscle. Je n'ai vu ces lobes multiples que sur des bulbes appartenant à des individus qui paraissaient avoir déjà plus de quarante ans.

Sa continuité avec le cylindroïde spongio-vasculaire ne se présente pas toujours d'une manière vague, insensible. J'ai entre les mains une pièce, celle qui a 6 lobes, dont la partie inférieure est nettement limitée par un étranglement. On dirait un col, et le bulbe une tête multilobée.

Le volume du bulbe est variable. Chez l'adulte, il a en général de 2 1/2 à 3 centimètres de longueur. C'est à peu près la mesure qu'avaient donnée Cowper et Littre qui l'élèvent à 1 pouce. Il fait, en arrière du canal de l'urètre, une saillie de 15 à 18 millimètres. Les urètres dont il s'agit étaient tous injectés. M. Mercier [1], qui porte à 4 millimètres la saillie du bulbe en arrière, à partir du point de jonction des deux portions attenantes du canal, n'a-t-il pas mesuré des bulbes sans préparation préalable? Dans cette hypothèse, l'appréciation de l'étendue me paraît encore trop faible; je l'ai toujours trouvé de 1 centimètre au moins.

La face supérieure du bulbe se creuse sur la ligne médiane d'un sillon qui devient de plus en plus profond d'arrière en avant et qui creuse la troisième éminence indiquée par Kobelt. C'est là que se loge l'extrémité antérieure de la portion musculeuse. Au bout de 3 à 5 millimètres le canal est entouré de tous côtés par le corps spongio-vasculaire, dans la plupart des cas. Si, au contraire, la paroi supérieure de l'urètre en est privée dans une plus grande étendue, c'est que l'injection n'a pas été heureuse.

Le bulbe est entièrement spongieux. Je n'ai jamais trouvé dans son épaisseur la forme vasculaire. Je ne saurais donc approuver la proposition de Kobelt qui le trouve formé par un véritable *rete mirabile venosum*, et, en cela, je suis d'accord avec Huschke [2], qui ne signale les réseaux

[1] Loc. cit., p. 36. — [2] Loc. cit., p. 405.

que vers l'extrémité inférieure ou antérieure du corps spongio laire.

Son écorce est formée par une membrane fibreuse mince, ex et élastique, de la même nature que celle qui entoure toute l'éten cylindroïde spongio-vasculaire avec laquelle elle se continu s'épaissit sur la ligne médiane de la face supérieure, où elle reç sertion d'une cloison qui la sépare en deux moitiés latérales.

La cloison du bulbe tient par son bord postérieur qui est co la concavité de l'enveloppe fibreuse, qu'elle retient quand ce ren est distendu par le sang ou la matière de l'injection; de là le sill dian signalé par tant d'auteurs. Mais en bas, elle ne l'atteint q les points les plus reculés; et elle s'en éloigne d'autant plus, c'es qu'elle devient d'autant moins haute, qu'on se rapproche davan la partie antérieure. Elle est moins épaisse en bas qu'en haut, où quiert la dimension de 1 millimètre. Nous la verrons se continu le cylindroïde spongio-vasculaire, diminuant à mesure qu'elle vers l'angle pré-pubien, au niveau duquel elle disparaît.

Des faces latérales de cette cloison se détachent des filame s'entre-croisent et se continuent avec ceux qui partent de l'in de l'enveloppe fibreuse, et qui circonscrivent des mailles remp sang veineux. Cette trame est très-délicate; la pièce qui est dép musée sous le n° 10 présente au centre de chaque moitié du bu filaments excessivement ténus et des espaces qui ressemblen grands vides; qu'il y a loin de cette conformation à l'état vas que nous constaterons dans le gland!

B. *Cylindroïde spongio-vasculaire.*

Il commence au niveau du plan que nous avons artificiellem passer immédiatement en avant de l'union de la portion musculeu la portion spongio-vasculaire, et qui coupe perpendiculairement c Il cesse à son entrée dans le renflement glandaire; nous verro la continuité de tissu est très-remarquable dans ce point, et que la limite est encore artificielle.

Ce cylindroïde est maintenu au-dessous des corps caverneux, dans le sillon que présente la face inférieure de ces derniers, au moyen d'adhérences solides dont la nature sera bientôt exposée.

Sa forme ressort du nom que nous avons proposé pour cette partie du corps spongio-vasculaire. On pourrait la comparer encore à deux cônes tronqués qui se continueraient l'un avec l'autre par leur petite circonférence. En effet, le cylindroïde s'élargit en arrière en arrivant dans le bulbe; il devient aussi plus large avant d'entrer dans le gland. La partie la plus étroite correspond à l'angle que fait la verge au-devant de la symphyse des pubis. J'ai constamment trouvé à ce niveau un étranglement circulaire, qui se présentait sous la forme d'une ligne étroite; ce détail avait d'ailleurs été constaté déjà par Amussat[1].

Une partie de la surface de ce cylindroïde est libre et fait relief sur les corps caverneux; l'autre est en contact avec leur gouttière dans la majeure partie de sa longueur et, en arrière, avec une lame fibreuse très-résistante qui comble le sinus de l'angle que forment leurs racines.

La surface libre est assez régulièrement arrondie. Elle s'aplatit cependant un peu de bas en haut, 4 ou 5 centimètres avant le renflement glandaire. Dans cette étendue on voit des vaisseaux tortueux qui s'anastomosent fréquemment entre eux et présentent l'aspect d'un *rete mirabile*. Ils sont généralement obliques. Quelques-uns en très-petit nombre côtoient la ligne médiane. Mais leur disposition générale est plutôt celle des fibres d'un raphé, c'est-à-dire qu'elles semblent unir deux moitiés latérales par leur passage plus ou moins oblique de l'une à l'autre. Dans tout le reste de l'étendue du cylindroïde, on voit bien çà et là et exceptionnellement quelques vaisseaux; néanmoins la forme est généralement spongieuse, comme l'est toujours celle du bulbe. Je n'y

[1] Loc. cit., p. 45.

ai jamais vu des *retia mirabilia*, comme en représentent les plan Moreschi [1] et de Kobelt [2]. Mais nous reviendrons bientôt s question.

La surface adhérente est beaucoup moins convexe; elle p dans quelques cas, une arête saillante sur la ligne médiane, c deux plans obliques venaient se couper à ce niveau. Sur d'autr tres, elle est un peu aplatie; cette configuration coïncide avec un épaisseur de la paroi supérieure du canal et l'existence de va veineux très-bien dessinés et obliques d'un côté à l'autre. Il n rare alors de distinguer sur la ligne médiane des intervalles dé de vaisseaux, espèces d'îlots allongés d'avant en arrière, et qui gnent du développement des parois du corps spongio-vascula deux moitiés latérales. Quoi qu'il en soit des variétés d'aspect la partie supérieure du cylindroïde spongio-vasculaire, toujou que la disposition en *retia mirabilia* y est très-commune, et que l véritablement spongieuse est l'exception.

Dans les quatre ou cinq centimètres où il s'aplatit légèrement lindroïde spongio-vasculaire a sur sa face supérieure deux bor raux d'où l'on voit naître une grande partie des veines qui v contournant les corps caverneux, se jeter dans la veine dorsale d

Il est difficile de préciser le volume de ce cylindroïde. Dans mesure 24 millimètres de diamètre immédiatement en avant du 13 au niveau de l'angle pré-pubien, et en arrière du gland, 20 tr salement et 12 en hauteur. Un autre donne dans les mêmes poi puis 11 millimètres. L'aplatissement rétro-glandaire a 20 mill de largeur et 9 de bas en haut. Sur un même sujet, les dimensi rieraient encore selon le degré du succès de l'injection. Terme le cylindroïde spongio-vasculaire m'a paru avoir la grosseur doigt, abstraction faite des renflements qui précèdent le gland bulbe.

[1] Comment. de ureth. corp. gland. struct., Milan, 1817. — [2] De l'app. du sens génit.,

Tous les auteurs ont signalé la plus grande épaisseur de ce qu'ils ont appelé le tissu spongieux de l'urètre, tant au-dessous qu'au-dessus du canal. D'après les considérations qui précèdent, il n'est guère possible de déterminer la mesure absolue de chacune de ces deux parties du cylindroïde; mais il n'est pas sans intérêt de connaître leur hauteur relative, ou, en d'autres termes, à quel niveau chemine l'urètre dans l'épaisseur de ce corps. Il faut examiner le cylindroïde dans divers points de son étendue, car le canal n'est pas entouré d'une manière uniforme. Immédiatement en avant du bulbe, je trouve que l'épaisseur de la paroi inférieure est 10 fois plus épaisse que celle de la supérieure. Au niveau du coude pré-pubien, la moyenne me donne 7 millimètres pour la partie inférieure, 3 pour celle qui regarde le corps caverneux et à 2 centimètres du gland, 7 millimètres encore en bas, 4 millimètres en haut; en conséquence, l'urètre n'est d'abord recouvert que par une couche mince formée par un réseau veineux en avant du bulbe; puis sa paroi inférieure va diminuant insensiblement, pendant que la supérieure s'épaissit un peu. Dans la partie pendante de la verge, la paroi inférieure conserve à peu près les mêmes dimensions, mais celle d'en haut augmente de 1 millimètre. Huschke[1] dit que la paroi supérieure devient aussi épaisse que l'inférieure en arrivant près du gland. C'est une erreur due à la présence d'un plexus assez volumineux dans ce point, et qui est intermédiaire à l'urètre et aux corps caverneux. La partie du canal qui correspond à la couche la plus mince est donc située immédiatement en avant du bulbe; elle manque même à ce niveau dans quelques cas, ainsi que l'avaient observé déjà de Graaf[2], Ruysch[3] et Cowper[4].

Les anciens n'ont rien laissé sur la texture de cette partie de l'urètre; seulement, à l'occasion du pénis, dont, suivant eux, les corps caverneux étaient remplis d'une matière fongueuse, ils mentionnaient le *col de la vessie* ou l'*urinæ meatum*. Sylvius[5] se borne à dire que c'est un canal

[1] Traité de splanchn., p. 401. — [2] De vir. org., tab. IX, fig. 3.
[3] Epist. XV, t. XV, f. 2, 6, 7, obs. 100. — [4] Myot. ref., fig. 11 B. — [5] Oper. med., p. 887.

membraneux. Il faut arriver à Eustachi[1] pour voir la disposit gieuse des parois du canal qu'il dessine dans la figure 11 de la pl Th. Bartholin [2] et Riolan[3] n'en parlent que comme d'un condu vrotique.

Mais la substance spongieuse a été clairement décrite par d qui la recouvre à juste titre d'une membrane fibreuse analog des corps caverneux, quoique moins épaisse.

Ruysch désigne le cylindroïde dont il s'agit sous la dénomi *corpus nerveo-spongiosum minus et tenuius*, en raison évidemm même comparaison qu'avait établie de Graaf.

Tous les auteurs qui se sont succédé ont ensuite reproduit, à légères modifications près, la même manière de voir. Pour tou ture de cette partie des parois de l'urètre a été caverneuse c gieuse, et cette opinion règne encore aujourd'hui, malgré les re publiées en 1817 par Moreschi[5].

L'auteur italien donne un long historique de la question; i marquer avec impartialité, que déjà Cuvier avait pressenti ava possibilité de la nature vasculaire du corps dit spongieux de car ce grand naturaliste l'appelle, dans ses leçons d'anatomie co *corps vasculaire ou caverneux*[6].

Lorsqu'a paru, en 1851, le travail de Kobelt sur l'appareil génital des deux sexes, nous lui avons un instant attribué la déc de Moreschi, passée inaperçue. Kobelt, en effet, ne voit dans spongieux des auteurs qu'un *rete mirabile venosum*.

Huschke[7] ne l'a remarqué qu'en arrière du gland.

Or, les pièces nombreuses que j'ai déposées au musée de l'éc novembre 1853, à l'occasion d'un concours pour la place de c travaux anatomiques, et plus spécialement des pièces préparées

[1] Fig. XI, B. — [2] Anatomie, p. 238. — [3] Anthropographia, p. 264. — [4] Loc. cit., p. 13
[5] Comment. de urethræ glandisque structura.
[6] Leçons d'anat. comp., art. I, org. mâl. de l'accouplement, t. V.
[7] Traité de splanchn., p. 402.

rosion, démontrent surabondamment que le cylindroïde érectile qui entoure l'urètre est, en effet, muni de réseaux veineux. Mais Moreschi et Kobelt sont trop exclusifs, et Huschke n'en signale pas dans un assez grand nombre de points.

Les *retia mirabilia* n'existent pas dans la partie qui fait suite au bulbe, pas plus que dans le bulbe lui-même. On n'en trouve que dans les 4 ou 5 centimètres antérieurs, et dans la partie supérieure, laquelle est reçue dans la gouttière caverneuse. Profondément, c'est-à-dire du côté du canal, il existe encore des réseaux à mailles très-allongées, et dont les vaisseaux courent d'arrière en avant.

C'est à cause de cette disposition que j'ai cru devoir substituer à la dénomination de corps spongieux de l'urètre celle de corps spongio-vasculaire, qui me paraît avoir l'avantage de traduire ce qui est, et de ne pas prolonger l'erreur dans laquelle on est encore généralement aujourd'hui.

La face externe du cylindroïde dont il s'agit est recouverte et soutenue par une membrane blanchâtre et translucide, résistante, extensible et élastique, qui vient se fixer sur le bord inférieur de la cloison des corps caverneux, ou, pour mieux dire, sur le raphé de ces deux corps. C'est probablement à cause de cette attache que Krause [1] a cru qu'elle ne formait d'enveloppe qu'en bas et sur les côtés; mais il est facile de se convaincre que la gaîne est complète en isolant le canal avec précaution.

J.-F. Meckel [2] la considère comme une lame de tissu cellulaire condensé. C'est une enveloppe fibreuse, jaunâtre, formée de tissu fibreux jaune et élastique pour Blandin [3], qui a remarqué chez le cheval une analogie frappante entre ses filaments et les fibres musculaires.

La membrane interne que le plus grand nombre des auteurs ont admise, de manière à placer la partie spongio-vasculaire du canal entre

[1] Anat. de l'homme, p. 685. — [2] Manuel d'anatomie, t. III, p. 636. — [3] Anat. descr., t. II, p. 243.

deux membranes, n'est autre chose que celle qui a été décrite nom de couche sous-muqueuse de l'urètre.

Il est certain que des filaments de ces deux membranes s'enfonc les intervalles que laissent les réseaux vasculaires. Nous avons haut que Koelliker y trouve des fibres musculaires. M. Rouget[1] loin : ses recherches lui démontrent que toutes ces fibres s'insè le bord inférieur de la cloison des corps caverneux, et qu'elle nuent entre les vaisseaux et les mailles spongieuses dont elles les trabécules; en sorte que leur contraction concourt puissam phénomène de l'érection.

Quand la membrane externe du cylindroïde spongio-vasculai enlevée, on aperçoit sur tous les urètres une division qui n'a pas été signalée et qui est fort importante à connaître, pour compre mode de formation du gland. (*Voyez* planche II, fig. 1, A.) A mètre environ de ce renflement le *rete mirabile* se sépare, su gne médiane de la face inférieure, en deux faisceaux latéraux, u et un gauche, qui se portent en avant, sans jamais contracter en d'anastomoses. Cette division correspond au repli muqueux du p connu sous le nom de *frein;* du tissu cellulaire les réunit et se c profondément avec la couche sous-muqueuse. Du côté de la fac rieure, le sillon profond qui forme le *calamus scriptorius* quan étalé, indique encore une division, et prélude à une séparation co qui se fait au-dessous de la couronne du gland. Il résulte de ce f le cylindroïde spongio-vasculaire se divise, à sa terminaison, e faisceaux latéraux, dont les bords supérieur et inférieur sont in dants l'un de l'autre. Nous verrons bientôt comment ils se com dans l'intérieur du gland.

[1] Thèse inaugurale. Paris, 1855.

C. *Gland.*

Le renflement antérieur du cylindroïde spongio-vasculaire a été désigné de tout temps sous les noms de *gland, balanus, cerasum,* en raison de sa forme. Van Horne [1], Blasius [2], Winslow [3], l'ont comparé à une tête qui surmonterait l'extrémité antérieure des corps caverneux et qui serait munie d'un col; Duverney [4] dit qu'il les coiffe comme le chapeau d'un champignon en recouvre le pied; Lieutaud [5] le considère comme une espèce de capuchon. Ailleurs je l'ai vu comparer à une écaille. Pour la majorité des écrivains d'aujourd'hui, c'est un conoïde qui est au bout de la verge.

Si l'on veut avoir une idée exacte de la configuration du gland, il faut, après avoir injecté l'urètre par le bulbe ou la veine dorsale du pénis, le séparer de celui-ci au moyen d'une coupe qui suivrait son plan postérieur. Or, ce plan postérieur ou sa base est oblique de bas en haut et d'avant en arrière. Il n'est pas parfaitement plane, car dans son quart postérieur et supérieur il se recourbe un peu en haut et en avant. Ainsi isolé, le gland a bien plus la forme d'un coin que toute autre forme.

Quoi qu'il en soit, nous admettrons, pour la facilité de la description, deux surfaces : l'une antérieure et libre, l'autre postérieure et adhérente dans la plus grande partie de son étendue; enfin, une circonférence.

La surface *libre* du gland est muqueuse, et fait une saillie arrondie en forme de mamelon. Le point le plus culminant se trouve à 1 centimètre en avant d'une perpendiculaire qui serait élevée sur le plan de la base et partirait de son centre. Ce point est le *sommet*. Pour vérifier ce que j'avance, on n'a qu'à embrocher le gland avec une petite tige de fer suivant la direction indiquée.

[1] Micr. s. brev. man., etc., p. 106. — [2] Anat. hom., cap. XX. — [3] Exp. anat., p. 567.
[4] OEuv. anat., p. 298. — [5] Essais anat., p. 337.

Du *sommet* du gland descend, en arrière, une surface légèrem cave d'avant en arrière, et convexe de droite à gauche ; c'est cet qu'on appelle volontiers la *face supérieure* du gland. La *face inférieu* une surface courbe qui descend en avant et en bas et dont l'éten en général, à celle de la précédente comme 3 est à 4. Elle prés son origine une fente verticale située sur la ligne médiane, l dont la description sera mieux placée dans l'étude de la forme deux orifices terminaux de l'urètre. Au-dessous du méat est muqueux, le *frein* du prépuce, ou la cicatrice longitudinale qui à sa rupture. Sur les côtés, la surface est convexe et se contin manière insensible avec la courbe de la face dorsale.

La surface *postérieure* correspond au plan oblique en haut e rière qui sépare le gland du corps de la verge. Une partie est recouverte par la membrane muqueuse ; c'est cette partie qui perpendiculairement et qui est antérieure au rétrécissement c connue sous le nom de *col* du gland. Je la trouve, sur une pièce entre mes mains, large de 8 millimètres près du frein, de 4 sur médiane en haut, de 6 sur le milieu de chaque côté. Cela revien que le relief du gland au-dessus du cylindre formé par les corps neux et l'urètre, est plus étroit en haut que partout ailleurs, et s'étalant toujours et peu à peu de haut en bas jusqu'au niv frein, sur les côtés duquel il est le plus large. Ajoutons que l qui sépare cette portion libre de la portion qui est adhérente e nue au pénis, n'est formée dans la moitié postéro-supérieure le repli de la muqueuse qui du gland va sur son col, tandis q la moitié antéro-inférieure elle est encore marquée par un si devient de plus en plus profond en descendant vers le frein.

La coupe qui correspond à la partie continue du gland et c présente de haut en bas, 1° la section d'un plexus qui entoure mité antérieure des corps caverneux, plexus qui a la forme d'u sant, et dont le milieu est plus épais que les extrémités ; 2° l'ex antérieure des corps caverneux, dont la concavité inférieure n' une gouttière, mais un angle; 3° un plexus dont les veines forment un amas triangulaire qui est logé dans le sinus de l'angle précédent; 4° l'urètre, dont la cavité est une fente verticale, et qui est limité sur les côtés par les deux faisceaux en lesquels s'est divisée l'extrémité antérieure du cylindroïde spongio-vasculaire. Ces deux faisceaux, de forme triangulaire, sont séparés l'un de l'autre par une ligne de tissu cellulaire au-dessus et au-dessous du canal.

La coupe démontre, en conséquence : la prolongation de la pointe des corps caverneux dans l'intérieur du gland; les deux plexus veineux qui sont intermédiaires, l'un entre ces corps et le rebord saillant de la base, l'autre entre ces mêmes corps et l'urètre; la forme du canal à ce niveau, et enfin l'indépendance de ses deux faisceaux latéraux.

La *circonférence* est désignée sous le nom de *couronne*. Elle est placée entre la surface libre et la base qu'elle unit. C'est un bord arrondi, saillant et relevé dans sa moitié supérieure; il est large de 4 à 5 millimètres sur la ligne médiane et en haut. A partir de ce point, il va s'amincissant et finit par s'effacer dans la moitié inférieure. Il est recouvert, chez quelques personnes, d'une double rangée de papilles, sur lesquelles nous nous étendrons en étudiant la muqueuse tégumentaire du gland.

En arrière de la couronne existe le rétrécissement dont il a été déjà question et qui a la forme d'un col. C'est pourquoi quelques anatomistes, entre autres Verheyen[1] et Th. Bartholin[2], l'ont désigné sous le nom de *col du pénis;* quelques autres l'ont appelé *col du gland* (Huschke).

Avant les injections de Ruysch, ce renflement était généralement considéré comme une masse charnue d'une exquise sensibilité, ou comme un prolongement spongieux des corps caverneux. A la première opinion se rattachent les noms de Van Horne[3], de Veslingius[4], de Cabrol[5], de Thomas Bartholin[6], de Vésale[7] et de de Graaf[8]; à la

[1] Anat. corp. hum., tract. II, cap. XXIV. — [2] Anat., p. 239. — [3] Micr. s. brev. man., etc., p. 106.
[4] Dans Ruysch, obs. c. — [5] Alph. anat., p. 40. — [6] Anat., p. 239.
[7] De human. corp. fabr., lib. v, cap. XIV. — [8] De vir. org., p. 139.

seconde, ceux d'Adrien Spiegel[1] et de Columbo[2]. Les reche l'anatomiste de Leyde marquèrent une nouvelle époque : il p matière à injection par le bulbe, et la partie extérieure du glan turgide. L'intérieure ne se gonfla pas ; mais cette partie intérie la pointe des corps caverneux. Il fit la contre-épreuve en la corps caverneux, qu'il insuffla. Le gland ne devint turgide que partie profonde, son écorce resta flasque. Dès lors il lui fut d que le gland continuait, dans sa partie profonde, la substan gieuse des corps caverneux, et dans sa partie extérieure, l'urètre.

L'opinion de Ruysch a régné jusqu'à nos jours, et pour beau personnes[3] elle règne encore aujourd'hui. Loin de moi la pe la continuité des substances des corps caverneux et de l'urètr gland soit attaquable; je ne veux parler que de leur conform térieure, c'est-à-dire de leur texture. Ruysch avait négligé les du scalpel. *Haud sufficit*, dit-il, *imo plane inutilis est huic de* C'est pourquoi il n'a vu ni la trame fibreuse intérieure, ni l'e fibreuse du gland, ni les expansions fibreuses des corps ca ni enfin la disposition en réseaux vasculaires.

C'est des injections de Moreschi que date une troisième épo la structure du gland. Comme le corps spongio-vasculaire, ma plus juste titre encore, cet anatomiste a fait voir qu'il était co réseaux veineux. Mascagni avait aussi dessiné cette dispositi avons dit que Kobelt n'était venu que longtemps après, admet restriction, comme Moreschi, des réseaux veineux dans toute l du corps spongio-vasculaire de l'urètre.

Toutes les pièces corrodées que j'ai déposées en 1853 au n

[1] De hum. corp. fabric. Venetiis, 1625. — [2] De re anat. libri, cap. XIV, p. 439.

[3] Je ne veux citer pour preuve de cette assertion que le travail le plus moderne celui de M. Sappey (*Recherches sur la conformation extérieure et la structure de l'homme*), où l'auteur (p. 66) déclare que la *portion spongieuse de l'urètre est essentiell posée d'un tissu érectile semblable à celui des corps caverneux.*

[4] Opér. omn. obsc. c.

l'école démontrent que le gland est formé par des réseaux veineux et non par des mailles veineuses. Mais ce n'est pas tout, j'ai aussi fait voir dès cette époque quelle est la disposition de ces réseaux, comment, en un mot, les deux faisceaux vasculaires du cylindroïde se comportent dans l'intérieur du gland pour donner naissance à ce renflement.

Le mode de continuité du gland avec la partie de l'urètre qu'il prolonge en avant n'avait point encore occupé les anatomistes. Pour ceux qui, depuis Ruysch, n'avaient vu dans son intérieur que du tissu spongieux, ce n'était qu'un renflement analogue au bulbe, un épanouissement (Duverney), une expansion (Lieutaud) du prétendu corps caverneux de l'urètre. Moreschi et Kobelt n'ont pas vu la bifidité du cylindroïde, et n'ont pas eu à s'occuper de la marche de ses deux faisceaux terminaux. Ce dernier s'est contenté de dire[1] que « le système vasculaire veineux du gland se continue en arrière et en bas dans les veines du corps spongieux qui entoure le canal de l'urètre. »

Voici comment le gland est formé[2] :

Les deux faisceaux du cylindroïde continuent leur marche antéro-postérieure jusqu'au méat, juxtaposés et limitant l'un à droite, l'autre à gauche, la fente glandaire du canal. Répétons que les bords supérieur et inférieur ne présentent entre eux aucune anastomose. Ils sont bien plus rapprochés du frein que de la partie moyenne et supérieure du rebord de la circonférence; sur une pièce qui est sous mes yeux, les bords inférieurs des deux faisceaux sont distants de la surface inférieure du gland de 5 millimètres. Je mesure 2 centimètres entre le point le plus culminant de la couronne et les deux bords supérieurs.

Arrivés au méat, ils se recourbent en dehors et en arrière, ainsi que le représente la fig. 1 de la planche II. On voit des veines qui s'inflé-

[1] Du sens génital, p. 13.

[2] Plusieurs des pièces déposées en novembre 1853 démontrent la marche des faisceaux terminaux du cylindroïde spongio-vasculaire; depuis cette époque j'en ai présenté plusieurs autres à la Société anatomique (année 1855), qui ont paru à tous les membres justifier clairement la description que je propose.

chissent aussi en arrière et en haut, chaque faisceau se réfléch sur lui-même, et chaque coude correspond aux deux lèvres de l ture antérieure de l'urètre. (*Voy.* fig. 2, planche II.)

Les faisceaux *réfléchis* (j'appellerai *directs*, par opposition, ces faisceaux pendant leur trajet antéro-postérieur du cylindroïde a se recourbent en haut, à droite et à gauche, prennent plus d'ext mais non d'une manière uniforme sur toute la périphérie du glan terminent par un bord arrondi qui est la couronne. En bas, ils ne tomosent point. Leurs bords paraissent être une partie recourbé couronne, se dirigeant vers le méat. Il résulte de leur juxtaposi sillon qui est situé sur la ligne médiane, et qui correspond à la frein. En haut, les faisceaux réfléchis se confondent sur la médiane. Cependant, on trouve quelquefois une ligne celluleuse située au-dessus et en arrière du méat, et qui indique un défaut dans l'étendue de 3 à 5 millimètres. C'est le vestige d'une bifid mitive dans l'évolution du gland, comme il en existe une dans c l'urètre. Ainsi se trouve constituée la coque, ou plus exactement, du gland qui renferme au-dessous de son évasement un espace par le bout des corps caverneux.

L'extrémité antérieure de ces corps occupe une position centra tivement aux faisceaux urétraux, tant directs que réfléchis. O que ceux-ci la recouvrent et l'environnent, comme pour en émo pointe.

L'excavation qui la reçoit est plus profonde sur les côtés que ligne médiane. Au-dessus de chaque faisceau direct de l'urè fond est conique pour admettre l'extrémité de chaque corps cave L'étendue de la partie qui plonge ainsi dans le gland est de 9 à limètres [1].

En résumé, le gland est aussi spongio-vasculaire, c'est-à-dire

[1] Pour voir cette disposition il suffit d'injecter un urètre, de couper le gland à sa base, et se détacher les corps caverneux par la macération. Les préparations corrodées donnent er mieux ce résultat.

gieux dans la partie centrale qui correspond aux corps caverneux, vasculaire dans la partie périphérique qui comprend les faisceaux directs et les faisceaux réfléchis.

L'extrémité des corps caverneux qui sert de support au gland n'en constitue cependant pas seule la charpente. Il est fortifié par des expansions fibreuses qui en émanent et par une véritable membrane fibreuse d'enveloppe.

Expansions fibreuses des corps caverneux. Négligées jusqu'à présent par les auteurs français, ces expansions ont été observées d'abord par Mayer [1] sur l'homme et par Hausmann [2] chez l'étalon. Celui-là a décrit un prolongement antérieur de la cloison qu'il croit de nature cartilagineuse; celui-ci l'a poursuivi jusqu'à l'ouverture du canal, et lui donne des prolongements latéraux curvilignes. Kobelt [3], qui cite ces auteurs, n'a point vu de cellules cartilagineuses dans ce prolongement; il le trouve compacte et tendiniforme.

C'est, en effet, une expansion réellement fibreuse; mais elle n'est pas la seule qu'émettent les corps caverneux. Si l'on pratique une coupe horizontale du gland en rasant ces corps de la base vers le méat, on voit, indépendamment d'un prolongement fibreux médian, des prolongements latéraux, un de chaque côté, et qui partent de chaque corps caverneux près de leur sommet. Le premier naît de l'angle rentrant formé par leurs extrémités juxtaposées. (*Voyez* planche III, fig. 2, A.)

L'expansion médiane a la forme d'un losange dont l'angle antérieur allongé va jusqu'au méat et se continue avec la membrane fibreuse d'enveloppe; tandis que le postérieur est reçu dans l'angle rentrant que nous venons de signaler. Les deux angles latéraux correspondent aux sommets des corps caverneux. Sa face inférieure est concave. La membrane muqueuse du canal lui adhère sur la ligne médiane d'une manière intime. De sa face supérieure convexe partent des prolongements

[1] Ueber die Structur des Penis in Froriep's Notizen; 1834. n° 883.

[2] Ueber die Zeugung und Entstehung des wahren weiblichen Eies bei den Saugethieren und Menschen, 1840, p. 12. — [3] Loc. cit., p. 6.

qui vont se divisant et s'amincissant dans les intervalles des rése
bords latéraux se prolongent autour des faisceaux directs à la
de prolongements ailés et curvilignes ; ils se continuent en arri
bas avec la membrane fibreuse d'enveloppe du corps spongio-va

Les prolongements latéraux ont beaucoup moins d'étendue e
seur. C'est probablement à cause de cette disposition qu'ils
inaperçus. Ils se dirigent sur les parties latérales du gland,
tent dans tous les sens des lames de plus en plus ténues
vaisseaux.

Pour compléter cette charpente intérieure, signalons le prolo
du fascia pénien dans le gland. Il reçoit dans son épaisseur
veineux émané de la face profonde de l'écaille glandaire, et se
insensiblement au milieu des réseaux avec des lamelles fourni
expansions fibreuses précédentes. (*Voyez* d'ailleurs la fig. 3,
planche III.) Ce prolongement de l'étui fibreux du pénis en
dans le gland, s'épaissit dans sa partie inférieure, au niveau
du frein dont il forme le fond. Cette partie épaissie constitue
table ligament qui unit les deux moitiés latérales dépourvues
on sait, de toute anastomose médiane. (*Voyez* fig. 6, B, planch

Tunique fibreuse du gland. Cette membrane a été admise par
qui la compare à l'enveloppe fibreuse des corps caverneux,
différence toutefois qu'elle est beaucoup plus ténue. Il en fa
provenir les papilles.

Albinus[2], qui s'est appliqué à corriger sur ce point l'ar
hollandais, fait remarquer que ces éminences proviennent de
queuse, confondue par celui-ci avec l'épiderme.

Haller[3] énumère les autres tuniques du gland, et passe celle
plétement sous silence.

Huschke[4], qui l'admet aujourd'hui, au milieu du silence gé

[1] Épist. anat., XV, p. 11. — [2] Acad. anat., lib. III, cap. IX. — [3] Élém. phys., t. VII,
[4] Traité de splanch., p. 403.

autres auteurs, fait remarquer qu'elle est si mince, que beaucoup d'anatomistes en révoquent en doute l'existence.

Cette tunique est en effet très-ténue; mais elle n'en existe pas moins. Sa résistance est plus grande que ne le ferait croire de prime abord son épaisseur. Elle se continue par sa face externe avec le tissu cellulaire sous-muqueux du gland dont elle n'est qu'une partie condensée, et, par sa face profonde, elle envoie des prolongements dans les mailles des *retia mirabilia*. Les vaisseaux se trouvent ainsi soutenus au milieu de lamelles cellulo-fibreuses, qui donnent en partie au gland sa consistance. On trouve dans l'épaisseur de cette tunique des fibres élastiques.

Elle est soulevée par des saillies vasculaires en forme de houppes, qui s'élèvent des réseaux veineux. L'adhérence qu'elle contracte avec elles est si grande, qu'on ne pourrait en enlever la moindre parcelle sans les rompre et les arracher.

Au niveau du méat, elle se continue avec le tissu sous-muqueux de l'urètre; en arrière, elle se réfléchit sur la couronne, puis au-dessous d'elle, et vient s'implanter sur le *fascia penis*, avec lequel elle se continue.

Comme tégument, le gland est muni d'une membrane muqueuse que double une couche de tissu cellulaire.

Membrane muqueuse du gland. Cette membrane est continue, au niveau du méat, avec celle qui tapisse l'urètre; au niveau de la couronne, elle se déprime dans le col pour se relever, après avoir adhéré au corps caverneux dans l'étendue de 3 à 5 millimètres, et former la membrane interne du prépuce.

Elle est fixée d'une manière solide à la tunique fibreuse au moyen d'un tissu cellulaire dense qui leur est intermédiaire. D'autant moins mobile que les réseaux sont mieux injectés, elle ne forme de repli que dans le sillon de la partie inférieure. Là ses deux moitiés latérales s'adossent à elles-mêmes en se réfléchissant du gland vers le prépuce, et, arrivés sur ce voile, se séparent de nouveau pour former sa membrane interne. Sur le milieu de la face dorsale, elle est un peu moins fixée que partout ailleurs.

C'est de la muqueuse que dépend l'aspect du gland. Quand l'épid cette membrane est épais et sec, ce qui arrive alors que le pré court, ou qu'il a été enlevé par l'opération de la circoncision, il a dans l'état de flaccidité, pâle et couvert de plis et de grandes ri en est ainsi, c'est que, continuellement en contact avec l'air ex exposée aux frottements que déterminent les vêtements, la muq pris quelque peu les caractères de la peau. Quand, au contr gland est habituellement recouvert par son fourreau, sa sur polie, son tégument très-souple et humide, et sa coloration rosé tous les cas, la congestion sanguine dont il est le siége pendant tion, le rend d'une rougeur plus ou moins intense.

L'épaisseur de cette muqueuse est mince. Sa densité est très- Elle se laisse distendre dans l'état de turgescence du corps spon culaire, et revient sur elle-même et par l'élasticité qui lui propr moyen de rides qu'elle forme sur la surface du gland.

La face adhérente se continue avec le tissu cellulaire sous-jac face libre offre à étudier des papilles et les glandes de Tyson, q allons décrire en étudiant la structure de cette membrane.

La macération permet de séparer la muqueuse du gland, la peau, en deux couches : l'épiderme et le derme.

L'épiderme appartient ici à la variété pavimenteuse stratifiée. lules les plus jeunes forment le corps muqueux absolument con le tégument externe, comme sur la membrane muqueuse linguale muqueux qu'Albinus[1] le premier y a décrit, et qu'il a représenté figure 1 de sa planche IV, c.

Le derme est formé par des fibres de tissu cellulaire; on y dé aussi du tissu élastique. Il se soulève vers sa face externe en un de petites éminences, les *papilles*, et se creuse en dépressions laires, les *glandes de Tyson*.

a. Papilles. Elles ont été découvertes en 1704 par Ruysch[2], q

[1] Acad. anat., lib. III, cap. IX, p. 34. — [2] Loc. cit., p. 9.

figurées et comparées à celles de la peau, principalement avec celles du mamelon.

Albinus[1], qui s'était servi de la macération comme son prédécesseur, mais qui, mieux que lui, avait constaté au-dessus d'elles la présence de l'épiderme et du corps muqueux, les a représentées non-seulement sur le gland, mais encore dans son col et sur la muqueuse du prépuce.

Haller, qui les trouve, ce qui m'étonne, *difficillimæ ostensionis*[2], a ajouté à leur description l'indication des lignes étroites qui sillonnent la surface de la membrane muqueuse, lignes qu'il a vues sur un gland préalablement dépouillé de son épiderme par la macération.

La plupart des auteurs n'ont fait que les mentionner. Pour Winslow[3], la convexité du gland est garnie « d'un velouté extrêmement subtil, qui « est recouvert d'une membrane très-fine, et en cela ressemble à la partie « rouge des lèvres de la bouche. » Bichat[4], qui plonge un instant le pénis dans l'eau bouillante, afin de pouvoir en détacher l'épiderme, dit que la surface de la muqueuse est hérissée d'éminences dont le nombre est prodigieux. Huschke[5] se contente de dire qu'elle se fait remarquer par le grand développement du tissu papillaire.

Cependant les papilles et les sillons de la surface du gland ont une disposition régulière, constante, aussi régulière et aussi constante que celle des sillons et des papilles que l'on remarque sur la peau qui recouvre l'extrémité des doigts.

Je les diviserai en deux séries qui sont bien distinctes : celles de la partie conoïde et celles de la couronne et du col.

1° Les papilles qui recouvrent la surface convexe du gland sont rangées suivant des lignes qui ont une direction déterminée. Celles du milieu du dos se rendent directement à l'angle supérieur du méat. Les lignes qui sont situées à droite et à gauche sont obliques aux précédentes et gagnent les côtés de cette ouverture, d'autant plus obliques qu'on les

[1] Loc. cit., pl. IV, fig. 1. — [2] Elem. phys., t. VII, p. 487. — [3] Exp. anat., p. 567.
[4] Anat. descrip., t. V, p. 244. — [5] Traité de splanch., p. 403.

examine sur les parties latérales du gland; puis elles devienne pendiculaires, c'est-à-dire qu'elles tombent transversalement lèvres du méat. Enfin les séries de papilles de la partie inféri gland ont une direction oblique en haut et en avant. Celles qui prochent le plus de la verticale ou de la ligne médiane tomb l'angle inférieur du méat. (*Voyez* les fig. 5, 6 et 7 de la planche un mot, les séries linéaires de ces papilles convergent vers l'ori térieur de l'urètre, comme autant de rayons vers un centre.

Au moment où cessent les papilles du gland sur la circonfére méat, commencent celles du canal. Celles-ci sont plus fines et n'c en général, de direction déterminée. Ajoutez que la muqueuse fa quefois une légère saillie entre les lèvres de l'ouverture, et vou prendrez dès lors comment quelques urètres paraissent avoir pèce de ligne circulaire qui les limite. La différence des papille daires et urétrales qui cessent brusquement de chaque côté ne bue pas peu à produire cet aspect.

J'ai consacré 37 pénis à l'étude des papilles du gland; la lim je viens de signaler manquait 19 fois, c'est-à-dire à peu près moitié des cas. La muqueuse urétrale ne fait pas alors saillie canal, et les lèvres du méat ne sont pas entr'ouvertes.

Les séries papillaires commencent vers la couronne d'une n insensible, c'est-à-dire que les papilles sont beaucoup plus peti vers le milieu de la face dorsale et près de l'ouverture de l'urètre quefois celles de la couronne se font remarquer par un volu contraste avec les petites dimensions des précédentes, et, dans c la couronne paraît faire une saillie sur le reste du gland, dont très-visiblement distincte au moyen d'une ligne qui a sa directio viligne en avant. 5 fois j'ai noté cette particularité sur les 37 c j'ai soumis à l'analyse. Depuis que j'ai pris ces notes, il m'est ar constater, au lit du malade, cette limite antérieure de la couronn marquée même malgré le voile de l'épiderme. Je lis que May aurait vu une ligne de démarcation entre ces deux parties, c

Huschke[1] doute beaucoup. Quoi qu'il en soit, ce fait est une exception, et la nature n'en avait pas encore été indiquée.

Ainsi, les lignes des papilles qui occupent la périphérie du gland commencent et finissent quelquefois de manière à être bien distinctes de celles qui recouvrent les parties voisines; mais dans la majorité des cas, elles leur font suite d'une manière insensible.

Cependant il ne faudrait pas croire que ces lignes papillaires s'étendent directement de la couronne au méat; elles n'ont pas une aussi grande étendue. Au bout de 1 à 2 centimètres à partir de la couronne, elles cessent généralement, et une nouvelle série commence entre les extrémités de celles qui finissent. Mais en arrivant près du méat, on ne voit plus ces espèces de réceptions réciproques, analogues jusqu'à un certain point aux réceptions réciproques des digitations que présentent certains muscles. (*Voyez* planche III, fig. 5, B.)

Les papilles sont assez souvent isolées les unes des autres, et sont coniques ou arrondies comme des grains de sable. L'espace qu'elles laissent entre elles est d'autant plus étroit que le gland n'est pas distendu par le sang. Quand il est contracté par les acides ou l'eau bouillante, on ne voit aucun intervalle. Assez fréquemment, elles paraissent être les dentelures d'une ligne saillante. Cette disposition cependant ne se remarque que sur le dos du gland. Au niveau des renflements qui limitent en bas le sillon médian du frein du prépuce, les papilles sont très-petites, hémisphériques, et quelquefois il est difficile de leur reconnaître un arrangement linéaire.

Entre les rangées de papilles sont les sillons de Haller, qui deviennent d'autant moins prononcés que la partie intérieure du gland est rendue plus turgide par le sang ou la matière de l'injection.

2° Les papilles de la couronne avaient frappé les yeux de Littre quatre ans avant que Ruysch eût signalé celles de la surface du conoïde; mais Littre les a décrites comme des glandes. « On remarque, dit-il, autour

[1] Traité de splanch., p. 402.

« de la couronne, des corps gros comme une soie fine de por
« d'une demi-ligne, de figure presque cylindrique, posés paral
« sur cette couronne, selon la direction du gland, et éloignés
« des autres d'un tiers de ligne. On entrevoit à l'extrémité po
« de chacun de ces corps un petit trou, par où j'ai souvent fait s
« matière blanche et épaisse..... »

Morgagni[1], qui s'attache à corriger cette description dont il
quelques erreurs, et à laquelle il a ajouté des détails saisissan
rité, Morgagni déclare qu'il n'a pas vu les orifices dont parle L
que, néanmoins, il ne se rendra pas si vite à l'opinion de ceu
considèrent comme des papilles. Il appelle ces tubercules *glan*
cées, d'après l'autorité de l'anatomiste français; mais il pense
amplius esse quærendum[2].

Verheyen[3], Fantonus[4], B. Bianchi[5], Manget[6], Winslow[7], le
tent; Santorini[8] dit en avoir vu les orifices excréteurs; Haller[9]
pas affirmer qu'il les a aperçus, qu'il en a extrait de la matière
Il pense que ces glandes ont donné lieu à beaucoup d'erreurs;
dant l'opinion de Morgagni sur la nature de ces tubercules le
et, en définitive, il pense qu'il n'est pas impossible, *quin et papil*
et glandulæ[10].

Mais la question n'était pas de savoir s'il existe sur la cou
gland des papilles et des glandes, mais bien si les tubercules
par Littre sont des glandes ou des papilles. Duverney[11] s'est p
pour cette dernière opinion et la plupart des anatomistes de n
la partagent. Je ne puis admettre avec M. Sappey[12] qu'ils ne soi
chose que des végétations dues à la malpropreté de ceux dont
est habituellement recouvert. J'en ai vu chez des adultes qui av

[1] Adv. anat., t. I, p. 7. — [2] Adv. anat., t. IV, p. 23.
[3] Anat. corp. hum., lib. I, tract. II, cap. XXIV. — [4] Anatom. corp. hum., p. 168.
[5] Apud. Manget. — [6] Theat. anat., lib. II, pars. II, cap. I. — [7] Expos. anat., p. 567.
[8] Obs. anat., p. 190. — [9] Elem. phys., t. VII, p. 489. — [10] *Ibid.*, p. 490.
[11] Œuvres anatom., p. 399. — [12] Rech. sur la conf. ex. et la struct. de l'urèt. de l'h

grand soin de leur personne, et, chez d'autres, dont le prépuce avait été excisé.

Les tubercules que Littre a signalés sur la couronne du gland, et que Morgagni a décrits avec tant d'exactitude, sont donc des papilles. Ce sont de petits corps arrondis, blanchâtres, souvent rangés d'une manière régulière par séries linéaires [1]. Celles-ci sont au nombre de deux à cinq; mais vers le frein, elles sont réduites à deux, quelquefois même à une seule. J'ai vu ces papilles très-rapprochées les unes des autres et fort nombreuses; je les ai vues rares. Dans ce dernier cas, de petites papilles analogues à celles de la surface conoïde, mais encore moindres en volume, leur sont quelquefois interposées; dans le premier, on en chercherait en vain.

Le volume de ces papilles est en raison inverse de leur nombre. Littre [2] estime qu'elles sont quatre fois plus épaisses que la membrane muqueuse qui les supporte. Quelques-unes ont, en effet, $0^{mm},8$ de diamètre; la plupart sont beaucoup moins grosses.

Leur siége est habituellement borné à la couronne; mais il en est, dans quelques cas, qui sont perdues sur les parties voisines. Morgagni en a remarqué sur le prépuce ou sur le frein seuls, sur le prépuce et sur le frein à la fois. 3 cas sur 37 m'ont présenté ces papilles sur les côtés du frein. Dans ces 3 cas, il y en avait en même temps sur la couronne. A l'exemple de Manget et de Morgagni, j'en ai vu aussi quelques-unes qui étaient disséminées sur la surface dorsale du gland; les autres papilles étaient ici beaucoup plus ténues qu'à l'ordinaire.

Les dénominations de granulations, de tubercules, traduisent assez bien leur forme. Je n'en ai point vu qui fussent manifestement pédiculées; ce sont de petits hémisphères qui font relief à la surface de la membrane muqueuse. A la rigueur, il existe quelquefois un très-léger étranglement à leur base, comme si elles appartenaient à une sphère entière dont l'équateur serait au dehors.

[1] *Voy.* les fig. 5 et 7 de la planche III. — [2] Loc. cit., p. 314.

Mais ces grosses papilles existent-elles toujours? Morgagni[1] la question par ces mots : *Glandes enim vidi, in quibus vix consp quibus nullo modo poterant.* Sur 38 sujets, 31 présentaient des tub les uns en grand, les autres en petit nombre et difficiles à voir. ces chiffres, elles manqueraient beaucoup moins souvent qu'elle teraient sur la couronne. Je suis arrivé à un résultat qui n'a point de celui-ci. Sur les 37 sujets que j'ai examinés, 26 fois les étaient absentes. Quoi qu'il en soit, il est bien démontré que le tence n'est pas constante.

Quand la couronne est dépourvue des grosses papilles, elle es verte des petites. Nous avons déjà remarqué que leur nombre raison inverse l'un de l'autre, que les grosses, très-abondantes, ex la présence des petites papilles sur ce rebord. D'ailleurs, quan face dorsale présente quelques grosses papilles disséminées, le sont réduites à des dimensions d'autant plus exiguës. Il résulte observations que ces papilles doivent se suppléer mutuellement la même somme, pour ainsi dire, de saillies est toujours pr l'excessive sensibilité du gland.

Les papilles du col sont, près de la couronne, des saillies allong le sens antéro-postérieur; et, près du prépuce, de petites granula sont disséminées sans ordre et continuent la surface papillaire d queuse préputiale. De petits sillons antéro-postérieurs séparent l du premier ordre. Ils deviennent volumineux, dans les cas où d propretés retenues entre le gland et le prépuce, et principalem le fond de cette espèce de col, ont enflammé la membrane mu Mais il ne faut pas confondre, ainsi que quelques auteurs me pa l'avoir fait, ces reliefs papillaires avec les tubercules de Littre grosses papilles.

Glandes de Tyson. Elles ont été souvent confondues avec le cules que Littre considérait comme des glandes, malgré la di qu'en avait faite Duverney[2]. Il est surprenant que Haller[3], hal

[1] Adv. anat., I, p. 7. — [2] OEuv. anat., p. 299. — [3] Élém. phys., t. VII, p. 488.

ment si exact dans ses citations et ses appréciations historiques, soit tombé dans cette erreur. Après avoir exposé que la présence d'une matière sébacée entre le gland et le prépuce avait soulevé dans l'esprit la question de savoir quelle en était la source, et provoqué de nombreuses recherches, il fait remarquer que Tyson [1] est le premier qui ait parlé de ces glandes, et en revendique, en conséquence, la découverte en sa faveur. Puis ce grand physiologiste ajoute que Littre les décrivit plus tard, et après ce dernier, G. des Noues et Morgagni. Or, les glandes qu'a signalées Littre sont les tubercules ou éminences papillaires qui sont situées sur la couronne du gland, et celles qu'a fait connaître Tyson sont placées, dit Cowper[2], dans la partie du prépuce qui touche au gland, c'est-à-dire, dans le col du pénis.

L'obscurité qui a régné sur ce point d'anatomie a jeté des divergences parmi les classiques.

M. Cruveilhier[3], Blandin[4], comme Tyson, ne voient que des follicules qui occupent le fond du sillon d'où part la muqueuse, pour devenir membrane interne du prépuce: ils ne parlent point, il est vrai, des granulations de Littre. Bichat, qui signale les papilles, ne voit de glandules que dans la muqueuse préputiale. J.-F. Meckel[5] en voit non-seulement dans le col, mais encore dans la face postérieure de la couronne. Tous ces auteurs ont raison; mais, d'autre part, nous voyons Huschke[6] décrire les glandes du prépuce sous les dénominations synonymes de *cryptæ præputiales, s. glandulæ odoriferæ, s. Tysonianæ, s. Littrii.*

Les glandes de Tyson et les tubercules de Littre doivent être bien distinguées les unes des autres : les glandes de Tyson sont des dépressions que nous verrons utriculaires ou en grappe, situées dans le col du pénis; les tubercules de Littre sont des papilles placées sur la couronne du gland.

[1] Dans Cowper, anat. ref., p. 228. — [2] Loc. cit. — [3] Anat. descr., t. III, p. 623.
[4] Anat. descr., t. II, p. 271. — [5] Man. d'anat. — [6] Trait. de splanchn., p. 390.

Les glandes de Tyson sont analogues à celles qui existent à du gland et du prépuce chez quelques animaux, comme le c taureau, le chevrotin porte-musc. Leur nombre est variabl existence dans le col n'est même pas constante. Elles sont alors b comme l'avait avancé Bichat, à la face interne du prépuce. Le pl vent, elles occupent à la fois et cette face interne, et le sillon du correspond à la réflexion de la muqueuse, et la face postérieure pùtiale de la couronne. Elles apparaissent dans ce dernier p fond des dépressions linéaires qui séparent les papilles oblongue y observe.

Kœlliker[1] a trouvé que leur forme était utriculaire, près surface du gland, en grappe dans le reste du col et sur la face du prépuce. Quant aux glandes qu'il admet sur la face dorsale du je n'ai pas été assez heureux pour les apercevoir. Selon Bur elles se divisent à leur terminaison en trois ou quatre digitatio logues à celles que j'ai constatées dans les glandules urétrales.

D'après cet habile micrographe, les utricules sont arrondies c formes, et ont une largeur de $0^{mm},11$ à $0^{mm},27$ de diamètre; le duit excréteur est droit, long de $0^{mm},22$ et large de $0^{mm},055$ à 0 Les glandes en grappe du prépuce ont de $0^{mm},18$ à $0^{mm},40$ de di

Le produit de sécrétion de ces glandes est d'une odeur pén D'abord liquide, il se concrète en une substance molle, grass blanc jaunâtre, qui rougit le papier de tournesol. Cette subst putréfie très-rapidement, et son séjour dans le col du gland i membrane muqueuse, qui rougit et finit quelquefois par su L'opération de la circoncision chez les Juifs a pour but de prév accident.

[1] Élém. d'Hist. hum., traduction française, p. 187.

§ II. COUCHE MUSCULAIRE DE L'URÈTRE, GLANDES DE COWPER OU DE MÉRY.

La portion musculeuse de l'urètre n'était pas étudiée avant le commencement du XVIIIe siècle. Les auteurs ne voyaient dans ce canal qu'une origine membraneuse et aponévrotique, doublée ou soutenue par la prostate et une matière spongieuse. Tels sont Thomas Bartholin [1], Verheyen [2] et ceux qui les ont précédés. En 1700, Littre fit remarquer qu'entre la prostate et le bulbe était une substance de couleur rouge foncé qui entourait l'urètre en formant une bande large de 28 millimètres et épaisse de 4, et qu'il considérait, ainsi que nous l'avons dit plus haut, comme étant de nature glanduleuse. Or, cette substance rouge est formée par des fibres musculaires, entremêlées de veinules fréquemment anastomosées entre elles. De plus, on y trouve deux petites glandes, les *glandes de Cowper* ou *de Méry*.

A. *Couche musculaire de l'urètre.*

Une des premières difficultés que présente à l'anatomiste l'étude de cette partie de l'urètre, est la teinte rougeâtre que prennent les tissus au moment même de la dissection. Cet accident est dû au sang qui sort des petites veinules interposées aux fibres, et qui sont coupées par le tranchant de l'instrument. Au bout de quelques instants, il est impossible à l'œil de reconnaître la direction des fibres, et les parties blanchâtres ne tranchent plus sur la couleur naturelle des autres éléments de cette petite région. Aussi, que de divergences parmi les auteurs, quand il s'agit d'en déterminer la structure !

Heister [3] n'a fait que copier Littre; il ne voit qu'une glande autour de cette portion du canal.

[1] Anatom., 1674, p. 238. — [2] Anat. corp. hum., tract. II, cap. XX. — [3] Anat., p. 231.

Le Cat [1] et Ledran [2], conservant les erreurs des anatomistes du siècle, l'appellent membraneuse, *membranacea* et *nervosa*, comm saient Th. Bartholin [3] et Verheyen [4]. A cette manière de voir se rat l'opinion de Bichat [5] qui donne pour tout soutien à cette parti l'urètre des fibres du muscle releveur de l'anus et l'entre-croiseme breux situé entre elle et le rectum.

Selon Winslow [6], le canal rencontre à un travers de doigt et après sa naissance une substance spongieuse fine. Pour Haller [7], substance est une chair celluleuse, blanchâtre, salie par le sa d'une certaine consistance. M. Mercier [8] trouve que ce tissu est spongieux.

Un véritable muscle constitue-t-il cette partie des parois? Duver l'admet. C'est ce muscle, dit-il, qu'on appelle transverse à cause direction de ses fibres, et que, lui, il dénomme *muscle de l'urètre*. leurs Cowper [10], à l'exemple de Heister [11] qui lui-même empruntait à danus la description de F. d'Aquapendente sur ce muscle, voulait les fibres d'un *transverse du pénis* allassent se rendre par l'urètre ir diatement au-dessus du bulbe. Mais comme le fait remarquer Albin ce prétendu *transversalis penis* n'est autre chose que le transverse d rinée. Manget [15], qui place à ce niveau son pseudo-sphincter, le fait se tinuer, étrange assertion, avec des faisceaux antérieurs du muscle veur de l'anus. Enfin, sous la dénomination de transverse profon transverso-urétral. M. Cruveilhier [14] décrit un muscle déjà signal Guthrie, qui va entourer le canal de toutes parts. C'est le même m qu'indique Huschke [14] sous le nom de *pubio-urétral*, et que décr

[1] Rec. de pièc. conc. l'opér. de la taille, planche v R.
[2] Parall. des diff. man. de tirer la pierre, p. 24. — [3] Anat., p. 238.
[4] Anat. corp. hum., tract. II, cap. XX. — [5] Anat. descript., t. V, p. 240. — [6] Exp. anat., etc.,
[7] Élém. phys., t. VII, p. 468. — [8] Rech. anat. et pathol. sur les mal. des org. génit., p. 33
[9] OEuv. anat. — [10] Myot. refo., p. 33. — [11] Anat., p. 245.
[12] Hist. musc., lib. III, cap. XCII. — [13] Théâtr. anat., t. I, lib. II, cap. XII.
[14] Anat. descr., t. III. p. 657. — [15] Traité de splanchn., p. 316.

J. Muller et Theile[1] sous celui de *constrictor isthmi uretræ*. Pour tous ces auteurs, la paroi de l'urètre est encore membraneuse, mais elle est fortifiée par des muscles extrinsèques.

Une cinquième opinion qui comporte encore des variétés, consiste à envisager la partie musculeuse de l'urètre comme formée par des fibres propres, les unes circulaires, les autres longitudinales. Ces fibres sont ou ne sont pas elles-mêmes soutenues par des muscles voisins.

Ainsi Blandin [2] ne voit autour de la couche sous-muqueuse que des fibres longitudinales circulaires qu'avait décrites Amussat.

D'autre part, Amussat[3], Ollivier[4], MM. Velpeau[5], Malgaigne[6], Pétrequin[7], admettent, indépendamment des fibres longitudinales qui sont internes et des fibres circulaires qui les entourent, les faisceaux d'un muscle décrit à droite et à gauche du canal par Wilson[8], et qui, situés en dehors des fibres circulaires, renforcent la paroi et concourent au rétrécissement du canal.

Il est bien difficile de se faire une idée nette de la portion musculeuse de l'urètre au milieu de ce chaos. Ce qui domine dans l'ensemble de ces citations, c'est que, en dehors des couches muqueuse et sous-muqueuse, est une couche composée de fibres musculaires, mais dont la connexion avec les muscles voisins est encore tout un problème.

L'existence de ces fibres musculaires ne peut point, en effet, inspirer de doute. Si quelques auteurs ont cru apercevoir une substance spongieuse dans cette partie, c'est que la présence du sang émané des plexus dont les veinules sont interposées aux fibres musculaires, en défigure à leurs yeux la véritable structure. Aussi est-il indispensable, pour étudier avec fruit cette portion du canal, de débarrasser du sang qu'ils contiennent tous ces réseaux veineux.

Un premier procédé consiste à établir un courant d'eau dans tout le

[1] Trait. de Myol. et d'ang., p. 101. — [2] Anat. desc., t. II, p. 243.
[3] Arch. gén. de méd., 1re série, t. IV, p. 41. — [4] Dict. en 30 vol., t. XXIII, p. 411.
[5] Anat. chirur., t. II, p. 253. — [6] Anat. chirur. II, p. 292. — [7] Anat. méd. chir. p. 412.
[8] Méd. chir. trans., t. I, p. 175.

système vasculaire du pénis, en plaçant un tube dans la veine d dont la valvule a été préalablement détruite au moyen d'un L'hydrotomie, en un mot, permettra de voir les fibres musculaires direction. Mais il ne faudra pas la prolonger trop longtemps, ce finiraient par pâlir; or, leur couleur n'est déjà pas très-rouge. Un procédé, que le hasard m'a fait découvrir, et qui m'a mis sur la la véritable disposition des fibres musculaires de l'isthme, est la ration dans l'eau. Au moment où la putréfaction va commen fibres deviennent d'un rouge brique, les vaisseaux sont dépour sang, et les parties tendineuses conservent encore leur couleur pri Dans un troisième procédé, bien plus commode, on lave les veines qu'elles contiennent au moyen d'un faible courant, ou bien, ce plus simple encore, on place des pièces qui se sont dégorgées da depuis une huitaine de jours, dans le mélange d'eau et d'acide a que j'ai indiqué plus haut. Au bout de quelque temps, les fibres laires sont plus consistantes, plus apparentes, et toutes les pa prêtent merveilleusement à l'observation.

La méthode des coupes, si avantageusement employée pour dé la direction des fibres nerveuses dans le cerveau, m'a paru dev transportée avec succès dans l'analyse de la partie du périnée q respond à la portion musculeuse de l'urètre. Ce moyen m'a per constater les particularités suivantes :

1° *Coupe médiane antéro-postérieure.* Nous étudierons les part fait voir cette coupe au-dessus, puis au-dessous du canal.

Au-dessus du canal, on remarque immédiatement en partan symphyse des pubis, ou, pour être plus précis, du ligament inférieur, une couche d'un tissu dense, blanc et résistant comm des aponévroses, caverneux, et renfermant dans son épaisseur un de grosses veines où vient se jeter la veine dorsale du pénis. Q s'imagine du tissu cellulaire dans les mailles serrées d'un plexu avec la densité et la ténacité du tissu fibreux, et l'on aura u exacte de cette charpente spongieuse. La paroi interne des vei adhérente, comme le sont les veines sus-hépatiques au tissu fibreux du foie, aussi sur la coupe restent-elles béantes.

Cette couche s'étend depuis la réunion des racines des corps caverneux jusqu'au col de la vessie, mais elle n'a pas la même épaisseur dans tous les points de cette étendue. En avant, elle commence d'une manière insensible par une extrémité angulaire, puis elle augmente peu à peu de hauteur, jusqu'à acquérir immédiatement après le bord du ligament sous-pubien une dimension de 6 à 8 millimètres, qu'elle conserve en arrivant à sa terminaison. (*Voyez* les planches V, VI et VII.) Ajoutons, ce que ne peut cependant démontrer la coupe, qu'elle se bifurque au-dessous de la symphyse pour aller mourir sur la branche ascendante de l'ischion. J'ai déposé en novembre 1853 des pièces préparées par corrosion, qui font voir les grosses veines de ces cavités plexiformes.

A cette couche fibro-spongieuse en succède une autre formée par des fibres musculaires et allant, comme la précédente, de la réunion des corps caverneux au col de la vessie. Celle-ci est aussi moins épaisse en avant que dans tous les autres points de son étendue. On voit que ses fibres sont coupées obliquement de bas en haut. Quelques veines se font remarquer avec leur lumière béante, au niveau de la saillie du bulbe. Cette couche est habituellement épaisse de 5 à 6 millimètres; mais, chez quelques individus, elle acquiert 1 centimètre de hauteur. Au-dessous se trouvent des fibres longitudinales qu'il faut chercher pour les apercevoir, car elles ne s'offrent pas à l'œil de prime abord. Pour qu'on en vît quelques-unes dans toute leur longueur, il faudrait que la coupe leur fût parallèle et ne les endommageât aucunement.

Au-dessous du canal, la membrane muqueuse est doublée d'un plexus veineux, dont il est facile de constater la présence en la soulevant avec une pince. Nous le retrouverons dans la portion prostatique. Puis vient la terminaison d'un cordon fibreux qui forme la base du verumontanum. La couche musculaire se présente aussitôt avec la coupe oblique de ses fibres, parce qu'il est rare que la division soit exactement tombée sur la ligne médiane. Quand l'opération a bien réussi, cette couche a l' d'une lamelle blanchâtre, c'est-à-dire que l'on voit avec les fibres m laires des fibres tendineuses. Les coupes transversales nous m ront d'une manière évidente que ces dernières forment un entr sement à la manière d'un raphé.

La coupe médiane antéro-postérieure permet d'apprécier le de saillie du bulbe au-dessous du canal. On voit ce renflement e par la partie postérieure du bulbo-caverneux.

Du côté de la prostate, des fibres se détachent de l'appareil musc du canal, contournent la partie antérieure de cette glande, et v placer au milieu des fibres longitudinales antérieures et superfi du rectum. (*Voy.* planche V, A.) J'ai vu d'autres fibres longitudina cet intestin se rendre au bulbe ou au raphé fibreux de son m en décrivant une courbe légère; quelques autres, à marche de dante, allaient s'implanter sur la peau de la marge de l'anus.

2° *Coupes transversales.* Je les ai pratiquées sur presque tous les de la longueur de la portion musculeuse. Je me bornerai à n'en cit trois dont l'une, antérieure, correspondra à la partie du canal q au-dessus du bulbe; dont l'autre, moyenne, sera au niveau des m que nos classiques français décrivent sous le nom de *transverses pro* en d'autres termes suivant un plan qui couperait en deux parties et transversalement les os de l'arcade pubienne. Cette coupe ne pr pas la difficulté qu'on pourrait s'imaginer, quand les os ont été p blement ramollis par l'eau aiguisée avec l'acide azotique. La troi répondra à l'extrémité antérieure de la prostate. Je ferai remarque faut donner à ces coupes une direction oblique de haut en bas et d en arrière, à peu près parallèle à celle des branches ascendan l'ischion et descendante du pubis, pour qu'elles offrent ce que j exposer.

a. Coupe antérieure. Les racines des corps caverneux ne sont pas e réunies. Dans la partie la plus élevée de la coupe, se présente entr l'extrémité antérieure du corps fibro-spongieux déjà signalé avec mière béante des veines qu'il contient. La partie inférieure de ce corps donne insertion à des fibres charnues qui s'entre-croisent manifestement. Les fibres qui s'implantent sur le côté droit de la ligne médiane passent obliquement à gauche en contournant le canal, et celles qui partent du côté gauche vont à droite. Ces fibres sont curvilignes; quand elles sont arrivées au-dessous de l'urètre, elles s'entre-croisent de nouveau en formant une espèce de raphé, de *ligne blanche,* analogue à celle des aponévroses des muscles de la paroi abdominale antérieure. Dans sa partie la plus inférieure, ce raphé se continue avec la cloison du bulbe, et donne insertion sur ses côtés aux fibres tendineuses les plus reculées du muscle bulbo-caverneux. Considérées dans leur ensemble, ces fibres ont donc l'aspect d'un 8 de chiffre dont l'anneau antéro-supérieur embrasse l'urètre, et l'anneau postéro-inférieur la partie postérieure du bulbe. Cette coupe est très-curieuse, quand elle a tombé sur les glandes de Cowper. On constate alors que ces petites glandes sont très-rapprochées de la ligne médiane, qu'elles ne sont séparées l'une de l'autre que par l'entre-croisement fibreux, et que les fibres musculaires se dissocient à leur niveau en passant les unes au-dessus, les autres, en plus petit nombre, au-dessous d'elles, quelques autres enfin dans leur épaisseur, s'insinuant ainsi entre leurs lobules: admirable disposition qui démontre comment le produit de leur sécrétion est expulsé par les contractions musculaires! Les coupes, qui sont faites en avant de ces glandes, démontrent dans l'épaisseur du raphé, à droite et à gauche de la ligne médiane, leurs conduits excréteurs.

En dedans de ces fibres et sur les parties antérieures et latérales du canal, on remarque la section perpendiculaire de quelques fibres longitudinales.

La muqueuse qui forme la couche la plus profonde est entourée par des veinules dont il est facile de voir la lumière en exerçant avec une pince des tractions sur cette membrane.

b. Coupe moyenne. Même disposition que dans la précédente, du moins en ce qui concerne l'urètre. Seulement le corps fibro-spongieux adhère en haut au bord inférieur du ligament inférieur de la symphyse pubie est plus large, et sa face inférieure s'arrondit en arcade comme l' osseuse; sur les côtés il présente des prolongements latéraux qı adhérents aux branches descendante du pubis et ascendante d chion. A la concavité de cette voûte fibreuse s'insèrent, à dr à gauche, des fibres charnues qui s'entre-croisent sur la lign diane. Même raphé au-dessous de l'urètre. De cet entre-croisemeı tent des fibres charnues qui vont former en grande partie les muscles transverses profonds du périnée de M. Cruveilhier, ou co teurs de l'isthme de quelques auteurs allemands. Il n'existe don ce niveau de 8 de chiffre, les faisceaux qui devraient former l'a postérieur, s'écartant pour aller dans les muscles précités. Il fau qu'à ce niveau l'anneau musculaire du canal est plus épais que d coupes plus antérieures. Le *ligament de Carcassonne*, appelé au quelques-uns *ligament triangulaire de l'urètre*, *feuillet inférieur de l' vrose moyenne*, par M. Denonvilliers, sépare l'anneau musculaire ı bulbaire que nous avons vu dans la première coupe, des fibres *transverses* que je viens de décrire.

D'ailleurs, même coupe des fibres longitudinales, du réseau v sous-muqueux et de la muqueuse. Seulement on remarque sur l médiane inférieure que le raphé s'épaissit et s'élève sous cette brane, pour former l'extrémité antérieure du verumontanum.

c. Coupe postérieure. Elle est faite en arrière de l'articulation des Le corps fibro-spongieux est libre par sa partie supérieure.

Sur le milieu du plancher du bassin, il est en rapport avec l cellulaire et la graisse qui séparent la paroi antérieure de la vessi symphyse. Son épaisseur est de 1 centimètre; il contient les g veines qui forment le plexus veineux du col de la vessie.

A droite et à gauche, cette face supérieure forme deux plan vertical, qui est sur les côtés de la portion musculeuse de l'urètre, horizontal, qui va vers les branches ascendante de l'ischion et d dante du pubis.

La partie moyenne de la face supérieure correspond à l'*aponévrose pubio-vésicale* de M. Denonvilliers, aponévrose que je ne puis admettre, parce qu'il faut une dissection artificielle pour détacher une lame de la masse fibro-spongieuse qui recouvre cette partie de l'urètre. Les parties latérales, qui comprennent les deux plans que je viens d'indiquer, correspondent à l'*aponévrose latérale de la prostate* du même auteur, aponévrose bien distincte, et qui se trouve ainsi placée entre la partie spongieuse moyenne et la partie spongieuse qui adhère aux branches ischio-pubiennes.

La coupe dont il s'agit présente donc, au milieu, une masse fibro-spongieuse et sur les côtés une lame fibreuse, qui est la portion verticale de l'aponévrose latérale de la prostate décrite par M. Denonvilliers. Le Cat avait déjà figuré dans la planche VI de son Recueil de pièces concernant l'opération de la taille, cette partie aponévrotique et spongieuse, qu'il désignait dans l'explication par les mots de « tissu ligamenteux, « aponévrotique et caverneux, qui recouvre les prostates et les attache « au pubis, ainsi que le cou de la vessie. » Quoi qu'il en soit, cette charpente fibreuse continue en arrière la voûte fibreuse que nous avons vue concentrique à la voûte pubienne. Seulement elle est devenue plus surbaissée.

Or, de la concavité de cette arcade naissent encore des fibres charnues, comme nous en avons constaté dans les deux coupes précédentes. Ces fibres s'entre-croisent encore en avant du canal, le contournent de chaque côté, et s'entre-croisent au-dessous de lui dans un raphé fibreux. De ce raphé partent encore des fibres qui vont se continuer avec les muscles transverso-urétraux.

La couche des fibres longitudinales est plus épaisse; elle occupe principalement la partie antérieure du canal. A la partie postérieure, on voit le raphé plus épais dans le cordon fibreux du verumontanum. Les orifices des veinules qui le recouvrent et le séparent de la muqueuse sont moins étroits.

Réunissons dans un résumé les parties principales que nous voir ces diverses coupes, et jetons un coup d'œil synthétique s portion de l'urètre.

Au-dessous de l'arcade pubienne est un corps fibro-spongieux de 1 centimètre dans son milieu, et se terminant en pointe vers l rosité de l'ischion. Il s'étend en avant et en bas par un prolon qui va en s'amincissant jusqu'à la réunion des corps caverneux au il est solidement attaché. Je ferai remarquer que cette extrémité laire est le véritable ligament du pénis et qu'elle le retient bie vigoureusement attaché contre la symphyse que le ligament susp qui est depuis longtemps connu. En arrière et en haut, ce cor serve son caractère spongieux au-dessus des portions muscul prostatique du canal, et son épaisseur de 1 centimètre environ, que, sur les côtés, il s'étale en une membrane aponévrotique, *apo latérale de la prostate* que M. Denonvilliers a décrite dans sa thès gurale.

Ce corps est adhérent au ligament pubien inférieur et aux br ischio-pubiennes. Il forme, par sa face inférieure, une arcade co dans l'arcade osseuse, et qui est séparée de cette dernière pa l'épaisseur des plexus veineux.

Des fibres musculaires s'insèrent sur toute l'étendue de cette de voûte à droite et à gauche de la ligne médiane. Celles de droi sent obliquement à gauche, celles de gauche passent oblique droite, en sorte qu'il existe un entre-croisement sur cette ligne; p fibres contournent l'urètre, et s'entre-croisent de nouveau au-dess ce canal dans un raphé fibreux. De ce raphé, partent d'avant en a 1° les fibres les plus postérieures du muscle bulbo-caverneux; 2° l antérieures et la plus grande partie de celles du muscle trans urétral ou transverse profond du périnée; 3° quelques-unes des longitudinales antérieures et superficielles du rectum.

Ce sont là les fibres qu'un assez grand nombre d'auteurs modern appelées fibres circulaires. Elles sont, en effet, disposées auto l'urètre ; mais elles n'ont pas la conformation que fait naître dans l'esprit cette dénomination.

Les glandes de Cowper et des veinules nombreuses sont placées entre elles, en sorte que leur contraction exprime le produit de sécrétion et concourt à retenir le sang veineux dans la partie antérieure des organes génitaux externes.

Elles sont striées en travers.

Au dedans d'elles se trouvent des fibres musculaires longitudinales. Celles-ci sont lisses, accumulées principalement sur les parties antérieure et latérales du canal, et se font remarquer non-seulement par leur direction, mais encore par leur pâleur. La couche qu'elles forment va diminuant d'épaisseur d'arrière en avant.

B. *Glandes de Cowper.*

C'est le nom qu'on a donné à deux petites glandes qui sont situées dans l'épaisseur de la partie antérieure de la couche musculaire de l'urètre, quoiqu'elles aient été, ainsi que le fait remarquer Haller [1], découvertes par Mery [2] en 1684, c'est-à-dire 19 ans avant la description de l'anatomiste anglais. C'est pourquoi M. Gubler, qui a fait de l'anatomie et des maladies de ces glandes le sujet de sa thèse inaugurale, les désigne, pour rétablir la justice de l'histoire, sous le nom de *glandes de Mery*. Terraneus les avait d'ailleurs démontrées avant Cowper en 1698 [3]; cet anatomiste les décrivit plus tard, en 1709, sous le titre de *adstites conglomeratæ*, ou *prostatæ minores* [4], mais il eut le grand tort d'ignorer, et la description de Cowper [5], insérée dans les *Transactions philosophiques* de 1699, et, *a fortiori*, l'insertion de la découverte de Mery, dans le n° 17 du *Journal des Savants* de 1684. Aussi a-t-il été sévèrement blâmé par Morgagni [6].

[1] Elem. phys., t. VII, p. 467. — [2] Journ. des sav., année 1684, n° 17.
[3] Memor. di Valentuomini, t. III, p. 124.
[4] De gland. univ. et spec. ad urethr. vir. nov., cap. III, p. 81.
[5] Trans. phil., année 1699, n° 254. — [6] Adv. anat., IV, p. 26.

En 1700, Littre les montra le premier, dit-il, à l'Académie des sci sans leur donner toutefois un nom particulier; il en accorda la de tion à Couplet[1].

Duverney[2] qui les avait depuis longtemps observées sur presqu les animaux, mais après Malpighi qui les avait découvertes ch animaux avant que Mery les eût vues sur l'homme, Duverney les dans l'épaisseur des fibres charnues du muscle transverse, et les sous le nom de *prostates inférieures*. Elles ont été aussi appelées *g de Duverney*.

Pour Winslow, elles sont couvertes par les muscles accélérate sont ses *antiprostates*[3]. Elles étaient considérées comme les *petit states* par Barbaut et Le Cat[4], comme des *glandes accessoires* par Bi

Morgagni appelle ces glandes avec Cowper *glandes muqueuses*[6]

Haller, qui en a fait un historique très-complet, intitule le parag où il les décrit : *Glandulæ rotundæ*.

Au milieu de toutes ces dénominations, l'usage a consacré c *glandes de Cowper;* au lieu de les appeler *glandes bulbo-urétrales*, c on pourrait le faire d'après une vue de M. Gubler[7], j'aime mi son exemple, les nommer *glandes de Mery*, ou, pour respecter la tion, les désigner indifféremment par les noms de *Glandes de Mer Cowper*.

Ces glandes sont situées au-dessus de la convexité terminale du au-dessous de l'urètre, mais bien plus près de ce renflement c canal. Elles sont distantes de la portion prostatique d'environ 1 millimètres, et du point de jonction de la portion musculeuse a portion spongio-vasculaire de 8 à 10. Mery[8] les plaçait au-d des muscles accélérateurs, c'est-à-dire des muscles bulbo-caver il en est de même de Winslow[9]. Duverney[10] voulait qu'elles f

[1] Mém. de l'Acad. des scienc. p. 315. — [2] Œuvres anat., p. 294. — [3] Expos. anat., p. 5
[4] Loc. cit., pl. VIg. — [5] Anat. descr., t. V, p. 221. — [6] Adv. anat., IV, p. 26.
[7] Thèse inaug., 1849, n° 172. — [8] Journ. des sav., juin 1684. — [9] Expos. anat., p. 569.
[10] Œuvres anatomiques, p. 293.

comprises entre les fibres charnues des muscles transverses. D'après Haller [1], elles ne sont pas recouvertes par le bulbo-caverneux; le muscle transverse est en arrière, et l'on voit en avant d'elles de gros vaisseaux qui pénètrent dans le bulbe. C'est dans l'épaisseur du muscle transverso-urétral qu'elles se trouvent d'après M. Cruveilhier [2].

La coupe antérieure que nous avons pratiquée sur la portion musculeuse de l'urètre, nous a montré que ces glandes étaient comprises entre les fibres curvilignes qui entourent le canal à droite et à gauche de leur entre-croisement inférieur ou de leur raphé fibreux. Nous avons même remarqué des fibres musculaires qui pénétraient entre leurs lobules; aussi la dissection de ces glandes est-elle très-délicate. Les veinules interposées aux fibres versent du sang, quand elles sont coupées et augmentent encore les difficultés de la préparation. Il n'est donc pas étonnant que les auteurs soient tombés dans l'erreur à l'occasion de la détermination de leur rapport avec tel ou tel muscle. Il faut remarquer que la couche de fibres urétrales qui est au-dessous d'elles est tout au plus épaisse de 2 ou 3 millimètres.

Cowper avait d'abord annoncé que ces glandes muqueuses étaient au nombre de deux, comme l'avaient fait déjà Mery et Terraneus; il en décrivit plus tard une troisième, située sur la ligne médiane, entre les deux autres [3]. Littre et Couplet [4], Manget [5], Lieutaud [6], Haase, ont admis ce même nombre. Huschke [7] ne nie pas la possibilité d'une troisième glande, mais il ne dit pas l'avoir observée. D'autre part, Mery [8], Terraneus [9], Albinus [10], Morgagni [11] et Haller [12] n'en ont jamais vu que deux. La cause de ces divergences réside dans les variétés que présente l'association des lobes qui composent ces glandes. J'ai vu des granulations disséminées entre les fibres musculaires qui entourent

[1] Elem. phys., t. VII, p. 467. — [2] Anat. descr., t. III, p. 639.
[3] Glandul. quarumd. nup. detect. desc., London, 1702. — [4] Mém. de l'Acad. des scienc 1700.
[5] Theat. anat. — [6] Essays anat. Paris, 1742. — [7] Trait. de splanch., p. 384. — [8] Loc. cit.
[9] Loc. cit., cap. III. — [10] Acad. annot. Leidæ, 1754-68. — [11] Adv. anat., IV, p. 26.
[12] Elem. physiol., t. VII, p. 467.

l'urètre, et dans l'intérieur du tissu spongieux du bulbe. Les glai Mery sont alors très-petites, et l'on peut prendre une granulatic une autre glande. C'est absolument la même chose que si l'on pour une glande mammaire surnuméraire, un lobe égaré sur la ci rence de l'organe principal. Aussi je partage entièrement l'opin M. Gubler [1] qui ne voit dans cette troisième glande que des *gran accessoires.*

Par contre, les glandes de Cowper sont-elles constantes? Mor dit que, dans quelques cas, elles manquent, ou bien qu'elles petites qu'on ne peut les apercevoir même avec un soin ex Santorini [3], Heister [4], Camper [5], admettent qu'elles n'existe toujours. Je conçois, en effet, que des granulations échappent au des parties que le sang des veinules incisées a masquées complét mais si l'on a la précaution de faire subir aux pièces que l'on ve dier la préparation que j'ai indiquée, on reconnaîtra toujours que glandes de Cowper ne s'offrent pas sous leur aspect, leur volume n on trouve constamment du moins des granulations éparses qui les sentent; voilà pourquoi quelquefois il semble n'exister qu'une glande de Cowper, tandis que l'autre est réduite à des granu désagrégées. Dans un cas, j'ai vu trois petits lobules dans l'épaiss tissu spongieux du bulbe à 2 millimètres de sa surface supérieure

Le volume doit être, d'après ce qui précède, soumis à des v qui ne sont pas très-rares. Ainsi, une des deux glandes est grosse un haricot, et l'autre comme un grain de chènevis ou moindre e elles sont le plus souvent d'égal volume. Celui-ci a été comparé lume d'une petite fraise par Duverney [6], d'un petit haricot par neus [7], d'un noyau de cerise par Winslow [8], d'un pois par Haller m'ont paru avoir, d'une manière générale, de 6 à 10 millimètre

[1] Thèse inaug. 1849, n° 172. — [2] Adv. anat., IV, p. 26.
[3] Dans Morgagni, Adv. anat., IV, p. 27. — [4] Anat., p. 231. — [5] Demonst., lib. II, p. 10.
[6] OEuv. anat., p. 294. — [7] De gland. univ. et spec., cap. III, p. 65.
[8] Exp. anat. du corps hum., p. 569. — [9] Elem. phys., t. VII, p. 468.

leur plus grand diamètre, qui est transversal, de 5 à 8 d'avant en arrière, de 4 à 6 de haut en bas.

La forme est habituellement celle d'un ovoïde aplati dans ce dernier sens. Cependant j'en ai observé qui étaient sphéroïdes; pour elles, la dénomination de *glandulæ rotundæ*, sous laquelle les désigne Haller [1], était parfaitement juste. Quelques-unes étaient irrégulières, comme si leurs lobes n'étaient pas parfaitement bien réunis. M. Gubler [2] a vu, dans un cas, le diamètre antéro-postérieur l'emporter de beaucoup sur le diamètre transverse; les deux glandes paraissaient dirigées parallèlement à la ligne médiane.

La couleur des glandes de Cowper est jaunâtre. Si elles ont présenté quelquefois un aspect rouge, c'est que le sang avait coloré leur surface pendant la préparation. Il est indispensable de faire passer un courant d'eau dans les veines avant d'avoir recours au scalpel.

Leur surface est inégale, bosselée, c'est-à-dire que leurs lobes font une saillie très-marquée à l'extérieur. Les fibres musculaires s'enfoncent dans les lignes qui les séparent; aussi l'isolement complet de ces deux parties offre-t-il des difficultés. Les fragments de fibres musculaires qui restent à leur périphérie contribuent à donner au tissu de la glande une teinte plus ou moins rosée; elles paraissent jaunes-brunâtres quand le sang a été coagulé par l'acide azotique.

Leur consistance est ferme, comme celle du pancréas, des glandes salivaires. Elle contraste avec celle des fibres musculaires, qui forment à ces glandes une sorte d'atmosphère; en sorte que, lorsqu'on éprouve pendant la dissection quelque peine à les trouver, on n'a qu'à explorer la surface mise à nu avec la pulpe du doigt : on sent alors les glandes de Cowper ou de Mery comme un corps dur au sein des parties molles.

Les glandes de Mery appartiennent à la classe si nombreuse des glandes en grappe. Elles sont lobulées. Les vésicules qui, en se grou-

[1] Elem. phys., t. VII, p. 466. — [2] Thès. inaug., p. 13, 1849, n° 172.

pant, forment les lobules, ont, d'après Krause[1], 1/25 à 1/12 de mil de longueur sur 1/18 de largeur. Toutes celles d'un même lobul vrent dans un petit conduit de 1/9 à 1/8 de millimètre de diamètı conduits de chaque lobule vont s'aboucher dans un conduit ex commun. Ce dernier canal peut-il être double? Huschke[2] en a possibilité. Quant à moi, je n'ai jamais trouvé qu'un canal ι Krause dit avoir vu quelquefois une cavité centrale dans la cavité de 1/2 à 1 millimètre de diamètre, dans laquelle les cond chaque lobule versent le produit de la sécrétion, et qui se c d'autre part avec le canal excréteur commun.

Le conduit excréteur de chacune des glandes de Cowper se de la partie antérieure et interne de la glande. J'ai déposé une au Musée de l'école, qui montre le canal excréteur du côté dr crivant, dans la première partie de son trajet, une concavit née à droite, et qui naît de la face inférieure de la glande près du bord postérieur que du bord antérieur et à peu près distance des deux extrémités interne et externe. Quoi qu'il e ce conduit se dirige en avant et en dedans dans l'épaisseur ligne blanche qui est intermédiaire aux deux anneaux muscula l'urètre et du bulbe; puis il pénètre avec elle dans le bord supér la cloison de ce renflement qui en est la suite, perce plus tard l fibreuse du bulbe, et continue sa marche postéro-antérieure membrane muqueuse. Après une étendue variable il s'ouvre e une ouverture étroite et oblique dans le canal. Ce trajet présen trois parties bien distinctes : la première, située en arrière et au- du bulbe, est la plus courte; la seconde, qui est la moyenne longueur, est comprise dans ce renflement spongieux immédia au-dessous et sur les côtés du bord supérieur de sa cloison; la tro qui est la plus étendue, est reçue dans l'épaisseur de la couch muqueuse de l'urètre. Il y a là une certaine analogie avec le c

[1] Muller's Arch., 1837, p. 25. — [2] Trait. de splanch., p. 384.

Sténon traversant la joue; mais la ressemblance devient plus grande, si l'on considère les glandes accessoires qui s'ouvrent dans ces conduits.

Comme M. Gubler [1] j'ai vu des lobules erratiques dans les trabécules du tissu spongieux du bulbe. De chacun d'eux naissait un conduit qui allait se jeter dans le canal excréteur des glandes de Cowper. Le mercure avait une fois pénétré dans trois de ces canaux secondaires, qui s anastomosaient à angle aigu ouvert en arrière, avec le conduit principal. Quant à la troisième glande que Cowper a décrite sur la ligne médiane, entre les deux autres qui portent son nom, et dont les conduits excréteurs, au nombre de deux, iraient s'ouvrir à un quart de travers de doigt au-dessous de l'embouchure des deux autres dans l'urètre, je l'ai observée quelquefois; mais son conduit ne va pas s'ouvrir isolément dans le canal. Il est formé sur une pièce que j'ai encore sous les yeux par l'anastomose de trois petits canaux qui émanent d'une masse glanduleuse précisément située où l'a indiquée Cowper, c'est-à-dire, dans la courbure du canal, immédiatement en arrière de l'union des portions musculeuse et spongio-vasculaire. Celle-ci est comprise dans le raphé fibreux de cette région, ce qui en rend la dissection très-difficile. C'est d'ailleurs l'injection du canal principal qui m'a conduit sur elle. Son conduit excréteur s'anastomose à angle aigu avec le conduit de la glande gauche, à 7 millimètres de la naissance de ce dernier. Le canal excréteur de la glande droite reçoit, également et à peu près au même niveau, un petit conduit qui part d'un lobule; j'ajouterai que sur cette même pièce je compte encore trois lobules appendus au conduit excréteur du côté droit, et deux à celui du côté gauche.

En résumé, la troisième glande de Cowper n'est autre chose qu'un de ces lobules placés à diverses distances les uns des autres, et qui sont appendus sur le côté des conduits excréteurs, comme des grains de raisin à une tige commune. Mais ce lobule est le plus postérieur, et s'il est réuni à quelques autres, il prend l'aspect d'une petite glande.

[1] Loc. cit., p. 14.

La longueur du conduit excréteur des glandes de Cowper a, t moyen, de 3 à 4 centimètres environ ; elle peut atteindre le chiffre de 5 M. Cruveilhier[1] l'a vu s'élever au chiffre énorme de 18. En un mot, dimension est variable, non-seulement chez les divers individus, encore dans le même urètre. Ainsi j'ai souvent vu un conduit, cel côté droit ou du côté gauche indistinctement, dépasser celui du opposé de 8, 10 et 12 millimètres.

Le point précis de l'ouverture dans le canal, abstraction faite longueur des conduits, ne présente pas moins de variétés. Rareme trouve-t-il au même niveau à droite et à gauche : l'un d'eux est pl moins en avant de l'autre. Ils sont distants transversalement de 3 à 4 limètres, ou bien ils se rapprochent de manière à laisser 1 ou 1/2 mètre d'intervalle entre eux, ou bien enfin ils sont si rapprochés, paraissent, de prime abord, se confondre. M. Gubler[2] les a vus, un cas, situés sur la même ligne antéro-postérieure, distants eux de quelques millimètres. Une fois une légère dépression muqueuse précédait leur orifice; dans un autre urètre, le bord rieur de la dépression formait une valvule. C'était, en d'autres te une petite fosse ovale au fond de laquelle s'ouvrait le conduit e teur. Quant à la question de savoir si ces orifices sont munis d'un neau musculaire constricteur, comme le veut Cowper[3], elle m'a devoir être résolue par la négative.

Le nombre des orifices des conduits excréteurs des glandes de Co avec ceux de leurs glandes accessoires n'est normalement que de J'ai constaté deux variétés. Dans la première, ils sont tellement prochés l'un de l'autre, qu'ils s'ouvrent dans une dépression qu est commune. Dans la seconde, j'en ai trouvé trois. Les deux ca droit et gauche, après avoir reçu les conduits excréteurs des lobul cessoires au nombre de trois d'un côté et de deux de l'autre, se ré

[1] Anat. descript., t. III, p. 640. — [2] Loc. cit., p. 48.
[3] Gland. quarumd. nup. detect. desc. London, 1702.

saient dans une ampoule allongée, espèce de varice longue de 4 millimètres, qui s'ouvrait dans le canal par un orifice ovalaire situé sur l'extrémité antérieure de sa propre paroi inférieure. Cette ampoule se bifurquait néanmoins en deux conduits qui se terminaient de la même manière que dans l'état ordinaire, à une distance de 4 millimètres l'un de l'autre, et après une longueur de 15 millimètres pour le gauche, et de 1 centimètre pour celui du côté droit. J'ai trouvé cette pièce assez intéressante pour la faire représenter dans mes planches. (*Voyez* planche IV, fig. 3.) Cowper a également figuré trois orifices : deux latéraux pour les conduits excréteurs de chaque glande, un médian pour la troisième, qui, pour nous, doit être rangée dans la même classe que les lobules erratiques appendus sur le côté externe et inférieur de chaque conduit principal. Mes observations, pas plus que les dessins de Cowper ne justifient l'assertion qu'il a émise, à savoir que sa glande médiane et antérieure aux deux autres serait pourvue de deux conduits excréteurs avec deux ouvertures. S'il en était ainsi, on devrait trouver quatre orifices.

Les remarques de M. Gubler[1] sur l'étroitesse des ouvertures des conduits excréteurs, sur la difficulté qu'on éprouve quelquefois à les découvrir sont parfaitement justes. Il est très-vrai qu'on aperçoit quelquefois deux lignes qui correspondent aux canaux distendus par le produit de sécrétion de leurs glandes, qu'une pression exercée sur eux d'arrière en avant, soit avec le doigt, soit avec le manche d'un scalpel, fait sourdre cette matière, qui décèle ainsi le siége précis de leur orifice. Une fois découvert, celui-ci peut presque toujours admettre un stylet ordinaire, mais sans bouton terminal. C'est ainsi que j'ai pu injecter, en poussant la matière d'avant en arrière, les conduits et les glandes, au moyen d'une petite seringue et d'un tube métallique étroit.

La direction des conduits excréteurs des glandes de Mery est, d'une manière générale, oblique en avant et en dedans; mais ils ne sont pas

[1] Loc. cit., p. 17.

parfaitement rectilignes. Ils présentent de légères inflexions, s dans leur moitié antérieure, observation qu'avait déjà faite Terra ils marchent quelquefois parallèlement l'un à l'autre. L'excepti j'ai citée plus haut démontre d'une manière évidente qu'ils p s'anastomoser dans un point de leur trajet. En voici une autre due à M. Gubler, dont j'ai toujours à citer l'excellent travail : « « diatement après leur naissance, les canaux excréteurs se po « presque transversalement à la rencontre l'un de l'autre, au trav « parois du bulbe, apparaissaient bientôt sous la membrane muq « et, après s'être confondus en un canal médian unique, long d « 15 millimètres, se séparaient angulairement pour se rejoin « nouveau après un trajet de 1 centimètre environ, interceptan « un espace ellipsoïde à l'extrémité duquel ils s'ouvraient dans l « par un port commun. » Le cas que j'ai observé diffère de celui-ci que 1° le canal unique résultat de l'anastomose était plus court; extrémité antérieure présentait une ouverture; 3° les deux divisi se réunissaient pas ensuite et s'abouchaient isolément dans l' Dans un autre canal, j'ai observé un entre-croisement des condui anastomose ; celui de droite s'ouvrait à gauche de la ligne médi celui de gauche s'ouvrait à droite.

Quand les conduits excréteurs sont injectés, ils ont de 1/2 à limètre de diamètre. Leurs parois sont extensibles et élastiques p prêter aux alternatives de turgescence et de retrait du pénis.

§ III. PROSTATE.

La prostate de πρὸ, *au-devant; στάω, je me tiens*, est une glande au-dessous du col de la vessie, qui double les parois de l'urètre

[1] Loc. cit., cap. III.

majeure partie de leur circonférence. On la connaît depuis longtemps; elle a été, en effet, découverte 307 ans avant notre ère par Hérophile, qui la désignait sous le nom de ἀδενοειδὴς παραστάτης. Galien, qui la croyait composée de deux parties, en parle sous la désignation de *corpora glandulosa*[1]. Tous les auteurs qui l'ont suivi, sont tombés dans la même faute, jusqu'à Vésale qui l'a décrite comme une glande unique, sous le nom de *glandosum corpus*[2]. On a longtemps eu le tort d'attribuer à ce grand anatomiste l'honneur d'avoir reconnu le premier qu'il n'y avait pas deux prostates; mais, comme le fait remarquer Morgagni[3], c'est bien à Hérophile qu'est due cette vérité anatomique. Nous verrons cependant plus bas jusqu'à quel point il serait possible de soutenir qu'il y a bien réellement dans la masse que nous considérons comme unique, deux moitiés latérales distinctes. Malgré la correction de Vésale, l'erreur de Galien s'est propagée après lui : on la retrouve dans Fallope[4], Verheyen[5], Bartholin[6] et Ledran[7]. Columbo appelait cet organe *parastatæ; Alii*, dit Bartholin, *testiculos vocant*. Aujourd'hui tous les anatomistes avec de Graaf[8], Arantius[9], Varole[10], Littre[11], Camper[12], Duverney[13], Morgagni[14] et Haller[15] n'admettent qu'une glande.

La prostate constitue la partie la plus postérieure de la troisième tunique de l'urètre. Elle donne à la portion correspondante du canal une consistance et une rigidité dont sont dépourvues les deux autres, du moins dans l'état habituel ou de flaccidité. Une des questions les plus importantes de son étude est celle de savoir si elle l'entoure dans toute sa périphérie, ou si une partie plus ou moins étendue est occupée par une autre substance que du tissu glandulaire.

Avant Camper, presque tous les auteurs ont avancé dans leurs traités

[1] De usu partium, lib. XIV. — [2] De hum. corp. fabr., lib. V, cap. XIII. — [3] Adv. anat., I, p. 34.
[4] Opera omnia, p. 437. — [5] Tract. II, cap. XXIII. — [6] Anat., p. 231.
[7] Parall. des diff. man. de tir. la pierre hors de la vessie, p. 15. — [8] De vir. org., p. 103.
[9] Obs. anat., c. XXXVI. — [10] Anatomie, l. IV, c. I. — [11] Acad. des scien., 1700.
[12] Démonstr., p. 12. — [13] Œuvres anatomiques, p. 293. — [14] Adv. anat., I, p. 34.
[15] Elem. phys., t. VII, p. 464.

que le col de la vessic, ou la partie attenante de l'urètre, est cc ment embrassée par la prostate. Morgagni[1], Lieutaud[2], Lape sont affirmatifs à cet égard. Eustachi représente cette dispositi ses tables XI et XII. Cependant le célèbre anatomiste d'Amsterda vu des urètres dans lesquels une petite portion n'était pas rec par la glande. Il en conclut qu'il existe des variétés, mais que, la règle, le canal est entièrement recouvert par du tissu glan Littre[4], Duverney[5], Haller[6], n'ont pas même admis l'exceptio est de même de Portal[7], Bichat[8], Blandin[9] et M. Mercier[10].

Le mot de Camper: *Glandulam prostatam in permultis, si non bus integram uretram amplexari,* est combattu, mais dans un sens par les recherches d'Amussat, qui a vu, en effet, des prost « *semblaient* faire le tour et former un véritable anneau, particuli « lorsque ces organes étaient malades; » seulement cet auteur v le quart antérieur de l'urètre soit occupé par des fibres mus MM. Velpeau[11], Malgaigne[12], ont à leur tour étudié la questio comme Camper, que le passage de l'urètre dans la prostate des variétés. Le premier de ces auteurs a trouvé que le canal gagé du tissu glandulaire 1 fois sur 10, dans sa partie antéri second ne saurait préciser la fréquence ou la rareté relative conformation. M. Pétrequin[13] a vu les deux dispositions, et, ment au nombre des cas dans lesquels l'une d'elles se présente, tient, dit-il, d'émettre une hypothèse de plus.

Que penser de toutes ces divergences? faut-il croire que le de l'urètre avec la prostate n'est pas, en effet, toujours le même si les auteurs n'ont pas conclu jusqu'à présent d'une mani rigoureuse, c'est qu'ils n'ont pas examiné un assez grand no

[1] Adv. anat., III, p. 82. — [2] Ess. anat., p. 340. — [3] Mém. de l'acad. de chir., t. II, éd
[4] Mém. de l'acad. des sciences, 1700. — [5] OEuv. anat., p. 340. — [6] Elem. phys., t. VI
[7] Anat. méd., t. V, p. 455. — [8] Anat. desc., t. V, p. 219. — [9] Anat. desc., t. II, p. 20
[10] Rech. anat. et path., p. 31. — [11] Anat. chir., t. II, p. 237. — [12] Anat. chir., t. II, p
[13] Anat. méd. chir., p. 412.

pièces? Ce n'est pas la première fois que l'anatomie de l'urètre donnerait un exemple de cette précipitation. Voici d'ailleurs que MM. Tanchou et Denonvilliers ont, au dire de M. Velpeau[1], rencontré, chacun, un sujet sur lequel l'urètre était en entier au-dessous de la prostate. Seraient-ils donc tombés sur une exception réelle, ou ne serait-ce qu'une illusion?

Je suis porté à croire que beaucoup d'erreurs ont été énoncées sur ce point d'anatomie, pour la même raison que j'ai signalée à l'occasion de la portion musculeuse de l'urètre. Quand on étudie sur des pièces qui n'ont pas été préalablement lavées du sang que contiennent les nombreuses veinules qui les traversent, la différence des tissus est complétement effacée. D'autre part, les fibres musculaires sont encore plus pâles qu'au niveau de l'isthme; quelques-unes sont blanchâtres et ne se dessinent pas toujours, si des moyens artificiels n'ont été employés. De là une extrême difficulté pour les apercevoir. La macération prolongée qui dissocie les éléments à la longue, et qui commence par diminuer la force de leur adhésion, ou mieux encore, l'immersion dans l'eau acidulée avec l'acide azotique, dont j'ai déjà fait connaître l'heureuse efficacité, sont d'un secours inappréciable pour l'étude de cette portion du canal. La méthode des coupes met alors en évidence chacune de ses parties constituantes.

1° *Coupe antéro-postérieure.* La coupe antéro-postérieure de la portion prostatique de l'urètre démontre divers détails que nous allons suivre au-dessus et au-dessous de ce canal.

Au-dessus du canal, on voit d'abord le tissu cellulaire et la graisse qui est située entre la paroi antérieure de la vessie et la face postérieure de la symphyse des pubis, couche déjà signalée à l'occasion de la dernière coupe transversale de la portion musculeuse. Immédiatement au-dessous est la coupe de la masse fibro-spongieuse; on y remarque les lumières béantes des veines qui sont volumineuses. Cette partie a de 7 à 10 millimètres d'épaisseur. Viennent ensuite des fibres muscu-

[1] Loc. cit., p. 237.

laires qui font suite à celles de la portion musculeuse, mais qui acq en hauteur de 2 à 4 millimètres de plus, et se prolongent en arriè qu'au niveau du col de la vessie. La coupe présente une surface c de leurs faisceaux. En un mot, c'est la même disposition que d partie sus-urétrale de la coupe antéro-postérieure de la portion culeuse. La membrane muqueuse est au-dessous, doublée de longitudinales qu'il faut chercher pour les apercevoir.

Au-dessous du canal, les parties ne sont pas uniformes.

1° Au niveau du verumontanum, la membrane muqueuse est s de la ligne fibreuse qui forme cette saillie par des plexus veineu vient le verumontanum, espèce de ligne blanche qui reçoit par tie inférieure de petites traînées linéaires blanchâtres : celles-ci s conduits excréteurs de certains lobules de la glande; ils tom angle aigu ouvert en arrière sur ce raphé. La substance gland apparaît ensuite avec des aréoles qui lui donnent un aspect spon La surface de sa coupe est fusiforme, ainsi que le représent planches V, VI et VII. Sa plus grande hauteur a de 3 à 8 millir Elle est d'autant plus longue que la pièce appartient à un indivi approchait de l'âge adulte. Cette dimension varie alors de 2 ce tres 1/2 à 3 centimètres 1/2.

2° En arrière de la crête urétrale, on voit au-dessous de la mem muqueuse des fibres charnues grises et même quelquefois blan ou d'un blanc jaunâtre, sans vaisseaux ni cavités intermédiaires forment un faisceau compacte dont la limite est difficile à déte et qui correspond au sphincter du col. Des fibres musculaires vessie, descendant de sa paroi postérieure, viennent, parallè unes aux autres, tomber obliquement de haut en bas et d'arr avant sur ce faisceau, qui paraît les recevoir. Le point de contin plutôt de contiguïté entre ces deux ordres de fibres correspond a met d'un angle ouvert en bas et en arrière; cet angle est d'auta aigu que les fibres musculaires de la vessie tombent plus obliq sur la coupe de cet anneau musculaire; il en résulte que le som l'angle s'élève d'autant plus en avant et en haut. Ainsi se trouve formé ce que Lieutaud appelait *luette vésicale*. Nous verrons que dans ce cas l'urètre descend d'autant plus obliquement de l'orifice vésical, jusqu'à la caroncule; quelquefois même il tombe à angle droit sur l'axe du canal. (*Voyez* les planches V, VI, VII.) On trouve toujours sous la muqueuse des fibres longitudinales.

Au-dessous de cette masse musculaire, dont la largeur est de 5 à 8 millimètres dans le plus grand nombre des cas, se trouve une cavité demi-infundibuliforme, le demi-canal qui la continue et qui aboutit à la partie postérieure renflée de la crête urétrale. Les coupes de l'extrémité antérieure des vésicules séminales et des conduits éjaculateurs occupent leur intérieur.

Entre les vésicules séminales et l'angle formé par la réunion des fibres musculaires postérieures de la vessie aux fibres musculaires si pâles du col, est un espace triangulaire occupé le plus souvent chez l'adulte par du tissu cellulo-fibreux, et quelquefois, chez les personnes avancées en âge, par un lobule que l'on a accusé bien à tort d'hypertrophie, et auquel on attribue une déviation du canal chez les vieillards. Mais nous reviendrons sur cette question.

Enfin, on voit au-dessous de la prostate une couche de tissu cellulaire entremêlé de veines, qui sépare cette glande des fibres longitudinales du rectum.

Si l'on veut bien jeter un coup d'œil sur le tableau que présente la coupe médiane et verticale de la portion prostatique de l'urètre, on verra que : 1° en avant du canal, il n'y a pas de tissu glandulaire, mais bien des fibres musculaires; 2° au-dessous et en arrière, il existe, au contraire, une surface glandulaire fusiforme, et plus ou moins longue, constante, du milieu de laquelle on voit se dégager des conduits excréteurs, obliques en haut et en avant vers le verumontanum; 3° en arrière de cette crête fibreuse, et sous la muqueuse, se trouvent des fibres longitudinales, la coupe d'un anneau musculaire, et quelquefois au-dessous de lui la coupe d'un lobule prostatique; 4° la pointe des vésicules séminales et les conduits excréteurs du sperme sont reçu un demi-infundibulum que complète l'autre moitié de la prosta

2° *Coupes transversales.* Les coupes transversales doivent être quées sur la pointe de la prostate, dans son milieu, et près du cc vessie. Elles doivent être toutes dirigées suivant un plan obliqu rallèle à celui des branches ischio-pubiennes.

a. Coupe antérieure. Près de la pointe prostatique, la coupe fa au-dessus du canal la même disposition de fibres que celle qu avons notée dans la portion musculeuse, c'est-à-dire, que de la vité de l'arcade fibreuse naissent des fibres qui s'entre-croisent ligne médiane, et se dirigent, celles de droite à gauche, cel gauche à droite. Mais au-dessous et sur les côtés se trouve la que représente une trame aréolaire et à laquelle sont juxtaposé lames fibreuses latérales, continuation du tissu fibro-spongieux d crit. La coupe de la glande a la forme d'un croissant ouvert en hau périphérie est une couche fibro-musculaire. Sur la ligne médiane sépare en deux moitiés égales et symétriques existe un entre-crois fibreux auquel vont se rendre des traînées blanches, linéaires et lignes, concentriques au canal. Voici quels sont ses rapports av fibres musculaires de la partie antérieure. Au moment où ces après avoir contourné une partie du canal, rencontrent la gl elles se dissocient; les unes, qui sont les plus externes, vont se r sur l'écorce fibreuse de la prostate, les autres, qui sont les plus int passent en dedans de l'extrémité arrondie de la demi-lune que for glande, et, devenues tendineuses, vont s'entre-croiser dans une blanche qui correspond à la base du verumontanum. Les moyenne sinuent entre les lobules de la glande, qu'elles contournent en naut leurs conduits excréteurs, pour arriver enfin sur le raphé fi dont il vient d'être question.

En dedans de l'anneau, formé par les fibres musculaires et la pro on voit en haut, et sur les côtés, la coupe des fibres longitudinales coup plus pâles, et en bas la saillie de la crête urétrale couverte p plexus veineux. La membrane muqueuse est immédiatement en contact avec ces parties.

b. Coupe moyenne. Sur le milieu de la glande, la coupe présente les mêmes particularités, mais avec des différences dans les dimensions.

Les cornes du croissant prostatique avancent un peu moins. Sur une pièce que j'ai sous les yeux, le faisceau musculaire intra-glandulaire a 3 millimètres d'épaisseur. Il en avait 4 dans la coupe précédente. Les fibres moyennes sont moins prononcées et paraissent moins nombreuses. Les externes deviennent rapidement fibreuses. Le verumontanum forme une saillie plus élevée; sa base est plus large.

c. Coupe postérieure. Sur la partie postérieure de la portion prostatique, en arrière de l'extémité renflée de la crète urétrale, c'est la même disposition d'une manière générale. Cependant on y remarque des caractères particuliers.

La couche glandulaire avance encore un peu moins sur les côtés du canal; elle est plus étendue dans le sens transversal.

Les fibres musculaires intra-glandulaires s'entre-croisent sur la ligne médiane à la partie postérieure du canal; mais elles ne forment pas un raphé fibreux aussi distinct.

Les fibres musculaires extra-glandulaires vont comme les précédentes sur la lame fibreuse d'enveloppe. Chez les jeunes sujets, celle-ci ne recouvre point du tissu glandulaire sur la ligne médiane postérieure; elle forme comme une bande transversale qui tient unies les deux moitiés latérales de la glande; mais sur beaucoup d'adultes, et chez les vieillards, la glande ayant pris du développement, les deux moitiés, qui d'abord étaient séparées à ce niveau, sont parvenues au contact.

Les fibres inter-glandulaires sont pâles et peu prononcées comme dans la coupe précédente. Près de la ligne médiane, elles vont s'unir, les plus antérieures avec les fibres intra-glandulaires, les plus postérieures avec les fibres extra-glandulaires. Il résulte de cet écartement un espace; c'est l'infundibulum qui reçoit les conduits éjaculateurs.

La coupe postérieure de la portion prostatique présente donc deux orifices superposés et séparés l'un de l'autre par un entre-croi fibreux.

En conséquence de ce qui vient d'être exposé, je ne crains dire que *jamais* le tissu glandulaire de la prostate ne se trouve au- de l'urètre. Mes investigations ont été faites sur 120 prostates, et pas rencontré de cas où la substance spongieuse, aréolaire de cette g ait été placée dans ce point. Dans la portion prostatique de l'urè troisième couche de ce canal est donc musculaire en avant, glan en arrière et sur les côtés. Mais je puis aller plus loin et ajouter couche sous-muqueuse n'est nullement en contact avec la g puisque nous avons reconnu un faisceau intra-glandulaire qui se en arrière, dans la *ligne blanche*, appelée *verumontanum*. Les lobe prostate, comme ceux des glandes de Cowper (véritable petite p dans leur union au moyen d'un entre-croisement fibreux interm qui reçoit aussi leurs conduits excréteurs), les lobes de la prostat je, sont compris entre des plans musculaires de l'orbiculaire de l' espèces de sangles qui les compriment et en expulsent le conten si des auteurs ont cru voir une partie du tissu glandulaire au-dev l'urètre, c'est que, ainsi que l'avait remarqué Amussat, leurs ob tions avaient porté sur des prostates malades. Rien ne ressembl en effet, lorsque les pièces sont examinées sans préparation pré à la substance glandulaire que des tumeurs qui se développer quemment dans l'épaisseur du faisceau musculaire intra-glandula qui ne sont autre chose que des tumeurs fibreuses, analogues e points aux tumeurs de la même nature qui naissent et croissent les fibres musculaires des parois de l'utérus. Elles progresse avant et en arrière, aplatissent le canal et finissent par se touch le bord antérieur. D'ailleurs les fibres musculaires elles-même très-pâles chez les vieillards, et leur couche est difficile à reconn Il est donc indispensable de faire subir aux pièces que l'on ex l'action d'une macération prolongée ou de l'eau acidulée avec l' azotique. Pendant que les tumeurs parasitaires dont il s'agit s'ac sent au milieu des fibres musculaires, elles les compriment et les atrophient. La substance de la glande est refoulée au dehors, et on la trouve sous forme d'une lame mince à la périphérie ; c'est-à-dire qu'au lieu d'être hypertrophiée, la prostate est atrophiée. On voit, sur la surface de la coupe de ces tumeurs, des granulations grisâtres que M. Mercier[1] a prises pour des cellules glanduleuses développées d'une manière morbide. M. Velpeau[2], à qui revient l'honneur d'avoir le premier distingué, dès l'année **1833**, ces granulations ou petites tumeurs fibreuses qui simulent l'hypertrophie prostatique, admet cependant comme possible cette dernière lésion. Pour ma part, je ne l'ai jamais vue. La prostate n'a pas d'*acini;* sa forme est aréolaire et spongieuse, c'est-à-dire que des vésicules à parois très-minces répondent aux terminaisons ultimes des conduits excréteurs. Sans doute des granulations fibreuses peuvent se développer au milieu de la masse spongieuse de la glande, ce qui est très-rare : mais le siége précis de ces productions pathologiques est dans les plans musculaires qui s'interposent aux lobules. Je le répète, l'anatomie pathologique de la prostate a été étudiée comme l'anatomie normale sur des pièces qui ne permettaient pas de reconnaître les divers tissus qui entrent dans la masse de la portion prostatique de l'urètre. Quand on voudra la soumettre à l'influence des agents que j'ai indiqués, je ne doute pas que l'on n'arrive aux mêmes résultats que ceux que je viens d'exposer.

Les lobules dont l'ensemble compose la prostate sont donc situés entre des faisceaux du muscle orbiculaire de l'urètre. Cette glande est par conséquent fixée dans sa position et par des fibres musculaires et par les lames aponévrotiques qui leur offrent des points d'insertion. D'une manière médiate et éloignée, elle tient aux pubis. Le Cat avait bien vu cette attache, quand il désigne, dans l'explication de l'une de ses planches, le tissu ligamenteux, aponévrotique et caverneux, qui recouvre les prostates et les attache aux pubis, ainsi que le col de la vessie. Mais la pro-

[1] Rech. anat., phys. et path., p. 151. — [2] Dict. en 30 vol., t. XXVI, p. 173.

state est encore soutenue par le rectum qui se trouve au-dessous arrière d'elle, et sur lequel elle repose pour ainsi dire. J'appellerai tention sur un faisceau de ce muscle complexe que les auteurs cl ques décrivent sous le nom synthétique de releveur de l'anus, fais que Santorini[1] a figuré et désigné sous la dénomination d'*elevator statæ*. Réunis sur la ligne médiane dans un entre-croisement fibreu est situé derrière la prostate, celui du côté droit et celui du ga forment un croissant contractile, ouvert en avant et attaché su pubis et leurs branches.

Ces moyens de fixité ne privent pas la prostate d'une certaine r lité; elle est facilement déviée à droite ou à gauche. Le doigt intr dans le rectum la pousse aussi en haut et en avant. En un mot, elle être portée dans tous les sens, excepté en haut et en arrière, à c de l'inextensibilité du ligament de Le Cat. N'oublions pas cepe que des pressions lentes et continues, exercées par des tumeurs, er mettraient une certaine distension, et que cette glande serait ainsi ou moins reculée dans le bassin.

Sa forme a été généralement méconnue. Pour s'en faire une idé sépare la prostate de la portion musculeuse de l'urètre, de la vess l'on coupe les liens qui la fixent aux pubis. Puis on arrondit le tout des ciseaux ou un scalpel, et l'on attribue à la glande la figure artifi qu'a préparée la dissection. C'est ainsi qu'elle a été comparée à une par Heister[2], à un ovale par de Graaf[3], à un cône aplati de haut er par Bichat[4]. Examinée sur sa face postérieure elle a paru ressem un cœur de carte à jouer, aux yeux de Littre[5], de Lieutaud[6], de tal[7], de Boyer[8], de Guthrie[9] et de beaucoup d'autres. Pour Winsl elle a l'aspect d'une châtaigne, et cette appréciation a été admise M. Malgaigne, par Huschke et beaucoup d'anatomistes de nos jours

[1] Obs. anat., cap. x, § v. — [2] Anat., p. 219. — [3] De vir. organ., p. 102.
[4] Anat. desc., t. v, p. 219. — [5] Acad. des sciences, 1700. — [6] Essais anat., p. 340.
[7] Anat. méd., t. v, p. 456. — [8] Anat. descrip., t. iv, p. 520.
[9] Anat. and dis. of the urin. and sex. org., chap. i. — [10] Exp. anat., p. 566.

On a vu qu'il n'est pas aisé d'isoler complétement avec le scalpel les glandes de Cowper des fibres musculaires au milieu desquelles elles sont plongées. L'atmosphère musculeuse ou fibro-musculeuse de la prostate offre de bien plus grandes difficultés.

Si l'on étudie la forme de la prostate au moyen des coupes que j'ai établies, on verra manifestement que cette glande est formée de deux lobes qui se regardent par leur face interne, concave; que la partie postérieure de chacun d'eux se réunit sur la ligne médiane à celle du côté opposé, au moyen d'un isthme; et qu'enfin l'aspect général est celui d'un croissant à concavité antérieure. Cette glande ressemble donc à la glande thyroïde. Quand l'isthme de cette dernière s'élève à une certaine hauteur, le rapprochement est très-exact.

Dans l'appréciation du volume, comme dans celle de la figure, on a compris également les fibres de l'orbiculaire de l'urètre, quand on dit que la prostate est grosse comme une noix, une châtaigne. Il faudrait donc par la pensée en extraire toute l'épaisseur des fibres musculaires qui recouvrent le tiers antérieur du pourtour de ce canal. D'après les données qui précèdent, on voit que l'évaluation rigoureuse du volume est très-difficile. Mais ce qu'il est facile de déterminer, ce sont la hauteur, l'épaisseur, la longueur de chaque lobe, et la hauteur de la portion glandulaire qui est directement en arrière de l'urètre.

Au niveau de l'isthme, je trouve dans la partie la plus élevée, c'est-à-dire au niveau de l'extrémité renflée du verumontanum, une épaisseur qui varie de 6 à 10 millimètres. La ligne blanche fibreuse qui est la base de cette crête y entre pour un quart environ.

La hauteur de chaque lobe latéral varie entre 16 et 22 millimètres; transversalement, c'est-à-dire, à partir de la ligne médiane jusqu'à la circonférence, j'en trouve de 15 à 18. La longueur est de 2 à 2 1/2 centimètres. Ces mensurations ont été prises sur 36 prostates d'adultes. Je m'empresse de faire remarquer qu'elles sont bornées à l'étude des dimensions du tissu glandulaire seul, rendu manifeste par des coupes; que, en conséquence, elles n'ont aucun rapport avec celles qu'ont prises

MM. Senn et Velpeau qui ont étudié la portion prostatique d c'est-à-dire la glande avec les couches internes et les fibres mus qui l'englobent dans toute son étendue, au point de vue sp l'opération de la taille. J'exposerai le résultat de mes observati tives à cette question à l'occasion des rapports de l'urètre dans s segments.

La configuration extérieure de la prostate présente une su terne ou antérieure qui est concave, une surface externe ou pos qui est convexe.

La première correspond par ses parties latérales aux lobes l Ceux-ci sont tapissés par le faisceau intra-glandulaire de l'or de l'urètre qui leur est très-adhérent; sur la ligne médiane est fibreux du verumontanum, et au-dessus et en arrière de cette c les fibres blanchâtres du sphincter de la vessie.

La seconde, convexe sur les côtés où elle est en rapport feuillet fibreux (partie verticale de l'aponévrose latérale de la de M. Denonvilliers, ligament fibreux de la prostate et du c vessie de Le Cat), est à peu près plane sur le milieu, où elle la prostate la *face postérieure* des auteurs. Dans cette dernière la surface extérieure de la glande présente en général un lége qui est situé sur la ligne médiane, et qui atteste la progressi cette ligne des deux moitiés latérales de la glande primitivem tinctes.

Si l'on examine des prostates d'adolescents, on voit que la de tissu glandulaire, qui est sous-jacente au verumontanum, es coup plus mince que chez l'adulte, et *a fortiori*, que chez lard. Dans la partie postérieure de cette face, les deux lobes s à fait séparés et limitent un intervalle triangulaire dont la bas arrière, dont le sommet est en avant, et qui sous-tend une me fibreuse. A ce niveau la prostate paraît bien formée de deux Cette face postérieure de la prostate est séparée du rectum couche de tissu cellulaire lâche et entremêlée d'une grande qua veines. C'est ce rapport qui permet d'explorer la prostate par le toucher rectal.

L'extrémité antérieure des lobes prostatiques est la *pointe* ou le sommet du cône tronqué des auteurs; on a même avancé que la détermination de cette limite antérieure était difficile : je le crois facilement; mais l'obstacle est vaincu dans les pièces qui ont macéré dans l'eau acidulée. On voit alors sur les coupes que cette extrémité est mousse et que les fibres de l'orbiculaire se séparent pour la recevoir.

L'extrémité postérieure correspond à la *base* de la prostate de tous les auteurs. Les lobes s'écartent et se terminent encore par une extrémité mousse comme du côté de la portion musculeuse. Leur intervalle est comblé par des parties importantes qui sont rangées de haut en bas dans l'ordre suivant :

Ce sont : 1° le col de la vessie ; 2° une cloison fibreuse ou deux petits lobules dont la masse a été vue et signalée par Morgagni; 3° les conduits éjaculateurs; 4° la lame fibreuse qui réunit les deux lobes, et dont il a été déjà question.

1° Le col de la vessie est doublé par un sphincter qui n'est autre chose que les fibres les plus postérieures de l'orbiculaire de l'urètre, dont les fibres naissent de la même façon que les autres, et s'entre-croisent en arrière du canal dans la lamelle fibreuse suivante :

2° Celle-ci est sous-tendue comme une toile, de la face interne d'un lobe à l'autre, et sépare la partie des voies urinaires, qui est en avant d'elle, de la partie des voies génitales qui est en arrière. De l'entre-croisement fibreux qui la forme, partent des fibres musculaires qui vont obliquement, les unes à droite, les autres à gauche, sur la face postérieure de la vessie, c'est-à-dire que les fibres postérieures de l'orbiculaire de l'urètre ont la même disposition que les antérieures. Celles-ci, après s'être entre-croisées, donnaient naissance à quelques-unes des fibres du muscle bulbo-caverneux; celles-là, à quelques-unes des fibres qui s'élèvent en s'entre-croisant encore sur la ligne médiane de la face postérieure de la vessie.

Quelquefois, dans un âge avancé, ce raphé fibreux est env deux lobules qui s'accroissent de dehors en dedans l'un vers l'au qu'au contact. Ils présentent, quand ils sont arrivés à ce point veloppement, l'aspect de deux tubercules mamillaires. Dans sage où Morgagni [1] combat les auteurs qui ont voulu considé glandes de Littre comme une dépendance de la prostate. il s'e ainsi : *Si vera ulla propago prostatæ addenda est, ea certe est sub et renitens quasi glandula, quam..... inter vesicam et seminales c prominentem....., nos, accurato instituto examine, nihil aliud esse mus quam ipsius prostatæ particulam.* Ce sont ces mêmes lobules est question. Voilà tout ce qu'on trouve de tissu glandulaire point, et encore n'en trouve-t-on pas toujours. La coupe médiane postérieure de l'urètre les sépare quand elle a bien réussi. Quel ils semblent se confondre, mais ce n'est qu'une apparence ; car en les piquant avec un tube à injection lymphatique, je n'ai vu cure passer de droite à gauche ni de gauche à droite ; le mét constamment sortir dans l'urètre, en arrière du renflement du ve tanum, du côté correspondant au lobule injecté. (*Voyez* planche

E. Home [2] a le double tort de s'en être attribué la découvert qu'elle appartient à Morgagni, et d'en avoir fait un seul lobe, *médian* le *troisième lobe* de la prostate. J. Hunter [3] reconnaît aus les masses latérales, une petite portion de cette glande qui es derrière la naissance même de l'urètre. Amussat [4] la désigne nom de portion transversale de la prostate, et l'accuse de conc soulever la partie postérieure de l'orifice urétro-vésical. C'est *pathologique* de quelques auteurs, parce qu'on attribue à son hy phie une grande importance dans le soulèvement en haut et en a la partie de la paroi postérieure du canal, qui est en arrière d

[1] Adv. anat., t. IV, p. 24.
[2] Traité des maladies de la glande prostate, trad. de Marchant, Paris, 1820.
[3] OEuv. compl., trad. franç., t. II, p. 369. — [4] Arch. gén. de méd., 1re série, t. IV, p

montanum. Pour M. Mercier[1], qui admet aussi l'accroissement morbide en volume des lobules médians en question, c'est la *portion sus-montanale* de la prostate. M. Cruveilhier[2] rejette l'existence d'un lobe moyen, à moins qu'on ne veuille donner ce nom « à la portion légèrement sillonnée et, par conséquent, moins épaisse qui unit les deux moitiés latérales de la prostate. » Aux yeux de Huschke[3], c'est une sorte de pont, un isthme qui unit les deux lobes, qui ne serait en réalité que l'utricule prostatique (erreur très-grande) en tant qu'une substance glandulaire en ferait la base. Mais l'utricule prostatique est située au-dessous de cet isthme, entre les conduits éjaculateurs.

Seul des auteurs qui précèdent, M. Cruveilher a vu le sillon qui indique la séparation primitive du lobule droit et du lobule gauche. Ce sillon est analogue à celui qui correspond à l'union des lobes latéraux directement au-dessous du verumontanum. Il indique l'existence antérieure de deux petites masses distinctes. Ce n'est que dans l'âge viril qu'elles commencent à se toucher. Isolées chez l'adolescent, elles paraissent ne pas exister comme l'ont dit Morgagni et M. Mercier; mais on les trouvera placées dans la concavité des lobes latéraux dont elles ne sont autre chose que des lobules.

Ces lobules ressemblent aux petites glandes de Cowper quand ils sont développés par les progrès de l'âge. Comme elles, ils ont une forme ovalaire, aplatie de haut en bas. Leur extrémité postérieure est convexe, et le sillon qui les sépare ressemble à l'échancrure d'un cœur de carte à jouer. On dirait une petite prostate dans la prostate elle-même, interposée à la partie la plus reculée de l'urètre, et à la partie la plus antérieure des voies spermatiques. Leur diamètre vertical est habituellement de 3 à 6 millimètres. Une seule fois, sur 40 prostates, je les ai vus atteindre la hauteur de 9 millimètres. Sur aucune des nombreuses pièces que j'ai examinées, je ne les ai trouvés assez développés pour dévier l'urètre. Je n'ai pas même rencontré de corps fibreux

[1] Rech. anat., path. et thér., etc., p. 29. — [2] Anat. desc., t. III, p. 634.
[3] Traité de splanch., p. 378.

dans leur épaisseur. Cela ne veut pas dire que dans ma pensée ce ductions ne soient possibles là comme dans les lobes latéraux. d'après mes observations sur ces derniers, je suis porté à rejete hypertrophie proprement dite.

3° L'infundibulum qui reçoit les conduits éjaculateurs est apl haut en bas. Il est limité en haut par l'isthme d'abord fibreux, plu fibro-glandulaire que je viens de décrire, en bas par une lame fibreuse l'épaisseur de laquelle marchent aussi l'un vers l'autre les lobes lat dans leur développement, et sur les côtés par une partie de la face cave de ces mêmes lobes.

Du tissu cellulaire et des veines accompagnent les canaux éja teurs dans leur progression d'arrière en avant.

Entre ces conduits est le fond d'une cavité muqueuse qui les sé et les écarte quand elle est distendue par une injection. Cette cavi l'utricule prostatique.

Elle a été décrite pour la première fois par Morgagni [1] sous le n *sinus*. Albinus [2] l'a figurée, et en parle sous la dénomination de *sième ouverture de la caroncule*. Elle a aussi été signalée par Cowper Schilchting [4]. J. F. Ackermann [5], l'a étudiée sans s'apercevoi Huschke, qu'elle était constante ; mais l'histoire la plus complè l'on en possède, au point de vue de l'anatomie descriptive et de l siologie, est due à E.-H. Weber [6]. Le premier de tous, cet auteur a paré sa cavité à celle de l'utérus, comparaison assez juste sous ce rapports.

L'utricule prostatique, *vesicula spermatica spuria, vesica prostat* Weber, *sinus pocularis* de Guthrie, *sinus prostaticus* de Morgagni sente à étudier un orifice, une cavité et des parois.

1° L'orifice est situé sur le milieu de la caroncule ou partie posté

[1] Adv. anat., IV, p. 6. — [2] Acad. anat., lib. IV, p. 25. — [3] Gland. nup. detect. descript., [4] Syphilidos mnemosynon criticum, 1846, f. 4. — [5] Inf. androg. hist. Iena, 1805. [6] Annot. anat. et physiol., prol. I, p. 4.

renflée du verumontanum. Il a la forme d'une fente, *parvæ instar fissuræ*, dit Morgagni, qui est intermédiaire aux orifices des conduits éjaculateurs. C'est, en effet, l'aspect sous lequel il s'offre habituellement. Mais je l'ai vu circulaire dans 2 cas; dans un autre cet orifice, très-étroit, admettait avec peine une tête d'épingle et était au sommet d'une espèce de saillie en cul-de-poule, comme celle que présente l'ouverture cutanée de quelques fistules à l'anus; très-fréquemment les deux lèvres qui limitent cette petite vulve sont molles, tombent l'une sur l'autre, et ne laissent apercevoir de prime abord aucune ouverture.

En général son étendue est de 2 à 5 millimètres; une fois sur 25 prostates que j'ai examinées, il avait 7 millimètres de longueur. Il est rare qu'il ne puisse admettre une tête d'épingle ordinaire. Deux fois dans le cours d'autres recherches, il manquait. La vésicule existait cependant et était distendue par un liquide lactescent.

2° La cavité ou le sinus se présente presque aussitôt après l'orifice sous la forme d'une ampoule. Je n'ai trouvé que rarement et encore chez de jeunes enfants la partie antérieure rétrécie en forme de col, comme le veut Huschke[1]. Je suis porté à croire que l'attrait de l'analogie a égaré cet anatomiste, et lui a fait prendre une exception pour la règle. Le col de l'utérus est bien distinct, mais celui de l'utricule prostatique ne l'est généralement pas. On peut facilement se convaincre de ce que j'avance en étudiant ce sinus, dans des pièces devenues consistantes après une immersion prolongée dans l'eau acidulée avec l'acide azotique. Cependant je possède deux pièces qui proviennent d'enfants morts quelques jours après leur naissance, dans lesquelles la forme est celle d'une bouteille avec un col allongé; le fond s'élève en arrière jusqu'au niveau de l'anastomose des canaux déférents avec les conduits excréteurs des vésicules séminales, et est en rapport avec la vessie.

La profondeur de cette utricule est de 1 centimètre chez l'adulte. Sur l'une des 25 prostates qui ont été consacrées à son étude, j'ai rencontré

[1] Trait. de splanchn., p. 380.

un sinus qui était profond de 17 millimètres; 3 fois je n'en ai que 5; d'autres étaient longs de 12, 14, 15 millimètres. Chez 6 en terme, 4 fois j'ai trouvé 5, 1 fois 3, 1 fois 8 millimètres.

3° Les parois sont formées par une couche fibreuse extérieure, couche muqueuse continue au niveau de l'orifice avec celle de l'· Morgagni avait déjà signalé dans cette dernière des glandes trè guës qu'il avait vues s'élever sur la surface à la manière de granul Elles ont la même forme que celles du col de la vessie et de la mu de la portion prostatique de l'urètre. Leur ouverture est, d'après Hu de 1/12 de millimètre de diamètre [1].

Les canaux éjaculateurs cheminent d'abord sur les côtés du c sac de l'utricule, puis sont compris dans l'épaisseur de leurs par arrivent ainsi dans les lèvres qui limitent son orifice et s'ouvren quement sur leur bord par un trou qui a 1/2 millimètre de diamè n'ai jamais vu ces orifices s'aboucher dans l'intérieur de l'utricule ne connais pas d'auteur moderne qui ait signalé cette exceptio pendant Morgagni l'a observée deux fois. Dans un cas, il vit sour la liqueur spermatique par l'ouverture de l'utricule, en pressant sicules séminales et, dans un autre cas, il constata l'insertion d'u duit éjaculateur dans cette cavité. M. Dolbeau, aide d'anatomie Faculté, a vu une fois la même particularité [2]. Chez les rongeur n'ont pas de réservoir du sperme, l'exception signalée par Mo est la règle.

[1] Traité de splanchn., p. 380.

[2] Sur un urètre de vieillard ouvert par sa face dorsale, et, après avoir étudié les particul présente la face inférieure de ce canal, je fus surpris, dit M. Dolbeau, de ne pas voir l'orifice éjaculateur sur les côtés de l'utricule, d'ailleurs très-développée. J'avais, pour les avoi étudiés, l'habitude de reconnaître immédiatement ces orifices. Je fis la dissection de la bas-fond de la vessie fut mis à nu, les canaux éjaculateurs découverts; alors j'introduisi dans le trajet de chacun d'eux. La manœuvre faite sans violence, la pièce fut retournée et voyait très-bien les deux crins sortant par l'orifice de l'utricule. Cette dernière incisée par il me fut facile de constater deux petits orifices situés, un de chaque côté, dans l'intér cavité et à 1 millimètre en arrière du repli muqueux qui limite l'entrée de l'utricule. (N muniquée.)

Quand l'ouverture du *sinus pocularis* est large, elle expose le chirurgien à pousser la sonde sous le col de la vessie, pendant l'opération du cathétérisme rectiligne. Cet accident me paraît impossible, lorsqu'il se sert d'un instrument courbe, car au moment où il abaisse le pavillon, il relève le bec vers la paroi supérieure de l'urètre.

Les rapports des conduits éjaculateurs avec l'utricule prostatique ont porté Weber, Hyrtl, Ackermann, Huschke et quelques autres anatomistes à comparer ce sinus à l'utérus de la femme. Ackermann l'a désignée sous le nom d'*uterus cystoïdes;* elle a encore, pour la même raison, été appelée *utriculus virilis*. L'insertion des conduits éjaculateurs qui se fait normalement chez quelques animaux dans la cavité, et chez l'homme d'une manière exceptionnelle, au dire de Morgagni, a été rapprochée de celle des trompes dans la matrice; on a trouvé de plus des analogies dans la forme, dans la situation. Pour ma part, je ne puis avancer qu'un fait, c'est que son développement chez l'homme est en raison inverse de celui de la prostate et des vésicules séminales. Cette utricule doit être un débri de la vie fœtale, qui, chez l'adulte, n'a d'importance qu'autant que son orifice est assez ouvert pour admettre des sondes dans l'opération du cathétérisme.

4° La bandelette fibreuse qui unit l'extrémité postérieure des lobes latéraux a la forme d'un triangle dont la base est en arrière et le sommet en avant. Elle est d'autant moins longue, que ces lobes sont plus développés, c'est-à-dire que dans l'âge viril elle a moins d'étendue qu'à l'époque de la puberté. Elle forme le bord inférieur de la base de la prostate.

Passons à l'étude de la texture de cette glande.

Complétement passée sous silence par les anciens, la texture de la prostate a été considérée comme spongieuse par de Graaf[1] et Bartholin[2]. Le premier revêt cette glande de beaucoup de fibres charnues

[1] De vir. org. gener. inser., p. 102. — [2] Anat., p. 231.

empruntées à la vessie. Ainsi, ajoute-t-il, elle est plus rapideme primée, et le liquide qu'elle contient plus facilement expulsé.

Cette disposition aréolaire est admise par Duverney [1], M. Heister [3], Winslow [4], Huschke [5].

D'autre part, Littre [6] veut que la prostate soit formée par une quantité de grains glanduleux. Cette opinion est partagée par M veilhier [7] et Mercier [8].

Haller [9] n'a point vu d'*acini*. Ce n'est pour lui qu'une chair squir dense, celluleuse, tenace et épaisse. En un mot, la structure glande est pour lui fort obscure : *fabrica obscura est*. Ce n'est, d une glande simple ni une glande composée. Il ne l'a pas vue se manifestement en lobules.

Pour presque tous les anatomistes de nos jours, la prostate glande en grappe, qui comprend un grand nombre de lobules. lules ont des parois fort minces et donnent à la coupe de la pro aspect aréolaire et spongieux. Les petits conduits autour d s'abouchent ces vésicules originaires s'anastomosent entre eux en définitive se rendre dans un canal excréteur unique, qui s vers la paroi inférieure de la portion prostatique de l'urètre où le produit de la sécrétion.

On voit, d'après les coupes, que ces lobules ont la forme d aplatis les uns contre les autres : leurs sommets convergent partie latérale et postérieure de l'urètre; leurs bases divergent périphérie; leurs axes ressemblent, jusqu'à un certain point, à de rayons qui partiraient de la crête urétrale; les plus longs ré aux rayons obliques en dehors et en haut; les moyens, aux rayo ques en haut et en avant, en bas et en dehors; les plus cou rayons qui sont dirigés en bas, et aux rayons postérieurs qui se du côté des vésicules séminales. En d'autres termes, les lobul

[1] OEuvres anat., p. 293. — [2] Theat. anat., lib. II, pars. II, cap. I. — [3] Anat., p. 219.
[4] Exp. anat. du corp. hum., p. 567. — [5] Traité de splanch., p. 378. — [6] Acad. des scie
[7] Anat. desc., t. III, p. 634.— [8] Rech. anat., phys. et path., p. 27.— [9] Elem. phys., t.

prostate sont groupés obliquement autour du verumontanum, et ils sont d'autant plus courts que leur fond correspond à des points de la périphérie de la glande qui en sont plus rapprochés.

Les plus larges sont ceux qui occupent la partie moyenne des lobes latéraux, puis ceux de la partie antérieure. Ceux qui sont placés en arrière et sur les côtés du verumontanum sont les moindres.

Les conduits excréteurs sont en nombre égal à celui des lobules, c'est-à-dire, qu'ils ne contractent entre eux aucune anastomose. Cette vérité émise par de Graaf[1] n'a encore été démentie par aucun anatomiste. Je suis parvenu à injecter isolément ces lobules jusque dans leurs vésicules terminales en plaçant un tube effilé dans le canal excréteur; jamais la matière à injection n'a passé de l'un dans l'autre. De Graaf les avait insufflés après en avoir exprimé au moyen de pressions le liquide sécrété. Une belle préparation consiste à pousser dans chaque conduit des liquides de couleur différente. Une fois desséchés, les lobules sont parfaitement distincts, et leur surface est rendue granuleuse par l'injection qui remplit les vésicules.

Lorsque les conduits uniques de chaque lobule, formés par les anastomoses obliques de conduits secondaires, sont dégagés de la substance glanduleuse, ils apparaissent sur les coupes transversales sous l'aspect de lignes blanchâtres, et se dirigent tous obliquement vers le verumontanum, les uns de haut en bas, les autres de dehors en dedans, quelques-uns d'arrière en avant. Parvenus dans la couche sous-muqueuse, ils rampent pendant quelque temps sous la membrane interne de l'urètre et viennent s'ouvrir obliquement autour de la crête urétrale. C'est avec raison qu'on a dit que leurs orifices formaient en dehors d'elle un fer à cheval. Avant de percer la muqueuse, ils se coudent dans quelques cas; mais, en définitive, ils s'ouvrent à la manière des uretères dans la vessie. Pour soulever la petite valvule qui masque leur embouchure, il faut presser la glande, et l'on voit sourdre alors le pro-

[1] De vir. org. gen. inserv., p. 105.

duit lactescent qui les remplit, ou le liquide des macérations da quelles les pièces ont été plongées. C'est à ce moment que l'on facilement introduire dans leur intérieur le tube effilé d'une seri injection.

Il ne faut pas croire que la série des orifices excréteurs forn ligne régulière. Ainsi que l'ont remarqué plusieurs auteurs, entre MM. Cruveilhier[1] et Mercier[2], quelques-uns ont leur siége à dro gauche du verumontanum dans les deux gouttières qui sont sur le de cette éminence. D'autre part, on a nié qu'ils fussent jamais sur la crête elle-même; j'en ai cependant rencontré là quelqu mais exceptionnellement. Les conduits des lobules les plus inte les plus antérieurs s'ouvrent dans la gouttière latérale correspon ceux des lobules qui viennent ensuite, en dehors et en arrière, dent immédiatement sur les côtés du verumontanum; ceux en proviennent des lobules postérieurs s'ouvrent vers l'extrémit rieure, et quelquefois sur cette crête elle-même. Les lobules q compris dans l'isthme qui sépare le col de la vessie des canaux lateurs, ont chacun un conduit qui s'ouvre en arrière de la car à droite et à gauche de la ligne médiane.

Quand Riolan[3] a fixé à 3 le nombre des orifices des conduits teurs de la prostate, il est tombé dans une grossière erreur. De (qui en a trouvé quelquefois 90 sur le chien, n'en a jamais vu m 10 chez l'homme. Winslow[5] porte leur nombre à 4, 5, 6; Duve à 8 ou 10; Lieutaud[7], à 10 ou 12; Bichat[8] et M. Mercier[9], entre 7 Je ferai remarquer qu'il est toujours pair, et qu'il ne faut pas con ces orifices avec ceux des glandules de la membrane muqueus deux ouvertures qui sont situées en arrière de la caroncule, sur le de la ligne médiane, sont constantes; quant à celles qui sont sit

[1] Anat. desc., t. III, p. 126. — [2] Rech. anat., path. et thér., p. 32.
[3] Anthrop., lib. II. — [4] De vir. org., p. 105. — [5] Exp. anat. du corps hum., p. 568.
[6] OEuvres anat., p. 294. — [7] Anat., p. 340. — [8] Anat. descript., t. v, p. 221.
[9] Rech. anat. et path. sur les mal. des org. gén. urin., p. 31.

droite et à gauche de la crête, je n'en ai jamais trouvé moins de 7 de chaque côté. C'est donc au chiffre 16 que devrait être porté le nombre des conduits ou des lobules prostatiques.

Il est des cas pathologiques où ces orifices et ces conduits sont occupés par des concrétions d'une couleur brune qui se rapproche assez bien, comme l'a fait remarquer Morgagni [1], de la couleur du tabac. Quelquefois ils sont assez dilatés pour recevoir l'extrémité d'une bougie et apporter ainsi des obstacles au cathétérisme : leur bord se présente fréquemment alors muni d'une valvule. Dans ces circonstances, la substance de la glande est elle-même spongieuse, c'est-à-dire que les cellules terminales dilatées communiquent largement les unes avec les autres. Des espaces, sortes de cavités communes, leur sont parfois interposés. Cette lésion de canalisation de la prostate ressemble exactement à la même lésion de canalisation des poumons, qu'on désigne en pathologie interne sous le nom d'emphysème pulmonaire.

Les lobules de la prostate sont réunis par des fibres musculaires de l'orbiculaire de l'urètre qui se glissent entre eux, et par les fibres tendineuses qui leur succèdent. Les conduits sont aussi soutenus par elles, et arrivent ainsi sur les côtés de la ligne blanche que forme leur entrecroisement.

Ainsi groupés, ces lobules forment des masses qui sont les lobes.

Ceux-ci sont au nombre de deux, un droit et un gauche. A la naissance, ils sont séparés l'un de l'autre dans la majeure partie de leur étendue. C'est cette disposition qui avait fait admettre deux prostates.

La partie qui les réunit est située en arrière; elle correspond au raphé fibreux qui forme la base du verumontanum. A mesure que les deux lobes latéraux se développent, la substance glandulaire couvre ce raphé dans une plus grande étendue d'avant en arrière. Ainsi se trouve formé l'isthme de la prostate, que j'ai comparé à celui qui est interposé aux deux lobes latéraux de la glande thyroïde; mais il n'y a qu'une simple

[1] Adv. anat., IV, p. 24.

juxtaposition de lobules. Si l'on pique avec le tube à injection tique la substance prostatique d'un côté de la ligne médian sillon qui correspond à cette ligne, le mercure ira toujours se je le canal excréteur du même côté, en arrière de l'extrémité re verumontanum; jamais il ne pénétrera des vésicules d'un côté da du côté opposé.

Quant au lobe moyen, auquel E. Home a fait jouer un si gr dans les déviations de la partie rétro-montanale de l'urètre, nou qu'il n'est autre chose que deux lobules juxtaposés qui appar à la face interne des lobes latéraux. Lorsque leur accroisseme portés jusqu'à la juxtaposition, ils forment un second isthme de tate qui sépare les voies urinaires des voies génitales correspond

Enfin la prostate a-t-elle une enveloppe fibreuse comme le rein et la plupart des autres glandes? Quelques auteurs l'ont cru eux, il faut citer Haller [1]; *Carneam membranam,* a dit le grand logiste, *non reperio.* Blandin et Huschke [2] ont émis de nos même sentiment.

Cependant Riolan [3] trouve qu'un muscle embrasse, étreint state et fait l'office de sphincter vésical. Pour de Graaf [4], la me d'enveloppe, qui est très-forte, reçoit des fibres charnues émana vessie. Duverney [5] estime qu'elle est musculaire et parsemée d'u nombre de vaisseaux. Manget [6] reconnaît avec Bianchi, auqu attribue la démonstration, qu'elle est entièrement musculeuse de sa face profonde partent beaucoup de fibres qui traversent l'i de la glande et en compriment les lobules dans tous les sens. considère la prostate comme logée entre les membranes de M. Cruveilhier [8] est porté à penser que le tissu qui est situé e vésicules est de nature musculaire, et M. Velpeau [9] écrit que l'en

[1] Elem. phys., t. VII, p. 465. — [2] Traité de splanch., p. 378.
[3] Anthrop., lib. v, cap. xxxv. — [4] De vir. org. gener. inserv., p. 102. — [5] OEuv. anat.,
[6] Theat. anat., lib. II, pars II, cap. I. — [7] Mémoire de l'acad. des sciences, 1700.
[8] Anat. descr., t. III, p. 634. — [9] Anat. chir., t. II, p. 249.

a une apparence charnue plus ou moins distincte, et que la prostate paraît s'être développée entre les tuniques de la vessie.

En réalité, la prostate a une gangue en partie musculaire, en partie fibreuse. L'extrémité antérieure de chaque lobe est plongée au milieu des fibres de l'orbiculaire de l'urètre. La surface convexe est recouverte d'abord par les fibres les plus externes de ce muscle, puis par une membrane fibreuse qui leur sert d'insertion, et qui la contourne jusque sur la ligne médiane de la face postérieure où elle se continue avec celle du côté opposé. La surface concave ou interne est en contact avec le faisceau intra-glandulaire du même muscle. La base est recouverte par leurs fibres tendineuses d'insertion, qui servent aussi d'attache à des fibres musculaires de la vessie.

En résumé, la prostate, comme les glandes de Cowper, est comprise entre des faisceaux musculaires ou leurs lames fibreuses d'insertion. Comme ces glandes, elle est pénétrée par des fibres de la même nature, qui isolent et réunissent à la fois ses lobules.

La présence de fibres musculaires et tendineuses dans l'épaisseur et sur la périphérie de la prostate donne à cette glande une consistance ferme et dure. Une fois que l'anneau musculaire intra-prostatique a été coupé, son tissu se laisse facilement déchirer sous l'influence de tractions. Aussi dans l'opération de la taille, le passage des tenettes et d'une pierre volumineuse, augmente-t-il aisément l'étendue de l'incision.

De toutes les parties que je viens de décrire, le raphé fibreux, qui est situé sur la ligne médiane postérieure, est la seule qui soit apparente à l'intérieur de l'urètre. Elle fait une saillie allongée, renflée dans son extrémité postérieure, qui commence à 1 centimètre en avant de l'orifice urétro-vésical, et qui va se terminant insensiblement dans la portion musculeuse : c'est le *verumontanum*, la *crête urétrale*, dont il a déjà été si souvent question. Sur les côtés sont deux gouttières que j'ai indiquées à l'occasion des sillons et des plis de la membrane muqueuse, et qui sont d'autant plus profondes qu'on les suit plus en arrière. En avant, le canal présente sur la ligne médiane une légère dépression linéaire qui devient profonde dans les cas où des corps fibreux développés en dedans des lobes latéraux de la prostate, au mi fibres qui forment le faisceau intra-glandulaire du muscle orbi de l'urètre. (*Voyez* planche I, fig. 1, c.)

CHAPITRE VI.

Muscles, Vaisseaux, Nerfs.

Les trois tuniques ou couches de l'urètre examinées, il nous reste encore, pour terminer l'étude de la texture de ce canal, à étudier ses muscles, ses vaisseaux et ses nerfs.

§ I. MUSCLES.

Les muscles de l'urètre sont au nombre de trois, deux intrinsèques, un seul extrinsèque. Ceux-là sont l'orbiculaire de l'urètre, et le bulbo-caverneux; celui-ci est le muscle transverse profond du périnée ou transverso-urétral. Nous verrons à l'occasion de ce dernier ce qu'il faut entendre par muscle de Wilson.

A. *Muscle orbiculaire de l'urètre.*

Pour faire connaître ce muscle dans son ensemble, nous n'avons qu'à rappeler les particularités consignées dans les recherches précédemment exposées. (*Voyez* pages 88, 107, etc.) Son étude serait d'ailleurs très-incomplète, si, abstraction faite des divers segments de l'urètre, on ne montrait sa parfaite unité dans toute la distance qui sépare le col de la vessie de l'immersion de la portion musculeuse dans la portion spongio-vasculaire.

Ses points d'insertion se font tous au-dessus de l'urètre, corps fibro-spongieux qui part des corps caverneux, adhère à l pubienne, se courbe en voûte comme cette arcade et recouvre l'u la prostate jusqu'à la vessie.

Les fibres charnues sont implantées sur chacune des moitiés d arcade fibreuse. Celles d'un côté passent du côté opposé de l'urètre nière à présenter un entre-croisement musculaire. Elles contourn suite le canal, et les fibres tendineuses qui leur succèdent s'entre-c sur la ligne médiane postérieure, de manière à former un raphé éte la base de la prostate au bulbe. Cette espèce de ligne blanche es de 2 millimètres, et haute de 3 dans la portion prostatique, à 1 mètre du col de la vessie. C'est à ce niveau qu'est la caroncule ou postérieure renflée du verumontanum. Elle va ensuite en s'ab et en s'effilant d'une manière insensible dans la saillie urétrale forme. Mais le raphé fibreux n'en est pas moins marqué jusqu'à l mité antérieure du muscle. En arrière de la caroncule, entre cett nence et le col de la vessie, les fibres sont très-pâles et l'entre- ment moins facile à constater.

Mais cet anneau musculaire contient dans son épaisseur les g de Cowper et la prostate. J'ai déjà exposé comment ses faisceau cartent pour couvrir leurs lobules.

L'anneau le plus postérieur est large de 5 à 8 millimètres et fo faisceau blanchâtre, dense, qui est le sphincter du col de la Nous aurons bientôt l'occasion de revenir sur cet anneau.

L'orbiculaire de l'urètre est immédiatement en contact avec la sous-muqueuse de ce canal. Sa face externe est recouverte, en ha la voûte fibreuse à laquelle elle prend des points d'insertion, et, elle est en contact avec du tissu cellulaire, des plexus veineux fibres des muscles extrinsèques qui s'insèrent sur la ligne blanche vient d'être question.

Nous avons déjà fait remarquer que des plexus formés par des très-petites sont placés dans l'épaisseur de ce muscle.

Rappelons que du raphé inférieur naissent d'avant en arrière 1° des fibres du muscle bulbo-caverneux; 2° la plupart des fibres du transverse profond ; 3° des fibres longitudinales et superficielles du rectum.

Ce muscle comprime l'urètre et en diminue par conséquent le calibre. Sa contraction tonique est vaincue par la force réunie des muscles abdominaux et de la vessie pendant l'émission de l'urine. Il concourt avec le bulbo-caverneux à en rejeter les dernières gouttes, ainsi que le sperme, par des contractions saccadées. Son faisceau postérieur qui fait l'office de sphincter vésical, ferme l'orifice et offre ainsi un point fixe qui empêche les liquides d'être poussés dans la vessie.

Les rétrécissements spasmodiques de l'urètre s'expliquent par la contraction de ce muscle puissant.

B. *Muscle bulbo-caverneux.*

Comme le précédent, c'est un muscle orbiculaire qui entoure l'urètre à la manière d'une gaîne contractile. Seulement il est séparé de la couche sous-muqueuse, par le bulbe et le cylindroïde spongio-vasculaire; en sorte que, au lieu de faire partie constituante de la paroi du canal, il lui est simplement surajouté.

De même que l'orbiculaire proprement dit présentait un entre-croisement de ses fibres sur les lignes médianes inférieure et supérieure du canal, de même le bulbo-caverneux a des fibres tendineuses qui continuent en bas la ligne blanche commencée par le verumontanum, et qui s'insèrent en haut sur les côtés d'une gouttière formée par les corps caverneux, et faisant suite en avant à celle du corps fibro-spongieux qui est sous l'arcade pubienne. Des muscles voisins viennent s'insérer sur le raphé inférieur du premier; il en est de même pour le second, ainsi qu'il sera bientôt facile de s'en convaincre. En un mot, c'est la même série de fibres, ayant des insertions analogues, une action identique, malgré quelques caractères différentiels.

Les fibres du bulbo-caverneux sont d'un rouge vif, et disposées en faisceaux ; les fibres de l'orbiculaire sont pâles, quoique stri travers, et fortement tassées les unes contre les autres. Celles-ci, mot, se rapprochent, par leur aspect extérieur, des fibres de la vi nique ; celles-là ont, au contraire, la disposition tranchée des mus la vie de relation. L'un de ces muscles renferme dans son épa entre ses fibres qui les reçoivent comme dans une boutonnière, d nules nombreuses qui forment des plexus ; l'autre en est dép mais il contient du tissu cellulaire assez lâche qui permet de dist ses faisceaux et ses fascicules, et se laisse traverser par quelques

Le muscle bulbo-caverneux, ainsi désigné par Winslow[1] à ca ses attaches, avait été décrit sous des noms divers, empruntés à son siége, tantôt à ses usages présumés. Il était le *primus peni culus* de Vésale[2], de Columbo[3] et de Laurentius[4] ; l'*accelerator* lan[5], l'*inferior sive urethram trahens* de Spigel[6], le *dilatator ureth accelerator seminis et urinæ* de Marchettis[7], *l'urethram dilatans* Graaf[8], l'*accelerator urinæ* de Cowper[9] et de Douglas[10], l'*acceler* Morgagni[11], de Santorini[12] et d'Albinus[13].

Longtemps regardé comme composé de deux corps qui se réun sur la ligne médiane, il n'est, à vrai dire, qu'un seul muscle, au titre que tous les muscles orbiculaires, comme celui des lèvres, le sphincter de l'anus. C'est enfin un muscle orbiculaire desti portion spongio-vasculaire de l'urètre.

La plupart des auteurs placent son origine sur la ligne blanc l'on remarque à sa partie inférieure, et sur un entre-croisement rétro-bulbaire commun à ce muscle, au sphincter de l'anus et au verse superficiel du périnée. Albinus[14], et à son exemple Theile[1

[1] Exp. anat., p. 571. — [2] De human. corp. fabr., lib. II, cap. XLIX.
[3] De re anat., lib., V, cap. XXIV. — [4] Laurentius, hist. anat., lib. V, cap. XXXVII.
[5] Anthrop., lib. V, cap. XXXVI. — [6] De hum. corp. fabric., lib. IV, cap. XII. — [7] Anat., c
[8] De vir. org., p. 143. — [9] Myot., 1694, cap. III. — [10] Myog., cap. III.
[11] Adv. anat., III, animad. 40. — [12] Obs. anat., cap. X, § 7.
[13] Hist. muscul., lib. III, cap. LXXXVIII. — [14] Loc. cit. — [15] Myol. et Angéio., p. 105.

sidèrent, au contraire, comme point de départ de toutes ses fibres la gouttière inférieure du corps caverneux et le commencement de celle qui est due au corps fibro-spongieux. C'est ainsi, à mon sens, qu'il faut envisager le bulbo-caverneux.

Si donc on étudie les attaches supérieures de ce muscle, on verra que d'arrière en avant elles se présentent dans l'ordre suivant :

1° Au niveau de la protubérance du bulbe, les fibres se détachent de l'entre-croisement fibreux inférieur de l'orbiculaire de l'urètre.

2° En avant de l'immersion de la portion musculeuse de ce canal dans la portion spongio-vasculaire, elles naissent par des fibres tendineuses entre-croisées de la face inférieure de la lame fibreuse dont le sommet est reçu dans l'angle rentrant des corps caverneux, dont les bords adhèrent à ces corps, et qui se continue en arrière avec le corps fibro-spongieux.

3° Au niveau de la gouttière des corps caverneux, les fibres musculaires commencent par des fibres tendineuses également entre-croisées entre elles et avec celles de l'ischio-caverneux, et s'insérant sur cette gouttière et sur la cloison de ces corps.

4° A la hauteur de l'angle pré-pubien les corps caverneux présentent un léger étranglement que Kobelt[1] a signalé et figuré. Cet étranglement constant donne le plus souvent attache à des fibres musculaires, et quelquefois est recouvert par un faisceau qui monte jusqu'au ligament suspenseur de la verge, auquel il s'insère. C'est un faisceau exceptionnel, connu aujourd'hui sous le nom de *muscle de Houston*[2], mais qui appartient au bulbo-caverneux. Les attaches les plus antérieures de ce dernier muscle se font donc non plus à la partie inférieure concave des corps caverneux, mais sur la partie externe de leur convexité, et, dans certains cas, sur le ligament suspenseur, soit à ses parties latérales et inférieures, soit, ce qui est beaucoup plus rare, à son extrémité supérieure.

[1] De l'app. du sens gén., p. 29. — [2] Dublin hospital reports, t. v, p. 469.

De ces divers points d'insertion les fibres tendineuses se diri
bas et en arrière et donnent rapidement naissance à des fibres c
qui contournent le corps spongio-vasculaire et qui, arrivées sur
médiane, se terminent dans un raphé fibreux. Notons que cet en
sement fibreux manque quelquefois dans l'extrémité antérieure
cle; ce sont alors des fibres musculaires qui s'entre-croisent direc

Au niveau de la saillie du bulbe la ligne blanche fibreuse se
en avant avec la cloison de ce renflement, et en arrière avec u
fibreuse placée de champ, parfaitement bien décrite par M. Cru
sous le nom de *lame fibreuse médiane du périnée*. Celle-ci n'est el
qu'un entre-croisement fibreux dans lequel viennent se confond
ques fibres des muscles transverse superficiel du périnée et s
de l'anus. Mais cette lame fibreuse intermédiaire n'est pas co
Les fibres charnues des muscles précédents s'entre-croisent al
continuent directement avec quelques-unes des fibres du bulb
neux.

De la direction générale des fibres de ce muscle, qui est ob
bas et en arrière, il résulte que le corps spongio-vasculaire
primé d'arrière en avant et de bas en haut, en sorte que le san
la remarque de Kobelt, est expulsé vers la partie antérieure de l'
vers le gland. Dans l'émission des dernières gouttes d'urine et dans
sperme, le muscle bulbo-caverneux agit par l'intermédiaire de
sanguine qui exerce ainsi une compression d'arrière en avan
méat, sur la paroi supérieure de l'urètre et les corps caverneux
l'office de point d'appui. Mon excellent collègue, M. A. Gué
déjà signalé ce mode d'action dans une note communiquée e
l'Académie de Médecine.

Les fibres qui naissent en avant de la réunion de la portion
leuse à la portion spongio-vasculaire, sont profondes. Elles fo
faisceau, dont les fibres rayonnent de manière à entourer le

[1] Anat. descr., t. III, p. 652.

bas, en arrière, et en haut, et que Kobelt[1] propose d'appeler *musculus compressor hemispherium bulbi;* mais ce n'est pas là un muscle distinct, car ses insertions supérieures se trouvent dans la série des insertions supérieures du bulbo-caverneux, et ses fibres n'ont une direction particulière, que parce que celle-ci est, pour ainsi dire, commandée par la saillie que fait le bulbe en arrière.

C. *Muscle transverso-urétral ou transverse profond du périnée.*

Ce muscle est extrinsèque. Il s'insère par une de ses extrémités sur le raphé inférieur de l'orbiculaire de l'urètre, et par l'autre sur la branche ischio-pubienne. La plupart des anatomistes français l'ont confondu avec le muscle de Wilson, en sorte que l'histoire de ces deux muscles est aujourd'hui pleine de confusions et couverte d'obscurités.

Cependant les recherches n'ont pas fait défaut, mais elles ont été entreprises avec le scalpel seul. La méthode des coupes n'ayant pas été mise à profit, nul n'a vu les fibres entre-croisées de la partie antérieure du muscle orbiculaire de l'urètre, ni le rapport véritable de ce muscle avec le muscle dont il s'agit ici.

Le transverse profond du périnée, ainsi dénommé par M. Cruveilhier[2], pour le distinguer du transverse superficiel dont l'extrémité interne se perd en avant de l'anus, avait été auparavant décrit par Guthrie[3]. Aussi, dans le langage de l'école l'appelle-t-on quelquefois *muscle de Guthrie.*

D'autre part, Wilson[4] avait fait figurer sur une planche annexée à un travail, lu en décembre 1808 et inséré dans les *Transactions médico-chirurgicales* de Londres, un petit muscle auquel il attribuait la faculté de soulever et de comprimer l'urètre. Ce muscle, qui porte le nom de son auteur, a été l'occasion de dissentiments nombreux parmi les anato-

[1] De l'app. du sens génit., p. 31. — [2] Anat. descrip., t. III, p. 655.
[3] Anat. and. dis. of the urin. and sex. org. chap. II, p. 21. — [4] Méd. chir. trans., t. I, p. 175.

mistes français. Quelle est donc la description qu'en donne
« J'ai démontré, dit-il, depuis dix années l'existence de deu
« charnus très-distincts, appartenant à des muscles de forme t
« laire, qui, réunis inférieurement par un tendon commun, tan
« chacun d'eux possède une attache tendineuse distincte à
« interne de la symphyse pubienne, sont placés de telle sorte qu'il
« rent la portion membraneuse de l'urètre. Le tendon qui ap
« exclusivement à chaque muscle est d'abord arrondi, mais il s'
« mesure qu'il descend ; il se fixe à la partie postérieure de la sy
« des pubis, chez l'adulte, à 1/8 de pouce environ au-dessus d
« inférieur de l'arcade cartilagineuse du pubis, et à une distanc
« près égale au-dessous de l'insertion du tendon de la vessie, a
« est uni, ainsi qu'au tendon du muscle du côté opposé, par
« cellulaire très-lâche. Ce tendon descend d'abord parallèlemen
« congénère au contact duquel il se trouve ; puis il s'élargit bi
« donne alors naissance à des fibres charnues qui augmentent a
« largeur, et, arrivées au voisinage de la partie supérieure de la
« membraneuse de l'urètre, se séparent de celles du côté opposé
« lent sur les parties latérales de cette portion membraneuse dan
« son étendue, s'incurvent sous celle-ci, et rencontrant enfin les
« homologues du côté opposé, forment avec elles une ligne ten
« médiane. Une des extrémités de ce tendon commun est unie à
« tie postérieure du tendon qui réunit les muscles *acceleratores u*
« qui, dans le périnée, se joint aussi à quelques-unes des fib
« sphincter de l'anus et des muscles transverses du périnée. »

J'ai voulu rapporter en entier ce que Wilson dit de son muscl
que le lecteur pût juger des difficultés qui se sont élevées su
question. Ce qui me frappe le plus, dans cette description, c'est l'é
du muscle à toute la portion musculeuse, la ligne blanche qu'il for
dessous de l'urètre, l'union de ce raphé « à la partie postérieure
« don qui réunit les muscles *acceleratores urinæ,* » son insertion
rieure par deux tendons juxtaposés , et leur séparation au

seulement de la partie supérieure du canal; n'étaient les insertions supérieures et l'entre-croisement supérieur des fibres du muscle orbiculaire, j'y retrouverais ce muscle exactement comme il est dans la portion musculeuse de l'urètre.

Comment se fait-il donc que la plupart des auteurs, tels que MM. Velpeau[1], Blandin[2] et Mercier[3], n'aient vu dans le muscle de Wilson autre chose qu'un faisceau du releveur de l'anus? L'erreur surprend d'autant plus que Wilson lui-même ajoute plus bas que « l'on peut le séparer distinctement du releveur de l'anus, en incisant tout simplement « une membrane cellulaire. » Serait-ce là l'aponévrose latérale de la prostate, qu'a décrite M. Denonvilliers[4] et que l'auteur anglais aurait pris lui-même le soin d'indiquer comme limite entre les deux muscles?

En résumé, Wilson n'a réellement vu que la moitié inférieure de l'orbiculaire de l'urètre avec sa ligne blanche; quant aux attaches supérieures qu'il donne, elles sont le produit de sa dissection. Il ne s'est pas même douté de l'entre-croisement supérieur des fibres musculaires. Tel qu'il le décrit, son muscle n'existe pas.

Il est aussi évident d'après les citations données plus haut que Wilson n'avait aperçu aucune fibre du muscle de Guthrie; mais on ne peut admettre que le constricteur de l'urètre soit composé et du muscle de Wilson et du muscle de Guthrie, comme le veut M. Gosselin[5]. Le vrai constricteur est l'orbiculaire dont Wilson n'a bien vu que la moitié inférieure; le muscle transverse profond, qui a été découvert plus tard par Guthrie, lui est simplement annexé.

Le transverso-urétral est situé au-dessus du ligament de Carcassonne, au-dessous de l'aponévrose latérale de la prostate, ou, si l'on veut, entre les deux feuillets de l'aponévrose moyenne du périnée. Il est séparé par celui-là du transverse superficiel et de l'ischio-caverneux, par celle-ci du muscle releveur de l'anus.

[1] Anat. chir., t. II, p. 237. — [2] Anat. descrip., t. II, p. 427.
[3] Rech. anat., phys. et path., etc., p. 67. — [4] Thèse inaug. Paris 1837, n° 285, p. 20.
[5] Arch. gén. de méd., 4e série, t. XXI, p. 98.

Il naît par des fibres tendineuses de la branche ischio-pubienn loin de la symphyse dans un cas, pour que M. Demarquay[1] ait pu rer une distance de 4 à 5 centimètres. Mais habituellement l'ir se fait moins bas. De ces faisceaux fibreux partent des fibres c qui pour la plupart se dirigent obliquement en haut, en avant et dans. Quelques-unes se détachent des faces correspondantes des vroses entre lesquelles ce muscle est placé, et suivent la même tion. Arrivées près de la ligne médiane, elles s'insèrent sur le tendineuses de la ligne blanche du muscle orbiculaire. C'est don qu'on a admis que ce muscle se séparait en deux faisceaux, l'u rieur, l'autre postérieur, pour entourer l'urètre. (*Voyez* planche I, fi Cependant j'ai vu dans un cas quelques-unes de ses fibres se cor sans passer dans l'entre-croisement inférieur, avec des fibres de l laire du même côté. Les faisceaux les plus postérieurs se recour arrière pour gagner les fibres longitudinales antérieures du rect

Ces muscles présentent dans leur développement beaucoup riétés : ils sont grêles et pâles chez les individus amaigris et affai des lésions organiques; ils sont, au contraire, rouges et volu chez les gens robustes et d'une forte constitution. Quelquefois l'u est petit, tandis que son congénère est très-développé. Il faut, p étudier avec fruit, avoir la précaution de dégorger le périnée d que renferme son système veineux.

L'action des transverses profonds a évidemment pour effet le rement de l'urètre; ils porteraient ce canal en bas et en arrière s fibres du muscle orbiculaire. On peut considérer les fibres de nier comme se continuant, après l'entre-croisement sous-urétra celles du second. Sous ce point de vue, les fibres correspondar l'orbiculaire iraient s'insérer sur les branches ascendantes de l' et descendantes du pubis.

[1] Arch. gén. de méd. 4e série, t. xxi, p. 95

§ II. VAISSEAUX.

Les vaisseaux de l'urètre sont, comme pour tout autre organe, des artères, des veines et des vaisseaux lymphatiques.

A. *Artères.*

Elles proviennent toutes du tronc de l'hypogastrique, au moyen de rameaux émanés de branches des vésicales antérieure et inférieure, et de la honteuse interne. Les premières fournissent au col de la vessie et à la portion prostatique de l'urètre; les branches de la seconde se ramifient dans les portions musculeuse et spongio-vasculaire.

1° La vésicale inférieure, *vésico-prostatique* de Chaussier, est la principale artère du col et du segment prostatique du canal. Elle gagne la couche de tissu cellulaire qui sépare la vessie du rectum, le bas-fond de ce réservoir, et se divise en ramifications nombreuses sur les vésicules séminales, les canaux déférents et la prostate. Un rameau de 1/2 millimètre de diamètre contourne de bas en haut le col, et va sur la ligne médiane de la face antéro-supérieure s'anastomoser, 1° avec celui du côté opposé, 2° avec des divisions de la vésicale antérieure en arrière, et en avant avec des ramuscules qui couvrent la partie supérieure de la prostate, et qui se détachent de la honteuse interne au moment où cette artère passe sous la symphyse des pubis pour sortir du bassin. Un autre rameau s'enfonce dans l'infundibulum des canaux éjaculateurs, marche en avant et se perd dans la membrane muqueuse. Quelquefois la vésicale inférieure est double; la postérieure est alors destinée au bas-fond de la vessie, aux vésicules séminales, aux canaux éjaculateurs et à la membrane muqueuse du canal; l'antérieure, au col et à la prostate. Les divisions terminales de l'artère vésicale inférieure pénètrent entre les fibres musculaires de la portion prostatique, donnent des rameaux qui serpentent entre les lobules, et se terminent en tive dans la membrane muqueuse. Il faut signaler dans l'épais la paroi de ce segment du canal les anastomoses qui existent e vésicale inférieure, et ceux des rameaux de la honteuse interne q dans la portion musculeuse.

2° La vésicale antérieure ne fournit dans l'état habituel que de ramifications anastomotiques avec la précédente sur le col de la mais lorsqu'elle naît de l'obturatrice ou de la honteuse interne, e mine d'avant en arrière sur la partie musculaire de la portion tique pour gagner le col et remonter sur la face antérieure du ré urinaire. Chemin faisant, elle fournit des rameaux anastomotiqu l'artère vésicale inférieure. Sur une des pièces que j'ai dépos novembre 1853 au Musée de l'école, on voit chaque artère honte terne fournir, au moment où elle passe sous l'arcade pubienn branche qui se détache, à angle aigu, suit une marche récurrente, s sur la partie supérieure de la portion musculeuse du canal, à l elle donne des rameaux, et qui gagne le col de la vessie et la par rieure de ce réservoir : c'est l'artère vésicale antérieure, dont l' anormale ressemble à celle des artères cérébelleuses inférieu moment où celles-ci se détachent des vertébrales et de la basilair

Les branches uréthrales de la honteuse interne sont : la périn superficielle du périnée, les artères bulbaires, les branches colla et terminales de la dorsale du pénis.

1° L'artère superficielle du périnée naît au niveau du muscle verse superficiel, et se dirige d'arrière en avant et de dehors en d pour se placer dans l'interstice celluleux des muscles ischio et caverneux; de là elle continue son trajet oblique en avant et ligne médiane, et arrive dans l'épaisseur du dartos, où elle four tère de la cloison; elle se termine par des ramifications destin scrotum et à la peau de la verge. Chemin faisant, la superfici périnée a fourni des rameaux à droite et à gauche à l'ischio-cav et au muscle bulbo-caverneux ; mais dès la première partie de so elle a émis une branche, l'hémorroïdale inférieure : or, c'est de cette branche que partent principalement des rameaux urétraux.

Au moment où cette branche atteint la ligne médiane entre le bulbe et l'anus, elle se divise en ramifications nombreuses dont les unes postérieures s'anastomosent avec les autres hémorroïdales, d'autres antérieures vont se rendre au muscle bulbo-caverneux. Un certain nombre, supérieures, se perdent dans la portion musculeuse de l'urètre et dans la prostate. Ces dernières s'anastomosent avec les divisions déjà décrites des artères vésicales inférieure et antérieure. Du réseau artériel qui résulte de ces anastomoses partent des ramuscules qui gagnent la couche sous-muqueuse et qui, après s'être divisées encore, se rendent dans la membrane interne ou muqueuse de l'urètre.

2° L'artère bulbaire est quelquefois double. Elle a un calibre de 2 millimètres au moins de diamètre. Elle naît à 2 1/2 centimètres en avant de l'artère superficielle le plus souvent à angle aigu et se dirige obliquement en avant et en dedans du côté de la partie supérieure du renflement bulbaire. Dans un cas observé par M. Sappey [1], cette artère se détachait du tronc à angle obtus, puis s'infléchissait pour se porter en haut et en avant. Arrivée sur les côtés de la ligne médiane, elle donne des ramifications aux glandes de Cowper, à la portion musculeuse et perce la membrane fibreuse d'enveloppe de la protubérance du bulbe, immédiatement en arrière de la jonction des segments musculeux et spongio-vasculaire. Elle se divise et se subdivise dans l'épaisseur du tissu spongieux, et se termine en avant par des rameaux ténus qui se prolongent au moyen d'anastomoses avec d'autres artères, jusqu'à la base du gland.

Un peu en arrière du niveau de la réunion des racines des corps caverneux part, de chaque artère honteuse interne, une branche moindre de moitié que la précédente, à peu près inaperçue par les auteurs et qu'a signalée Kobelt [2] sous le nom de *bulbo-urétrale*. Cette branche

[1] Rech. anat. sur la conf. ext. et la struct. de l'urèt. de l'hom., p. 74.

[2] De l'appareil du sens génital, p. 27.

pénètre aussitôt dans le cylindroïde spongio-vasculaire par sa supérieure, et se divise en ramifications postérieures qui s'anasto avec les divisions antérieures de la bulbaire proprement dite antérieures qui se réunissent aux branches émanées de l'artè sale de la verge.

3° Les branches fournies à l'urètre par la dorsale de la ver collatérales et terminales, les premières destinées au cyli spongio-vasculaire, les secondes au gland. Celles-là contourn corps caverneux sur lesquels elles forment des arcades succe celles-ci plongent avec l'enveloppe fibreuse de la verge entre la réfléchie des faisceaux glandaires et les corps caverneux ou le longement fibreux médian.

Dès que l'artère dorsale du pénis est située dans le sillon su des corps caverneux, elle fournit des branches collatérales. C naissent d'abord à angle droit, puis à angle de plus en plus mesure qu'elles s'éloignent de la symphyse. Elles se dirigent hors, bientôt en dehors et en avant et se divisent deux o fois avant d'arriver dans le sillon de séparation des corps caver de l'urètre. Les rameaux postérieurs de chaque division s'anasto avec les rameaux antérieurs de la branche qui précède, de ma former une série de petites arcades à concavité supérieure sur le des corps caverneux. L'arcade la plus inférieure correspond au de séparation de ces corps et de l'urètre, et forme une ligne p droite.

Les branches collatérales dont il s'agit émettent des rameaux qu trent dans l'intérieur des corps caverneux et qui s'anastomosent a ramifications des artères caverneuses; à leur terminaison, elles pl au milieu des réseaux dorsaux du cylindroïde, et, en s'anastomos tre elles, et avec la bulbo-urétrale de Kobelt, répètent profondén série d'arcades que j'ai signalées à l'extérieur du pénis. Ainsi se tr prolongés jusqu'au gland les rameaux terminaux des artères bul

En arrière, le rameau postérieur de bifurcation de la première b collatérale de l'artère dorsale, contourne la racine correspondante des corps caverneux et s'anastomose avec un rameau très-petit qui se détache de l'artère superficielle du périnée.

En avant, les divisions terminales des artères dorsales s'insinuent sous le capuchon glandaire et vont, les moyennes, jusqu'au méat avec le prolongement fibreux médian des corps caverneux, les latérales, sur les côtés des faisceaux directs vers le frein. Elles fournissent des divisions très-délicates qui traversent les aréoles des vaisseaux et vont, en définitive, les supérieures dans la muqueuse du gland, les inférieures dans la muqueuse urétrale.

Telles sont les artères de l'urètre. Mais une question se présente, question controversée et sur laquelle les micrographes ne sont point d'accord : quel est le mode de terminaison des artères dans les mailles spongieuses de l'urètre?

J. Muller [1] admet non pas trois, comme on l'a dit, mais deux formes de terminaison des artères. Dans l'une, les dernières divisions cheminent dans l'épaisseur des trabécules, et se continuent avec des veines correspondantes, absolument comme dans les autres parties du corps; ce sont des *rameaux nourriciers*. Dans l'autre, le ramuscule artériel se dégage de l'épaisseur d'une lamelle du tissu spongieux; il se contourne en vrille et fait une saillie dans les mailles. Son extrémité terminée en cul-de-sac y laisse tomber le sang par les ouvertures dont elle est percée. Le diamètre de ces artères est de 0,14 à 0,16 de millimètre.

Valentin [2] soutient que les *artères hélicines* de J. Muller sont le produit de la rupture d'une trabécule qui, détachée d'un côté, se dispose en hélice, en raison de son élasticité propre. Le sang est versé dans les mailles au moyen de fentes qui terminent les artères. Quand on a injecté, dit-il, les artères et les mailles avec de la colle, et qu'on retire cette matière de l'intérieur de ces espaces, on voit qu'elle tient par une radicule à de très-petites ouvertures allongées qui sont au fond d'un infundibu-

[1] Arch., 1835, p. 202. — [2] Arch., 1838, p. 182.

lum et qui sont placées sur la périphérie. Qui plus est, Valentin avec une loupe ces fentes sur les corps caverneux du cheval, en la précaution de placer la pièce dans l'eau et d'écarter les trab avec une pince.

Krause, Erdl, partagent les vues de Muller; et Hyrtl, au dire de a trouvé les artères hélicines non-seulement dans les corps cave de l'homme, mais encore dans les organes érectiles qui garniss tête et le cou de certains animaux.

Henle[1] trouve, comme Valentin, que les artères hélicines sont le p d'un accident, mais il n'a pu les produire artificiellement en rompa trabécules. Celles-ci ne lui ont jamais présenté, après leur soluti continuité, que des arcs et non des spirales. Que si les artères dernier aspect, c'est qu'elles se déchirent pendant les tractions qu exercées sur les lamelles qui les contiennent, et qu'elles se rétr dans leur intérieur. Cependant Henle n'en conclut pas qu'il n'exis d'artères hélicines naturelles, et il n'ose se ranger d'une manière p ni à l'une ni à l'autre des deux opinions.

Pour Kœlliker[2], ces vaisseaux existent. Rien plus, cet anat est porté à croire que le cul-de-sac terminal n'est qu'une apparen que de son extrémité part un vaisseau très-fin, presque capillaire

J'ai voulu donner le tableau des dissidences qui règnent parmi teurs les plus recommandables, dont l'habileté à manier le micro est justement appréciée. Loin de moi la prétention de trancher une tion si difficile; je me contenterai d'appeler l'attention sur ces déta demandent encore de nouvelles recherches.

Les considérations qui précèdent ne sauraient s'appliquer aux p des parois urétrales qui sont uniquement formées par des réseau neux. Elles s'adressent donc aux branches artérielles qui vont se r dans le bulbe et dans la portion postérieure et inférieure du cylin spongio-vasculaire, qui ont seuls des mailles analogues à cell corps caverneux.

[1] Anat. génér., t. II, p. 14. — [2] Elém. d'hist. hum., p. 569.

B. *Veines*.

La disposition générale des veines de l'urètre est celle des artères. Mais il ne faut pas examiner longtemps une injection du pénis pour voir que, dans les détails, elle en diffère d'une manière notable. Le volume des veines est considérable eu égard à celui des artères; leurs anastomoses forment des plexus si riches qu'on y trouve des réseaux de 2 et 3 centimètres de longueur. Elles communiquent largement avec des veines voisines, les hémorroïdales, l'obturatrice. D'ailleurs, elles se rendent en définitive dans le tronc veineux hypogastrique, comme les artères dans le tronc iliaque interne.

Dans les points où les parois du canal présentent des mailles spongieuses, leur origine n'a rien qui les différencie de celles qui prennent naissance dans les corps caverneux. On sait que c'est absolument la même disposition que celle de la rate du veau, comparaison qu'avait faite Ruysch[1] et, avant lui, Van Horne. Au niveau des plexus les veines se détachent de la masse vasculaire pour prendre une autre direction. Habituellement on voit serpenter le vaisseau parmi d'autres vaisseaux tortueux, avant qu'il ne s'isole. Dans les parties caverneuses, au contraire, la veine se détache brusquement et traverse la membrane fibreuse d'enveloppe.

1° Dans la portion prostatique, les veines de l'urètre forment un plexus sous-muqueux déjà décrit (*voyez* page 52), dont les rameaux très-ténus passent entre les fibres musculaires du col de la vessie et des parois prostatiques, entre les lobules de la glande, et vont se rendre dans un plexus considérable formé de gros vaisseaux, et qui recouvre en haut et sur les côtés ce segment du canal. Au-dessous, sur la partie inférieure de la prostate, existe aussi une couche de veines plexiformes, qui se prolonge en arrière sur les vésicules séminales, mais qui est infiniment moins épaisse. Ainsi des veines, souvent anastomosées

[1] Obs. 6.

entre elles, existent entre les fibres musculaires de la portion pros
et peuvent, par conséquent, être comprimées pendant leur conti
L'énorme plexus qui est au dehors est aussi embrassé sur ses c
l'*elevator prostatæ*. En haut les fibres superficielles antérieures de
sie, après s'être entre-croisées au niveau du col, se prolonge
leur tendon terminal jusqu'au pubis et reçoivent entre elles,
dans des boutonnières, quelques-unes des veines de ce plexu
doute que la contraction de toutes ces fibres charnues n'étran
vaisseaux et ne concoure au phénomène de l'érection.

Le plexus veineux prostatique fournit : en haut, une veine v
antérieure ; en bas, des rameaux anastomotiques avec les plexus
roïdaux ; en arrière, des veines d'abord plexiformes qui corresp
aux artères vésicales postérieures et qui vont se rendre dans l
veineux hypogastrique. Il se prolonge en avant sur la portion r
leuse de l'urètre et communique par son intermédiaire avec les o
également plexiformes des veines honteuses internes.

2° Dans la portion musculeuse on trouve encore le plexus sou
queux dont il a été parlé. J'ai fait remarquer plus haut que l'orbi
de l'urètre renfermait dans son épaisseur des veines qui commun
avec ce réseau. En dehors, elles se rendent dans un plexus qu
autre chose que la fusion des origines plexiformes des veines hon
internes. La pièce 40 que j'ai déposée au Musée de l'école est
exemple de cette disposition; on voit la communication de ce
avec celui qui environne la portion prostatique et avec la termi
des veines dorsales du pénis. Les artères honteuses internes serp
au milieu des veines, tantôt cachées sous elles, tantôt à la superfi
plexus. Il cesse sur les côtés, vers la réunion des branches asce
de l'ischion et descendante du pubis, pour donner naissance aux
veines honteuses internes. (*Voyez* planche IV, fig. 3.)

Les veines bulbaires, qui correspondent aux artères du même
concourent à former ce plexus.

Sa forme générale est celle d'un triangle dont le sommet, ant se continue avec les veines dorsales de la verge, et les deux angles postérieurs avec les veines honteuses internes. Par sa face postéro-supérieure, il se continue avec les plexus prostatique et hémorroïdaux; par sa face inférieure, il reçoit des veines du bulbe. Il est traversé par le canal vers son centre de figure.

J'appellerai ce plexus, *plexus de la portion musculeuse,* pour le distinguer de celui de la portion prostatique dont il diffère par sa forme, par son siége, par ses rapports avec les veines dorsales du pénis, bulbaires, ou transverses du périnée qui sont ses afférents, et les veines honteuses internes qui le terminent; tandis que celui de la périphérie de la prostate est en rapport avec les veines vésicales. Il est désigné par les auteurs allemands sous le nom de *plexus pudendalis* [1]. Une remarque générale, c'est que l'un et l'autre plexus est compris dans la charpente fibreuse que j'ai déjà plusieurs fois indiquée, et qui, réunie à ces veines, forme le corps fibro-spongieux.

3° Dans la portion spongio-vasculaire, les veines de l'urètre se détachent du canal d'une manière distincte; ce ne sont plus des veinules allant se rendre presque immédiatement dans les grosses veines de riches plexus, comme précédemment. Elles ont été presque toujours étudiées par les auteurs, avec celles des corps caverneux, sous la dénomination générale de veines de la verge ou du pénis.

Les premiers anatomistes ne nous ont rien laissé sur leur description, pas même de Graaf ni Ruysch. Cowper, d'après Haller[2], Duverney[3], ont vu les communications qui existent entre les veines qui sortent de la partie latérale et inférieure des corps caverneux, et celles qui émanent de l'urètre, anastomoses un peu oubliées, et qui ont pu faire croire à Moreschi et à M. Sappey qu'ils les avaient découvertes l'un et l'autre, le premier en 1817[4], le second en 1841 et en 1854[5]. Winslow[6] n'a fait qu'indiquer la présence de 2 ou de 3 veines dorsales au lieu de 1, comme le voulaient

[1] Theile, Traité de myol. et d'ang., p. 368. — [2] Elém. phys., t. VII, p. 515.
[3] OEuv. anat., p. 303. — [4] Comment. de urct. corp. glandisque struct., p. 12.
[5] Rech. sur la conf. et la struct. de l'urè. de l'homme, p. 80. — [6] Exp. anat., p. 573.

Fallope[1], Eustachi[2], Cowper[3], de Graaf[4], Heister[5] et Morga
a constaté la communication entre les veines préputiales et cell
paroi de l'urètre. Les belles injections de Moreschi[7] lui ont
d'admettre cinq veines dorsales de la verge, la médiane est plus
que les moyennes et celles-ci sont plus longues que les extern
fin les recherches de Kobelt[8] ont fait faire à l'anatomie des ve
pénis un certain progrès, qu'ont d'ailleurs complété des injectio
à l'école de Paris dans des concours récents.

a. De la face profonde des faisceaux réfléchis ou extérieurs d
partent un grand nombre de petites veines qui au bout de 2 à
mètres de trajet s'anastomosent à angle aigu en se dirigeant
racine de la verge. Chemin faisant, le rameau qui résulte de ce
nion en reçoit d'autres, et contracte des anastomoses avec les r
voisins. Ces vaisseaux sont soutenus par un prolongement d
penis, et, devenus un peu plus gros, ils suivent une direction fle
et atteignent ainsi le niveau de la couronne du gland, placés au-
d'elle et au-dessus de l'extrémité antérieure du corps caverneux.
ment là un admirable réseau à mailles serrées, qui se prolong
manière variable dans l'étendue de 1 à 3 centimètres du gland. U
préparation consiste à l'isoler du corps caverneux en conserv
rapports avec le capuchon glandaire. (*Voyez* planche II, fig. 6, A.

Le réseau dont il s'agit reçoit sur toute sa surface supérieure des
cules qui viennent de la partie réfléchie du gland, et qui s'anasto
avec ces vaisseaux à angle aigu ouvert en avant. De sa face in
partiraient d'après Kobelt[9] des veines qui perceraient l'extrémit
rieure des corps caverneux pour s'aboucher dans les mailles spo
ses. Je n'ai pas été assez heureux pour les voir; cependant je
porté à les admettre, si, en anatomie, l'analogie pouvait être sub
à l'observation. Nous verrons, en effet, que des vaisseaux,

[1] Inst. anat., p. 191. — [2] Tab. xii, fol. 1. — [3] Gland. nup. det., tab. 1. — [4] De vir. org., t
[5] Anat., f. 22. — [6] Adv. anat., iv, p. 9. — [7] Loc. cit., p. 12.
[8] De l'app. du sens gén. — [9] Loc. cit., p. 8.

de la face supérieure du cylindroïde spongio-vasculaire, traversent le tissu fibreux de ce corps sur les côtés de leur gouttière. Or, la partie réfléchie du gland ne correspond-elle pas à la face supérieure du cylindroïde et l'extrémité des corps caverneux à leur gouttière inférieure ?

Sur les côtés, le réseau reçoit des veines formées elles-mêmes par les anastomoses angulaires et successives de veinules qui partent de la partie inférieure de la couronne, du frein et des deux faisceaux, résultat de la division constante des *retia mirabilia* du cylindroïde.

A une distance variable du gland, on voit se détacher sur la ligne médiane de ce réseau dorsal de la verge, un tronc plus volumineux qui court d'avant en arrière, et qui est l'origine de la veine dorsale médiane. Souvent aussi, mais non pas dans tous les cas, elle reçoit une veine assez grosse qui est le tronc commun des veines du prépuce. Habituellement les vaisseaux veineux de ce repli, qui d'ailleurs ont des anastomoses avec des vaisseaux émanés du cylindroïde spongio-vasculaire, se rendent dans une veine sous-cutanée qui va gagner la saphène interne. Aux divisions du réseau succèdent enfin des veines au nombre de deux de chaque côté, dont le calibre est petit et qui courent sur le dos de la verge vers le plexus de la portion musculeuse, à droite et à gauche de la veine dorsale médiane.

b. Le cylindroïde émet des veines et par sa face inférieure, et par la supérieure. Elles sont rares à la superficie de la première et vont se rendre, avec les branches sous-cutanées du pénis, dans la veine sous-cutanée dont il a été fait mention, c'est-à-dire, dans la veine honteuse externe; quant à la seconde, elle émet les veines principales du corps spongio-vasculaire de l'urètre.

On voit ces veines quitter les *retia mirabilia* pour se diriger en haut et en arrière. Elles s'anastomosent entre elles, comme le faisaient celles de la face profonde de l'écaille glandaire, et donnent naissance à un tronc plus volumineux qui se porte sur les côtés des corps caverneux, les contourne et va se rendre obliquement en arrière sur la veine médiane dorsale dans laquelle elles se jettent. On compte de 5 à 8 veines qui enlacent ainsi les corps caverneux. Elles sont pour la plup compagnées par des branches artérielles correspondantes que l'artère dorsale de la verge. Des détails relatifs à leur origine, à la moyenne de leur trajet et à leur terminaison doivent nous arré instant.

α. Entre la gouttière des corps caverneux et l'urètre existe un qui a été signalé pour la première fois par Kobelt[1]. Ce plexus, trè en arrière du niveau du gland et sous ce renflement, va diminua à peu d'avant en arrière jusqu'à la réunion des racines des corps neux. Il reçoit des branches du cylindroïde spongio-vasculaire corps caverneux, et établit ainsi une communication indirecte en parties. Indépendamment de cette disposition, les corps cavern l'urètre sont liés entre eux dans leur circulation par des veinul petites qui partent du cylindroïde et vont directement traverser loppe fibreuse des premiers, près des bords de leur gouttière. Kobelt qu'on doit ces détails. Mais le fait de la communication même avait été reconnu par Cowper[2], Duverney[3], Bichat[4] et Pa J'ai pu vérifier l'existence de vaisseaux directs entre les corps neux et la paroi du canal. Si la matière des injections ne les souvent qu'avec difficulté, c'est que l'enveloppe fibreuse des corps neux étant distendue, l'ouverture vasculaire dont ils sont per ferme à la manière des lèvres d'une boutonnière qu'on soumettr ses angles à des tractions opposées. Pour avoir chance de réu faut pousser l'injection par le bulbe.

β. Au niveau de la terminaison des veines urétrales dans les dorsaux de la verge existent encore des communications entre ces et les aréoles du tissu spongieux des corps caverneux. M. Trélа jourd'hui prosecteur de la Faculté, a montré le premier ce fait d concours pour la place d'aide d'anatomie. Quelques mois plus ta

[1] Loc. cit., p. 17. — [2] Gland. nup. detect., tab. 1. — [3] Œuvres anatomiques, p. 303.
[4] Anat. descr., t. v, p. 244. — [5] Osserv. antr. zoot. fisio., p. 10 et 11.

novembre 1853, j'ai aussi déposé dans le Musée une pièce [1], qui démontre la même particularité.

c. Au niveau des convexités latérales des corps caverneux, se détachent aussi des veines qui vont, en formant un angle aigu ouvert en bas, se jeter dans les veines urétrales. La pièce 41 du Musée fait voir une de ces veines caverneuses injectée en rouge et la veine urétrale injectée en bleu. Elles sont à peu près du même calibre. M. Sappey [2], qui a déposé ses pièces le même jour et à la même heure que moi, et qui est arrivé sur ce point à des résultats identiques, a pu croire que ces anastomoses avaient passé inaperçues; mais je les trouve très-distinctement dessinées par Cowper [3].

A l'angle pré-pubien, les veines urétrales cessent de se rendre dans les veines dorsales de la verge. Elles vont, suivant l'observation de Kobelt [4], après s'être anastomosées avec des veines scrotales, sur les côtés des racines des corps caverneux, dans un réseau très-riche qui communique largement avec les veines honteuses externes et l'obturatrice. Les pièces 42 et 43 du Musée donnent une idée du nombre considérable de veines qui se trouvent dans cette région.

Quelques-unes des veines dorsales de la partie postérieure du cylindroïde spongio-vasculaire vont se jeter dans le plexus veineux sous-pubien au *pudendalis*.

e. Quant aux veines qui naissent du bulbe, elles sont inférieures ou supérieures. Celles-ci, au nombre de 3 ou 4, sortent en arrière du point de jonction des portions musculeuse et spongio-vasculaire et vont se jeter dans le plexus qui entoure la portion musculeuse de l'urètre; celles-là, en nombre variable, traversent la partie postérieure du bulbo-caverneux, après avoir rampé quelque temps entre ce muscle et le bulbe et vont se jeter dans le plexus que forment les veines scrotales et les veines postérieures du cylindroïde.

[1] Elle correspond au n° 41. — [2] Rech. anat. sur la conf. et la struct de l'urèt. de l'homme, p. 80.
[3] Gland. nup. detect., tab. I, et Myot. ref., fig. 10. — [4] Loc. cit., p. 17.

C. *Vaisseaux lymphatiques.*

Les vaisseaux lymphatiques de l'urètre ne sont pas partout éga distincts ; s'il m'était permis de juger d'après mes injections, je même porté à croire que toutes les parties du canal n'en so pourvues.

Par exemple, dans les portions prostatique et musculeuse, je rais affirmer que la membrane muqueuse contient des réseaux. si facile d'injecter le plexus veineux sous-muqueux, que je m porté à émettre des doutes sur la réalité de leur existence. Cep M. Sappey [1] admet que de chacune des granulations de la gland tate (ces prétendues granulations sont des vésicules à parois extrême ténuité) partent des lymphatiques qui gagnent la bas face inférieure de la prostate, pour former des plexus d'où émane vaisseaux qui vont se jeter dans les ganglions pelviens, plex l'on ne peut injecter qu'avec beaucoup de difficultés chez l'adult vieillard, « parce que le métal pénètre presque inévitablemen « des plexus veineux, » mais qu'on peut « facilement » i chez le fœtus et chez l'enfant, « avec certaines précautions que « rience seule peut indiquer. » Je n'ai pas été assez heureu trouver ces précautions.

Dans la portion spongio-vasculaire, les réseaux lymphatiques paraissent pas moins problématiques en arrière de l'angle pré-p En avant il n'en est plus ainsi, quoiqu'il soit encore trop facil jecter les réseaux veineux sous-muqueux, et de tomber dans l'e Mais quand les lymphatiques du canal se remplissent de mercu piquant les réseaux lymphatiques si remarquables de la surfa gland, la certitude est acquise pour tout le monde, et la confusio plus possible. Or, les réseaux du canal injectés de la sorte sont f

[1] Rech. anat. sur la conf. ext. de l'urèt. de l'homme, p. 84 et 85.

par des lymphatiques d'une extrême ténuité, comme on peut le voir dans la pièce n° 50, que j'ai cru devoir faire représenter ici (*voyez* planche IV, fig. 3). Quelquefois les vaisseaux sont variqueux dans la portion glandaire du canal. Je n'ai point vu de vaisseaux lymphatiques émanés de ces plexus traverser, comme le veut Panizza, la paroi du canal au niveau du frein pour s'anastomoser avec les troncs qui contournent la couronne du gland. Les réseaux du canal et ceux de la muqueuse glandaire se continuent directement les uns avec les autres au niveau du méat. Seulement on voit sur la commissure inférieure des troncules qui se détachent du réseau urétral, pour s'anastomoser avec les troncs sous-muqueux des lymphatiques du gland.

La muqueuse qui enveloppe ce renflement présente, comme la peau, des réseaux superficiels et des réseaux profonds. Les premiers sont tellement serrés, quand l'injection a réussi, qu'il faut s'armer de verres grossissants pour apercevoir les intervalles des petits vaisseaux. Ils sont surtout d'une finesse remarquable sur la partie culminante de la couronne. Les seconds sont à larges mailles, et les vaisseaux qui les forment ont un certain volume. Les uns et les autres sont dessinés sur la fig. 3 de la planche IV, d'après la pièce qui est déposée au Musée. De petits troncs traversent la membrane muqueuse et vont de l'un à l'autre, en sorte que l'injection de celui qui est profond s'opère facilement en injectant le réseau superficiel.

Les vaisseaux profonds circonscrivent des espaces irrégulièrement quadrilatères. J'ai vu sur chaque moitié du gland deux vaisseaux les traverser suivant des lignes obliques en bas et en avant, c'est-à-dire vers le sillon du prépuce; ils reçoivent à droite et à gauche de leur trajet les vaisseaux voisins. Habituellement, ce sont des troncs qui ne sont distincts qu'à une petite distance de la commissure inférieure du méat, et qui se détachent des réseaux dès qu'ils ont atteint la base du frein.

Arrivés à ce niveau, les vaisseaux ne forment plus à droite et à gauche qu'un seul tronc lymphatique qui contourne non pas la couronne du gland, comme on le dit généralement, mais le col du pénis, et arrivent sur la face dorsale, tantôt et le plus souvent pour s'anastomoser eux, tantôt pour continuer isolément leur trajet, l'un à droite, à gauche, vers la racine de la verge. Quelquefois il n'existe qu'u tronc qui fait le tour des corps caverneux et gagne ainsi la fac sale de l'organe. Dans quelques cas, l'un des deux s'infléchit en dans l'épaisseur du prépuce pour décrire une anse au niveau d bord libre et reprendre ensuite le trajet accoutumé.

Quoi qu'il en soit de ces variétés, il n'existe parfois que 1 vai le plus souvent 2, et 3 exceptionnellement. Quand on ne qu'un seul tronc, soit qu'il résulte de l'anastomose de deux vais coronaires autour du col du pénis, soit qu'il n'y ait qu'un seul derniers, ce tronc unique se divise habituellement au-devant des et chaque branche de la bifurcation va gagner un ganglion ly tique, l'un dans l'aine du côté droit, l'autre dans celle du côté ga Dans quelques cas, la jonction des deux vaisseaux coronaires es dive, et l'ensemble de ces lignes lymphatiques a sur le dos de la la forme d'un X.

Quand les vaisseaux dorsaux ne s'anastomosent pas, ils vont g lement se rendre, celui du côté droit dans l'aine droite, celui d gauche dans l'aine gauche. Mais j'ai parmi mes pièces un exempl montre l'existence d'un entre-croisement, c'est-à-dire qu'un tronc de la partie latérale droite du gland se rend dans l'aine gauche, que celui de la partie latérale gauche va à droite. Cette conform explique comment une inflammation des ganglions lymphatiques de des aines peut être la conséquence d'une lésion située sur un poi la moitié opposée du gland. Il est vrai que le phénomène est e possible, quand il n'existe qu'un vaisseau dorsal bifide à la fois, côté du gland, et du côté des pubis.

Je croyais avoir démontré le premier cet entre-croisement en nov 1853. J'ai appris plus tard que M. Huguier l'avait constaté autrefoi un concours pour la place d'aide d'anatomie, et que, avant ce savant frère, M. Ricord avait vu des traînées rouges de lymphangite qui par d'un côté de l'extrémité antérieure de la verge et qui allaient aboutir dans un ganglion tuméfié et douloureux dans l'aine du côté opposé.

Les vaisseaux lymphatiques du gland vont se rendre dans les ganglions lymphatiques situés à la partie interne et supérieure de la région de l'aine, tandis que ceux du membre pelvien gagnent les ganglions inférieurs et externes. De là un siége spécial pour l'adénite, selon que sa cause est placée sur les téguments des organes génitaux, ou sur ceux de la jambe ou du pied. Mais il n'est pas rare de rencontrer des exceptions à cette règle.

§ III. NERFS.

Les nerfs de l'urètre proviennent du plexus hypogastrique et du nerf honteux interne, branche du plexus sacré.

1° Dans le segment prostatique, on ne trouve que des nerfs du plexus hypogastrique. Ils sont très-nombreux, et d'une grosseur variable. Ils émanent plus spécialement d'une lame nerveuse, qui est ganglionnaire d'après Valentin [1], et qui fournit les nerfs vésicaux et hémorrhoïdaux. Ils forment par leurs anastomoses un plexus très-riche, *plexus prostatique*, dont les rameaux vont gagner, les uns la partie supérieure et postérieure de la prostate, les autres la partie inférieure de la vésicule spermatique et le col de la vessie. Parmi ces derniers est un filet qui pénètre dans la partie postérieure de la prostate et accompagne les vaisseaux éjaculateurs. Un certain nombre traverse le tissu fibreux de la prostate pour se rendre dans l'épaisseur de la glande, au milieu des fibres charnues qui sont sur la partie antérieure du canal. Les filets les plus inférieurs cheminent entre le muscle releveur de l'anus et l'aponévrose latérale de la prostate, et vont en partie sur l'extrémité antérieure de la glande et dans le muscle orbiculaire de l'urètre. Je n'ai pu suivre nulle part ces filets jusque dans la membrane muqueuse.

[1] Névrologie, p. 662.

Valentin[1] signale d'après Muller, mais sans avoir pu en cons
l'existence, de petits renflements ou *ganglions* sur les nerfs pr
tiques. Je n'ai pas été plus favorisé que Valentin.

2° Dans la portion musculeuse, l'orbiculaire de l'urètre reçoit
des filets qui émanent des plexus qui sont sur les côtés et en avant
prostate. Le rameau profond de terminaison de la branche périnéa
nerf honteux interne, lui envoie aussi quelques filets terminaux. J'
un filet de cette branche se rendre dans le muscle transverso-urétra
pièce qui le démontre est déposée au Musée sous le n° 48.

3° Les nerfs de la portion spongio-vasculaire proviennent du sys
nerveux du grand sympathique et du nerf honteux par l'interméd
de deux des branches de ce dernier : la dorsale de la verge et la
néale superficielle.

a. Les rameaux sympathiques partent du plexus prostatique. Ils se
gent en bas et en avant sur les côtés de la partie antérieure de la g
et dans l'espace qui la sépare de l'intestin rectum. De là ils conti
leur marche postéro-antérieure, mais ils s'infléchissent légèreme
manière à décrire une courbe à concavité supérieure, passent au-de
de l'arcade en traversant de petits canaux fibreux, et s'anastom
avec des ramaux fournis par le nerf dorsal de la verge sur les côt
ligament suspenseur. Ainsi se trouve formé le plexus caverneux,
par Muller et Valentin, et que représente la pièce 49, déposée en
vembre 1853 dans le Musée de l'École.

Les plexus caverneux émettent, du côté de la ligne médiane, des
dont les uns établissent des anastomoses entre celui du côté dr
celui du côté gauche, et dont les autres sont destinés au ligamen
penseur de la verge. En dehors, on voit partir des filets urétrau
sont grisâtres et ganglionnaires, et qui contournent les corps cave
auxquels ils abandonnent des filaments, pour se rendre en défi
dans le sillon de séparation des corps caverneux et de l'urètre. En a

[1] Loc. cit., p. 663.

le plexus caverneux donne naissance aux grands et petits nerfs caverneux interne et externe de Valentin [1] qui s'anastomosent sur le dos de la verge, avec la branche dorsale du nerf honteux.

b. Les branches urétrales qui partent de ces rameaux doivent être étudiées séparément, selon qu'elles sont destinées au cylindroïde spongio-vasculaire ou au gland.

Et d'abord, nous avons vu des filets du plexus caverneux se rendre directement à la partie postérieure du cylindroïde en contournant les racines des corps caverneux.

Mais les nerfs dorsaux émettent en dehors des branches qui s'incurvent sur les corps caverneux, leur abandonnent quelques filets et aboutissent dans le sillon que forment les corps caverneux et l'urètre. A ce niveau, elles se terminent par des filets qui s'anastomosent entre eux et forment un plexus, *plexus latéral de la verge* de M. Rouget [2], qui règne tout le long de cette rainure et qui s'anastomose en avant avec des filets glandaires, en arrière avec les filets sympathiques du plexus caverneux qui vont directement à la partie postérieure de l'urètre.

De ce plexus latéral partent, selon M. Rouget, des filaments qui pénètrent dans les corps caverneux et dans l'urètre, par les trous qui reçoivent les veinules efférentes de ces deux corps.

Au niveau du gland, les nerfs dorsaux se divisent en deux ordres de rameaux, les uns médians, les autres externes. Ceux-là pénètrent sous la couronne, s'avancent entre la partie refléchie des *retia mirabilia*, d'une part, et, d'autre part, l'extrémité antérieure des corps caverneux et leur prolongement fibreux médian ; donnent quelques filets qui vont jusqu'au méat, et un grand nombre qui s'anastomosent entre eux, forment des plexus et des arcades qu'a décrits et figurés Kobelt [3] jusqu'à ce qu'enfin les filaments, de plus en plus ténus à mesure qu'on approche de la superficie du gland, échappent à l'œil de l'observateur. Ceux-ci se dirigent en bas, en dehors et en avant, parallèlement à la couronne, et

[1] Névrologie, p. 694. — [2] Gaz. méd., 1854, p. 138. — [3] De l'app. du sens gén., p. 11.

pénètrent au-dessous de celle-ci jusque dans la fente médiane c pare les deux faisceaux directs, et vont jusqu'à la muqueuse du quelques-uns sont destinés au frein.

c. La branche périnéale superficielle fournit un rameau qui es fond et désigné par les auteurs sous le nom de bulbo-urétral. Celu divise lui-même en deux ramuscules : l'un supérieur est desti muscle bulbo-caverneux et au bulbe qu'il pénètre; l'autre inféri qu'a découvert M. Rouget[1], est situé dans l'épaisseur du raph dian du bulbo-caverneux. Les deux ramuscules droit et gauch juxtaposés, tant qu'ils sont compris dans l'épaisseur du musc s'écartent dès qu'ils l'ont franchi, et continuent leur trajet vers le au-dessous de la membrane fibreuse d'enveloppe du cylindroïde gio-vasculaire. Ils se terminent enfin en s'anastomosant avec les les plus antérieurs du plexus latéral de la verge, et en émetta filets urétraux qui s'enfoncent dans les *retia mirabilia*. Chemin ce ramuscule a donné des filaments au cylindroïde.

Les filaments nerveux qui pénètrent dans le cylindroïde sp vasculaire, quelle que soit leur origine, qu'ils proviennent des dorsaux ou des nerfs de la branche périnéale superficielle, sont-i tinés à la membrane muqueuse exclusivement? ou bien ne se term ils pas en partie dans l'épaisseur de la masse spongio-vasculaire? Il e tain que la muqueuse du canal au niveau du gland, et celle qui rec ce renflement en reçoivent un grand nombre. Kobelt a poursuivi les mais en moins grande quantité, dans la muqueuse du cylindroïd pendant il en est que l'on ne peut suivre au delà des trabécules d spongieux. Je suis porté à croire avec M. Rouget que la plupart filaments se terminent dans l'épaisseur des trabécules et dans la c sous-muqueuse.

[1] Loc. cit., p. 138.

CHAPITRE VII.

Forme, orifices.

1° La forme de l'urètre peut être considérée sous deux points de vue : l'un relatif à la configuration extérieure de ses parois, l'autre à l'aspect qu'offre sa cavité.

Au dehors, ce canal est facilement séparable des parties voisines dont il est naturellement distinct, dans les portions prostatique et spongio-vasculaire. Dans la portion musculeuse, il n'en est pas de même : les fibres charnues qui l'enveloppent se continuant, en arrière et en bas, par l'intermédiaire d'un raphé fibreux, les unes avec le muscle transverse profond ou de Guthrie, les autres avec les fibres longitudinales du rectum en arrière, quelques-unes avec des faisceaux du bulbo-caverneux en avant. L'isolement de ce segment est donc tout à fait artificiel. En avant, il s'arrondit sous la voûte du corps fibro-spongieux.

Ce serait s'exposer à des redites que de revenir sur la configuration extérieure des segments spongio-vasculaire et prostatique. Ce qu'il nous reste à étudier dans la forme de l'urètre, est donc sa cavité.

Et d'abord les parois sont juxtaposées dans presque toute l'étendue du canal, placé, bien entendu, dans son état habituel. Quand on dit *cavité*, on entend, par conséquent, la ligne de séparation des parois. C'est là sans doute une expression vicieuse, mais c'est une expression consacrée dans le langage anatomique. Ainsi tous les auteurs se comprennent, quand ils parlent de cavités articulaires, de cavités pleurales, péritonéales, etc.

Cela posé, quelle est la forme du canal?

Les anatomistes qui ont abordé cette question ne sont pas nomb Winslow [1] dit qu'il a la forme d'une plume; Le Cat [2] le croit c drique. Cette dernière opinion est aussi celle de Haller [3] qui s'exp en ces termes : *n Iuniversum cylindrica urethra.* Amussat [4] prétend que c'est une cavité cylindrique; mais il limite cette forme à la tion musculeuse. Celui qui a le premier véritablement fixé l'atte sur ce point est M. Mercier [5]. D'après cet auteur, le canal est, dans la tion prostatique, une fente limitée par les lobes latéraux de la gland les côtés, et par deux rigoles, l'une antérieure plus mince, l'autre p rieure plus large et courbe. Dans la portion musculeuse, la forme encore aplatie de droite à gauche; s'il y avait eu là, dit-il, des fibre culaires, elle serait arrondie. La raison qu'il invoque n'est pas admiss car l'œsophage, qui a des fibres musculaires circulaires, est, dans l'é repos, aplati d'avant en arrière, et sa coupe offre pour cavité une transversale. On n'a qu'à faire congeler des sujets entiers, puis à sc base du cou pour se convaincre de cette vérité. Dans la portion spo vasculaire jusqu'au gland, M. Mercier dit que le canal a la forme fente transversale, ce qui est vrai dans une grande partie de son due, mais non pas du bulbe à l'inflexion pré-pubienne. Dans le g le canal est encore une fente, verticale à la vérité, et dont cet aute donne pas le mode de continuité avec la fente transversale qui la cède. Huschke [6], qui a plus tard étudié cette question, reconnaît la fente glandaire verticale que son angle postérieur inférieur, rend triangulaire, ainsi que la direction transversale de la fente q succède jusqu'au-devant des racines des corps caverneux; à par ce niveau, ajoute l'anatomiste allemand, le canal devient ron

[1] Expos. anat. du corps humain, p. 569. — [2] Rec. de pièc., etc. Planche V.
[3] Élém. phys., t. VII, p. 470. — [4] Arch. gén. de méd. 1re série, t. IV, p. 41.
[5] Rech. anat. path. et thér. sur les mal. des org. urin. et gén., 1841, p. 21 et suiv.
[6] Traité de splanchn., p. 401.

reprend ensuite la forme d'une fente verticale. Il ne précise pas l'aspect que présente la coupe dans les portions musculeuse et prostatique.

Ces appréciations ont quelque chose de vrai, quoiqu'elles ne donnent pas une idée exacte de la configuration du canal dans toute son étendue. La difficulté inhérente à cette étude est tout entière dans la mollesse des parois. Il fallait donc les rendre fermes, sans modifier leur position normale. Des coupes pratiquées ensuite sur elles avec une lame mince et tranchante donnent facilement la solution du problème. Les moyens que j'ai employés pour atteindre ce but sont la congélation, l'injection des mailles et des plexus veineux ou l'immersion prolongée dans un bain d'eau acidulée avec l'acide azotique.

Une coupe, pratiquée entre l'orifice urétro-vésical et le sommet renflé du verumontanum, présente le canal sous la forme d'un croissant à convexité antéro-supérieure, et sur le milieu duquel s'élève une petite ligne verticale. Celle-ci est le commencement d'une fente plus profonde que nous allons retrouver dans la coupe suivante.

Au niveau de la caroncule, le canal ressemble à une étoile à trois branches. L'antéro-supérieure est verticale et la continuation de la fente précédente qui en était le prélude ; les deux autres, obliques en bas et en dehors, passent sur les côtés du verumontanum, et embrassent cette saillie dans le sinus de l'angle qu'elles forment. (*Voyez* planche IV, fig. 5.)

En descendant vers le sommet de la prostate le rayon antéro-supérieur diminue peu à peu d'étendue et finit par s'effacer ; les deux autres forment, par leur réunion, un angle de plus en plus obtus, et forment une courbe à convexité antérieure, à concavité postéro-inférieure. C'est dans cette ligne courbe que se trouve logée l'extrémité arrondie de la crête urétrale.

Dans la portion musculeuse, la forme précédente se maintient, et la courbe devient de plus en plus étroite, à mesure que diminue la saillie du verumontanum. (*Voyez* planche I, fig. 3.)

En arrivant dans le bulbe l'aspect du canal se modifie, on voit un sillon se creuser peu à peu de haut en bas à la place de la crête uré qui n'existe plus en ce point, et à la ligne courbe précédente succ deux lignes très-courtes qui se rencontrent à angle aigu ouvert en A mesure que les coupes sont faites plus en avant, ces deux li deviennent plus longues, et les parois de la fente postérieure s'écar en sorte que le canal présente l'aspect d'un losange irrégulier don deux lignes antérieures sont beaucoup plus courtes que les lignes postérieures. (*Voyez* planche I, fig. 4.) Les parois de l'u ne sont donc pas au contact dans la partie qui est en avant du b Pratiquée sur le milieu de l'espace qui sépare ce renflement de l'infl pré-pubienne, la coupe présente une forme losangique très-évid J'ai toujours trouvé sur les pièces congelées des glaçons dans la d tion du bulbe et dans la partie de l'urètre qui lui est antérieure. les injections qui n'ont pas été faites avec trop de force, et dan quelles il n'y a pas eu d'épanchements sous-muqueux, j'ai tou observé cet espace.

Mais quand on monte vers l'inflexion pré-pubienne, les bords c sange tendent à devenir égaux et les angles antérieurs et posté qui étaient très-aigus, à devenir obtus, c'est-à-dire que la grand gonale, qui était verticale, tend à devenir transversale. Enfin au n de l'angle que forme la verge en devenant pendante, la diagonale t verse s'est tellement accrue, la verticale tellement effacée, que le n'est plus qu'une fente tout à fait transversale. (*Voyez* planche I, fi

Cette forme règne jusqu'au niveau de la naissance du sillon que avons précédemment étudié sur la paroi supérieure de l'urètre; à-dire, jusqu'à 3 à 4 1/2 centimètres du méat. A partir de ce po forme du canal est celle de deux lignes, l'une verticale, l'autre versale, qui tombent l'une sur l'autre à la manière des branches d renversé. (*Voyez* planche I, fig. 6.)

Plus on avance ensuite vers le gland, plus la branche verticale mente et plus la branche horizontale diminue d'étendue. On com facilement que la première est due au sillon que j'ai décrit plus haut.

Enfin, dans le gland, la ligne transversale a été réduite à un point, et devient l'extrémité postérieure de la ligne verticale. L'urètre a donc dans le gland la forme d'une fente antéro-postérieure ou verticale. (*Voyez* planche I, fig. 7.)

2° Des deux orifices de l'urètre l'un est antérieur, l'autre postérieur.

a. L'*orifice antérieur* ou *glandaire* occupe la surface convexe du gland, sur la ligne médiane, immédiatement au-dessous du point le plus culminant de ce conoïde. Cependant M. Malgaigne[1] l'a vu occuper la partie supérieure, quoiqu'à une très-notable distance de la couronne. Quelquefois il est plus bas que le lieu indiqué; le frein est alors très-court. Plus l'orifice glandaire se rapproche de la base du prépuce, plus il tend à produire la conformation de l'hypospadias.

Sa forme est celle d'une fente verticale à deux lèvres, réunies par deux commissures, l'une antérieure, l'autre postérieure.

Quand le prépuce recouvre habituellement toute l'étendue du gland, la muqueuse de l'extrémité du canal se présente sous la forme de deux bourrelets latéraux d'un rouge assez vif, dont l'épiderme mince contraste avec l'épaisseur de celui de la muqueuse glandaire. J'ai fait remarquer que la direction des séries de papilles est tout à fait tranchée sur ces deux membranes muqueuses. On voit facilement la différence quand l'épiderme a été enlevé sur les pièces qui présentent cette saillie de la muqueuse urétrale. Si le prépuce est, au contraire, trop court, et laisse l'extrémité du gland à découvert, les lèvres du méat sont nettes et n'offrent de bourrelet muqueux que dans les cas où il existe une inflammation du canal.

Indépendamment de ces légères différences dans la forme, il est des variétés, qui d'ailleurs ne sont pas rares, dans lesquelles l'orifice antérieur de l'urètre a un aspect particulier. Ainsi, il ressemblait à un 8 de chiffre dans 6 cas que j'ai rencontrés; cette apparence était due à ce que les

[1] Anat. chirur., t. II, p. 290.

faisceaux directs du gland formaient un coude très-saillant, ment de leur réflexion. L'injection du corps spongio-vasculaire d avait rendu cette forme encore plus évidente, et m'en avait d mécanisme. Dans d'autres circonstances signalées par M. Malg le méat ressemble à la figure d'un fer de flèche. Il n'existe qu'u à sa partie supérieure, mais à sa partie inférieure se trouvent de sions latérales, convergeant en bas et en arrière, divergeant en ha avant. Ce professeur désigne cette variété sous le nom de *méat lèvres*. Je l'ai aussi rencontrée deux fois; et j'ai trouvé sur des qui avaient macéré dans l'eau acidulée le secret de sa formation veuille bien se rappeler l'angle de réunion des deux parois sup et inférieure du canal en arrière du gland. Ces deux angles habituellement au moment où commence ce renflement. Suppose contraire ils se prolongent, par un sillon, jusque dans les lè méat, sur lesquelles ils formeront chacun une dépression liné vous aurez, en juxtaposant ces lèvres, la forme dont il s'agit. L urètres qui présentaient cette conformation ayant été ouverts, traient d'une manière très-claire la justesse de cette explication.

La commissure antéro-supérieure correspond à l'extrémité sup des faisceaux directs du gland, au moment où ils se recourbent pour donner naissance aux *retia mirabilia* de la face supérie membrane muqueuse est immédiatement appliquée sur eux. est pas de même sur la commissure inférieure. Celle-ci corresp juxtaposition des faisceaux réfléchis. La membrane muqueuse d est ici séparée de celle du canal par du tissu cellulaire interpo faisceaux. Quelquefois elle forme un repli que l'on a comparé à l' et qui avance plus ou moins vers la commissure supérieure. E méats qui sont étroits doivent leur vice de conformation à ce r queux.

La longueur de l'orifice glandaire du canal est, terme mo

[1] Anat. chir., t. II, p. 290.

1 centimètre. Le plus court que j'aie observé avait 4 millimètres; le plus long, 17. Il n'est pas rare de rencontrer des méats qui paraissent très-longs et dont la moitié, le tiers, le quart supérieur, correspondent à une simple dépression linéaire. Quand on écarte les lèvres, on voit que la partie inférieure qui reste est seule en rapport avec l'ouverture de l'urètre.

On rencontre aussi fréquemment des dépressions en cul-de-sac de la muqueuse dans cet angle supérieur. Un examen superficiel pourrait faire croire qu'il existe alors deux méats; mais l'introduction d'un stylet démontre bientôt que l'on a affaire à une grande lacune. M. Malgaigne l'a trouvée une fois profonde de 27 millimètres [1]. Je n'ai jamais été assez heureux pour en rencontrer qui eussent plus de 3 ou 4 millimètres. La commissure inférieure ne m'a jamais non plus présenté ces sortes de lacunes.

L'*orifice postérieur* ou *vésical* de l'urètre, est ce que nous avons appelé le *col* de la vessie. Sa forme a été diversement appréciée parce qu'on n'a pas tenu compte de l'âge des sujets que l'on soumettait à l'examen, ni quelquefois de l'état pathologique.

J'ai étudié cette question sur 48 pièces. La forme qui a été la plus commune a été la circulaire et celle en infundibulum, formes qui se fondent l'une dans l'autre selon la dépression plus ou moins marquée de l'orifice. Celle-ci a été admise par Haller [2] et Huschke [3], celle-là par Sœmmering [4], M. Cruveilhier [5] et Blandin [6]. La première, je l'ai trouvée 16 fois; la seconde, 9, c'est-à-dire que l'une ou l'autre se sont présentées un peu plus que dans la moitié des cas. Chez l'enfant et l'adolescent ces deux formes sont constantes; mais du moment qu'arrive l'âge adulte, de la partie postérieure de cet orifice s'élève généralement une éminence arrondie, qui se coiffe jusqu'à un certain point dans la concavité qu'elle occasionne sur la partie antérieure. Cet orifice est alors formé par deux

[1] Trait. d'anat. chir., t. II, p. 290. — [2] Elem. phys., t. VII, p. 315.
[3] Trait. de splanch., p. 384. — [4] Mal. de la vess., trad. par Hallard, p. 71.
[5] Anat. descr., t. III, p. 577. — [6] Anat. descr., t. II, p. 235.

lèvres, comme l'a dit M. Caudmont [1], dont l'une est antérieure et l'
postérieure. En même temps que cette modification s'opère sur l'o
de la vessie, le bas-fond de ce réservoir se déprime, en sorte q
lèvre postérieure du col paraît plus élevée, plus saillante. Je n'ai
remarqué que ces deux lèvres fussent habituellement béantes. Ap
mort, ainsi que l'a observé M. Caudmont [2], bien des fois elles ét
au contact. La fente qui est entre elles a dans ces cas la forme
croissant. Je l'ai trouvée 7 fois sur les 48 cas que j'ai étudiés. C'est
qu'avait admise Lieutaud comme générale. Que si la lèvre postér
ne fait pas une proéminence bien marquée, l'orifice vésical de l'u
est à peu près transversal. Je ne l'ai vue ainsi qu'une fois. Cepe
c'est là la forme qu'admet Palucci [3].

Jusqu'à présent nous avons vu la forme circulaire ou en infundib
se modifier par les progrès de l'âge et se transformer en croissan
constituer une ligne transversale. Il n'est pas rare d'observer, v
quarantième année, la formation d'une fente ou sillon vertical s
bord antérieur ou concave. La forme qui résulte de cette nouvelle
position n'a pas encore été signalée, et selon sa profondeur et le d
plus ou moins grand de convexité de la lèvre postérieure, elle offr
variétés remarquables : c'est une ligne convexe sur le milieu de laq
s'en élève une autre, à la manière d'une pointe si la fente antérie
peu d'étendue. Que si elle égale en longueur les deux moitiés laté
de la ligne convexe, l'aspect de l'orifice est celui d'une étoile à
branches : l'une postéro-antérieure, située sur la ligne médiane
deux autres obliques en bas, en arrière et en dehors. J'ai obs
4 fois cette dernière variété. Une fois la lèvre postérieure était dir
ment transversale, et la fente de la lèvre antérieure tombant ve
lement sur elle, l'orifice avait la forme d'un T renversé.

Une autre modification consiste dans la saillie non plus courbe,
angulaire de la partie moyenne de la lèvre postérieure. Cette émin

[1] Thès. inaug. Paris, 1847, p. 25. — [2] *Ibid.* — [3] Dans M. Mercier, loc. cit., p. 14.

ressemble à une luette, comparaison qu'avait faite Lieutaud, qui l'avait désignée sous la dénomination de *luette vésicale*. Si le petit sillon de la lèvre antérieure existe en même temps, l'aspect de l'ouverture urétro-vésicale est celle d'un fer de flèche dont la pointe serait en avant. Deux fois sur les 48 cas observés cette variété s'est offerte à mes yeux. Enfin, si le sommet de cette luette s'écarte de la lèvre antérieure, l'orifice est triangulaire. Cette forme, que j'ai trouvée 8 fois, est considérée comme normale par M. Mercier [1], comme pathologique par M. Caudmont [2]. Elle dépend de l'élargissement de la luette, et me paraît être due au développement naturel que subissent ces parties après la cinquantième année, plutôt qu'à une lésion morbide. A un degré plus avancé, cette augmentation de volume gêne l'émission de l'urine; cette sorte de luette doit être dès lors considérée comme un état pathologique.

En résumé, la forme primitive de l'orifice vésical de l'urètre est tantôt arrondie, et tantôt en infundibulum. Dans l'âge adulte, elle présente l'aspect d'une ouverture courbe à deux lèvres, c'est-à-dire en croissant, et plus tard, les modifications qui surviennent pendant le développement des parties lui impriment les variétés que nous avons signalées. J'ai donc retrouvé toutes les formes que les auteurs ont assignées à cet orifice; ils ont tous commis la faute de généraliser des observations isolées.

Une question qui a de tout temps fixé l'attention, est celle de savoir quel est le mode d'occlusion de l'ouverture urétro-vésicale, ou, en d'autres termes, s'il existe ou n'existe pas un muscle préposé à la rétention de l'urine, à la manière du sphincter de l'anus sur la partie inférieure du tube digestif.

L'étude de ce sphincter étant nécessairement liée à la définition du col, devait être obscurcie par les diverses façons dont on a envisagé ce rétrécissement de la vessie. Aussi rencontre-t-on dans l'histoire de ce point d'anatomie les noms de *sphincter externe* et de *sphincter interne*, de *sphincter vrai* et de *pseudo-sphincter*. L'accord n'est pas plus grand sur la

[1] Rech. anat., phys. et path., p. 15. — [2] Loc. cit.

manière dont est constitué ce muscle, les uns voulant qu'il soit de fibres circulaires, les autres de fibres curvilignes, mais non r par leurs extrémités, c'est-à-dire non continues à elles-mêmes. quelques-uns ont même nié sa nature musculaire.

Dans les premiers temps de l'anatomie, ce sont assurément l'an et, comme je l'ai déjà avancé plus haut, les besoins de la physic plutôt que l'inspection directe et le secours du scalpel, qui en o admettre l'existence. Mais comme le col comprenait toute l'éten l'urètre, il est probable que bien des auteurs avaient prolongé ce s ter jusque dans la portion musculeuse du canal. D'ailleurs, on cette erreur dans Manget[1]. Son *sphincter vrai, légitime*, est celu nous avons à nous occuper; il ne comprend que l'anneau qui e le col, à la base de la prostate; son *pseudo-sphincter* n'est autre que la partie musculeuse de la troisième tunique de l'urètre. D jours la même manière de voir a été reproduite, mais sous des différents. Je lis dans une thèse soutenue le 10 mai de cette an l'École de Paris, et inspirée par les leçons de M. Gaudmont, qui s'o avec zèle et talent des maladies des voies urinaires, qu'on doit gue deux sphincters, l'un *interne* et l'autre *externe*. Le premie respondrait à l'orifice urétro-vésical, le second à la portion dite culeuse de l'urètre[2]. Riolan avait aussi parlé de deux sphincte externe, et un autre *intra prostatas*. Le premier était, d'après lu autour de la prostate, *prostatis glandulis circumjectus*[3]. Mais du m où il est convenu que le col de la vessie est limité à l'orifice urétr cal, nous ne devons nous occuper que de l'anneau qui l'entoure diatement au-dessus de la prostate.

Fallope[4] est le premier qui ait donné du sphincter de la vess description détaillée. Je vois, dit-il, tous les anatomistes tomber casion de ce muscle dans le plus grand embarras. Il fait rem

[1] Théat. anat., lib. II, pars. II, cap. I.
[2] Thèse de M. Laureano Marin y Granados, Paris, 1856, n° 121. — [3] Antrop., lib. V, ca
[4] Opér. omn., p. 392.

que, si on le place au-dessous de la prostate, il ne sera pas possible que le sperme sorte du canal, sans qu'en même temps une certaine quantité d'urine ne soit excrétée. Il faut donc qu'il ait son siége *in prima cervice vesicæ*. Mais on ne doit pas s'attendre à rencontrer un muscle situé au dehors du col et bien distinct des parois du canal sous-jacent, comme l'est, par exemple, le sphincter de l'anus. Seulement la substance du col est plus charnue, formée de fibres transversales, qui sont cachées au milieu de fibres longitudinales qu'il est indispensable d'enlever avant de le découvrir, et *sub his aliæ adhuc rectæ continentur*. Fallope conseille, pour pouvoir vérifier aisément l'existence de ces fibres transversales situées entre des fibres rectilignes les unes supérieures, les autres inférieures, de soumettre à une coction incomplète la pièce que l'on veut étudier. Ce muscle de la vessie est difficile à apercevoir, et *inexercitatis dissectoribus non adesse potius, quam adesse videtur*.

Voilà, en résumé, le muscle vésical de Fallope. Depuis ce grand anatomiste les auteurs n'ont émis sur ce sujet que de légères variantes, sans apporter plus de précision dans les attaches des fibres musculaires, dans leur direction, dans leur rapport avec celles qui proviennent de la vessie. Quelques-uns ne les ont pas même aperçues : Sanctorius[1] avoue, qu'il ne les a point vues *adeo musculus ille est exilis, et fere invisibilis*. Winslow [2] prétend qu'on a pris pour ce muscle celles des fibres les plus antérieures de la vessie, qui vont se rendre aux tendons qu'on appelle *ligaments* de ce réservoir. Bichat [3] lui refuse une nature musculaire; c'est, dit-il, une substance blanchâtre et comme fibreuse, qui reçoit l'insertion des fibres charnues de la vessie.

A l'opinion de Fallope se rattachent Cowper [4] et Heister [5]. Le premier a complétement copié Fallope; le second déclare que le sphincter véritable est un assemblage de fibres transversales qui embrassent l'extrémité du col.

Pour d'autres auteurs, au lieu d'être transversales, ces fibres sont

[1] Meth. vitand. err., p. 178. — [2] Exp. anat., p. 732. — [3] Anat. descr., t. v. p. 156.
[4] Myot. ref., p. 36. — [5] Anat., p. 197.

arciformes. Santorini [1] ne trouve pas de fibres charnues dans le siége ni dans le même ordre qu'a indiqués Fallope. Elles décrive arc plutôt qu'une circonférence; il faut, dit-il, recourir plutôt à de l'imagination, qu'à celui du scapel, pour les atteindre. Halle admet des fibres transversales courbées en arc, se coupant à angl et tombant sur le col de la vessie et sur la prostate, s'exprime dant à l'occasion de ce muscle de la manière suivante: *Hic musculus n satis constitutus est.* M. Caudmont [3] veut que la lèvre antérieure d fice urétro-vésical contienne dans son épaisseur des fibres courbes cavité postérieure qui se rendent sur les faces antérieure et l de la vessie, et que dans la lèvre postérieure se trouvent des blanches serrées les unes contre les autres, tranversales, adhéra prostate et se recourbant de chaque côté «parallèlement à la gland « venir s'intriquer avec les faisceaux qui recouvrent sa face antéri

L'opinion qui consiste à considérer le sphincter comme formé d circulaires est celle qui compte le plus de partisans. Tels sont Verh qui trouve des fibres orbiculaires obliquement placées autour d Manget [5], à tort désapprouvé par Morgagni à l'occasion du mus est en dedans des lobes de la prostate et qui est un faisceau de culaire de l'urètre, que j'ai décrit sous le nom d'intra-prostatique; L et Palfin [7] qui ne font qu'indiquer des fibres charnues et circula forme de sphincter; MM. Cruveilhier [8] et Sappey [9], qui les consi comme des fibres circulaires de la vessie, etc.

Pour M. Mercier [10] ces fibres ne sont pas annulaires. Elles app nent aux faisceaux les plus antérieurs du trigone vésical, se reco en avant et en haut et se portent sur la paroi antérieure de la vess

Enfin un certain nombre a admis un sphincter sans le décrire. gni [11], par exemple, dit tout simplement qu'il a vu le sphincter de F

[1] Obs. anat., p. 203 et 204. — [2] Elém. phys., t. v.i, p. 320.
[3] Thèse inaug., Paris, 1847, n° 198, p. 26.— [4] Anat., p. 107.— [5] Theat. anat., lib. ii, pars
[6] Paral. des diff. man de tir. la pier. hors de la vess., p. 14. — [7] Anat. chir., t. ii, p.
[8] Anat. descr., t. iii, p. 578. — [9] Rech. anat. sur la conf. de l'urèt., p. 33.
[10] Rech. anat., etc., p. 58. — [11] Adv. anat., iii, p. 75.

Duverney[1] invoque son existence pour expliquer les fonctions de la vessie. D'autres le passent complétement sous silence.

On le voit, une très-grande confusion règne sur ce point d'anatomie. J'ai cherché à dissiper ces obscurités au moyen des mêmes coupes que j'ai déjà eu l'occasion de faire connaître.

Et d'abord il ne faut pas confondre avec le sphincter de la vessie les fibres musculaires qui, venant des parois antérieures et latérales de la vessie, vont se rendre sur les tendons fibreux qui s'insèrent immédiatement sur les côtés de l'articulation des pubis. Ces fibres et ces tendons, parfaitement indiqués déjà par Winslow[2], Duverney[3] et beaucoup d'autres, sont situés dans la partie supérieure du corps fibro-spongieux qui, de la symphyse, va sur le col vésical. Une coupe au niveau de l'extrémité postérieure de l'urètre démontre cette vérité : on voit de haut en bas quelques-unes des fibres musculaires dont je parle et au-dessous la lumière de veines nombreuses, ou de l'extrémité postérieure du plexus veineux si riche qui existe dans cette région. Au-dessous de ces vaisseaux sont des fibres musculaires plus pâles qui recouvrent immédiatement les fibres longitudinales sous-muqueuses. Ainsi les fibres musculaires longitudinales de la paroi antérieure de la vessie vont, au-dessus de la partie prostatique de l'urètre, s'insérer sur le corps fibro-spongieux et sur les côtés de la symphyse des pubis.

Pour moi, le véritable sphincter de la vessie est l'anneau le plus postérieur du muscle orbiculaire qui est étendu depuis la réunion des racines des corps caverneux jusqu'au réservoir de l'urine.

Cet anneau ou ce sphincter est remarquable par sa couleur blanchâtre qui en a imposé aux yeux de Bichat pour du tissu fibreux, par sa densité qui rend difficile la séparation des faisceaux qui le composent, par son épaisseur qui est habituellement de 5 millimètres et qui peut s'élever jusqu'à 1 centimètre. En avant, il est contigu au faisceau intra-prostatique de l'orbiculaire de l'urètre, comme il est en rapport, en ar-

[1] Œuv. anat., p. 274. — [2] Exp. anat, p. 732. — [3] Loc. cit., p. 272.

rière, avec les fibres antérieures du trigone qui se relèvent sur les antérieures et latérales de la vessie. Sa surface externe est en c avec la concavité du corps fibro-spongieux et l'extrémité postérie la face interne des lobes de la prostate; sa circonférence interne re les fibres musculaires longitudinales sous-muqueuses.

Ses fibres s'insèrent en haut sur l'extrémité postérieure de la con du corps fibro-spongieux à droite et à gauche de la ligne mé Celles de droite s'incurvent sur le côté gauche de l'urètre; cel gauche sur le côté droit. Les unes et les autres sont obliques en en arrière et situées en dedans de l'extrémité postérieure de la pr Puis, arrivées au-dessous du canal, elles forment un entre-croisemen l'urètre et l'infundibulum prostatique destiné aux conduits éjacula

C'est à l'hypertrophie de cet anneau que j'attribue le soulèvem toute la partie de l'urètre qui est en arrière du verumontanum, et quelle il correspond. La planche VII présente un exemple de ce loppement anormal chez un vieillard; le lobule que E. Home ap lobe moyen ne concourt nullement à la saillie du bord postérie l'orifice urétro-vésical.

Que si l'on cherche maintenant à se rendre compte du mode clusion de la vessie, on verra que les fibres de ce sphincter rappro les bords d'avant en arrière, ou que, en d'autres termes, leurs entre sements antérieur et postérieur se portent l'un vers l'autre.

Je ne soulèverai pas la question de savoir comment sont disposé fibres de la couche musculaire de la vessie, sur le corps fibro-spon qui entoure les portions musculeuse et prostatique de l'urètre. Plu auteurs ont avancé que la glande prostate était comprise ent couches de ce réservoir; j'ai établi, je crois, le système de fibres qu veloppent et la pénètrent. La tunique musculaire de la vessie n grande partie des entre-croisements fibreux du muscle que j'ai sous le nom d'orbiculaire. Qu'il me suffise d'énoncer cette propos car je me suis proposé de limiter ce travail à l'étude de l'urètre se

CHAPITRE VIII.

Situation et Rapports.

Considéré d'une manière générale, l'urètre est situé dans l'épaisseur du périnée et dans le membre viril. L'étude de ses rapports ne peut être faite avec fruit, qu'autant qu'elle sera poursuivie dans les divers segments de ce canal.

1° Les rapports de la portion prostatique sont intrinsèques et extrinsèques. Ceux-ci doivent être présentés en haut, en bas, sur les côtés, en arrière, et en avant; ceux-là ont trait à la distance qui sépare l'urètre de la périphérie de ses parois.

a. En haut, le segment prostatique du canal est en rapport : immédiatement, avec le corps fibro-spongieux qui donne attache, par sa face inférieure, aux fibres musculaires correspondantes de l'urètre, et, par sa face supérieure, à des fibres longitudinales de la vessie; médiatement, avec le tissu cellulaire et la graisse placée entre ce réservoir et la face postérieure de la symphyse pubienne.

En arrière, il est en rapport avec le rectum dont il est séparé par une couche de tissu cellulaire lâche, où rampent des veines nombreuses disposées en plexus, et qui est toujours dépourvu de graisse.

Sur les côtés, le segment prostatique de l'urètre est recouvert par une lame aponévrotique qui descend du corps fibro-spongieux; c'est la partie verticale de l'aponévrose latérale de la prostate décrite par M. Denonvilliers, ou une partie du ligament de la prostate et du col de la vessie de Le Cat. Cette lame fibreuse recouvre des veines qui sont interposées à elle et à la prostate, et sépare cette portion du canal de *tor prostatæ* de Santorini, c'est-à-dire, des faisceaux antérieurs d veur de l'anus.

En arrière, il est en rapport de haut en bas : avec le col de la qu'il reçoit, avec les vésicules séminales, leurs conduits exc et les canaux déférents.

En avant, il se continue avec la portion musculeuse, san signe de démarcation que l'extrémité antérieure des lobes latér ce niveau, il est distant de 16 millimètres, terme moyen de la inférieure de la symphyse pubienne. J'ai examiné 18 pièces à c et j'ai trouvé comme intervalles extrêmes une fois 8 millimètr autre fois 20. Si l'on mène une ligne horizontale qui soit tange partie supérieure, c'est-à-dire aux points d'insertion des fibres laires de la portion prostatique de l'orbiculaire de l'urètre, on trou cette ligne mesure un écartement des branches ischio-pubienne millimètres. Est-elle menée sur la partie moyenne de ce segm distance de ces os est de 54 millimètres; celle-ci est de 6 centi si la ligne correspond à la face postérieure ou à la base.

Ces rapports sont relatifs à la portion prostatique de l'urètre e la prostate considérée en elle-même. Nous savons, en effet, qu glande ne passe pas en avant de l'urètre; or, les mesures précéde été prises avec le tissu musculaire qui forme la paroi antérieure.

Quant au canal, il est éloigné, dans son orifice postérieur ou vésical, de la partie inférieure de la symphyse, de 3 à 3 1/2 centi Les pièces que j'ai fait congeler m'ont toutes donné cette distanc est de même de celles qui ont été rendues plus consistantes par l sion prolongée dans un bain acidulé avec l'acide azotique.

b. L'étude des rapports du canal avec la périphérie de la prostatique n'a été commencée que par les recherches de M. en 1825. Cet auteur a pris l'urètre comme centre et a mesuré des

[1] Thèse pour le doctorat en chirurgie. Pàris, 1825, p. 11.

divergents dans divers sens, à savoir : directement en bas, puis suivant une ligne perpendiculaire à ce rayon, c'est-à-dire transversalement; enfin, dans un sens oblique en bas et en dehors. M. Velpeau [1] a examiné également cette question et donne, dans son *Traité d'anatomie chirurgicale*, des résultats qui diffèrent un peu de ceux de son prédécesseur. Mais l'illustre professeur, pas plus que M. Senn, n'a étudié la longueur des divers rayons de la portion prostatique, à des hauteurs différentes de ce segment. M. Caudmont [2] s'est chargé de ce soin. Il a établi trois coupes : l'une à 6 ou 8 millimètres de l'extrémité postérieure de la portion musculeuse; la seconde à une égale distance en arrière de la première; la dernière enfin à quelques millimètres de l'orifice urétro-vésical.

Rayon vertical antérieur. Il a été passé sous silence par M. Senn. M. Caudmont a trouvé qu'au niveau de sa première coupe il était de 9 millimètres, de 18 au niveau de la seconde, de 0 au niveau de la troisième. Pour ma part, je répète que je n'ai jamais observé de tissu glandulaire en avant de l'urètre. C'est l'entre-croisement musculaire antérieur de l'orbiculaire de ce canal qui forme dans ce sens la paroi avec les fibres longitudinales sous-muqueuses. Terme moyen, cette couche musculaire a une épaisseur de 10 millimètres.

Rayon vertical postérieur. Il a de 14 à 16 millimètres d'après M. Senn, de 6 à 12 selon M. Velpeau. La première coupe de M. Caudmont a donné 7 millimètres, la seconde 10, la troisième 14. D'où il résulte que l'urètre n'est pas à peu près parallèle à la face postérieure de la prostate, comme le veut M. Mercier [3], mais qu'il remonte obliquement de bas en haut de la pointe de la prostate au col vésical, remarque qui n'a point échappé à notre habile confrère. La longueur du rayon postérieur varie en effet selon la hauteur de la portion prostatique à laquelle on a affaire. Dans toute l'étendue du verumontanum, on ne trouve au-dessous du canal que la membrane muqueuse, le plexus veineux sous-muqueux et le raphé

[1] Anat. chir., t. II, p. 236. — [2] Thèse inaugur. Paris, 1847.
[3] Rech. anat. phys. et path. sur l'ur. de l'homme, p. 28.

fibreux de l'entre-croisement inférieur de l'orbiculaire, et enfin glandulaire. Or, j'ai déjà dit que dans toute cette partie, l'épaiss riait de 6 à 10 millimètres. On voit que la différence est bien légè cette mesure et celles qu'a données M. Caudmont dans ses de mières coupes, et l'appréciation de M. Velpeau. En arrière du ve tanum, on sait qu'après la membrane muqueuse sont: le plexus v sous-muqueux et des fibres longitudinales, le sphincter de la vess un isthme retro-montanal tantôt fibreux, tantôt fibro-glandulai fundibulum des canaux éjaculateurs, et l'isthme postérieur de state. Aussi le chiffre de 14 millimètres donné par M. Caudmont pas étonner. J'ai vu des prostates dont le rayon médian postérie de 16, comme le veut M. Senn, et même de 18 millimètres. L trophie du sphincter augmente bien plus encore cette dimension.

Rayon transversal. Il a 18 millimètres pour M. Senn, 10 à M. Velpeau. J'ai dit plus haut, à l'occasion de la largeur des lob chacun d'eux avait de 15 à 18 millimètres en travers. Il résulte cherches de M. Caudmont que, dans la coupe moyenne de la prostatique, la largeur de la paroi urétrale est en effet de 18 milli mais qu'elle est moindre dans les deux autres. Cette assertion pas surpris, car j'ai constaté que chaque extrémité du lobe la s'effilant en avant et en arrière. Le rayon transversal est de 1 millimètres au niveau de la première et de la dernière coupe.

Rayon oblique. Quant au rayon oblique en bas et en dehors, il contredit le plus étendu. Tous les auteurs sont d'accord à cet é est de 20 à 22 millimètres (Senn) ; de 16 à 20 (Velpeau); de 18 la partie antérieure de la prostate, de 20 à sa partie moyenne, de près de sa base (Caudmont). Toutes ces mesures reposent sur des vations exactes, car j'ai rencontré moi-même les limites extrême chiffres donnés par M. Caudmont doivent, d'après mes recherch complétement acceptés.

M. Sappey, qui a trouvé le rayon transverse de 15 millimètr blique en bas et en dehors de 22, a eu le tort de ne pas chercher à miner leur différence selon les diverses hauteurs de la prostate. Il estime que le médian inférieur est, à la base, de 17 millimètres.

En résumé, le canal est situé à des distances inégales de la périphérie du segment prostatique, non-seulement en avant et en arrière d'une manière générale, mais encore dans les divers points de sa longueur en particulier.

L'étude des divers rayons de la portion prostatique a été suggérée par les besoins de la médecine opératoire à l'occasion de la lithotomie sous-pubienne. Il faut néanmoins se garder d'accorder à ces calculs une importance exagérée.

2° Dans la portion musculeuse, l'urètre présente les rapports suivants :

En haut, avec le corps fibro-spongieux qui le sépare de la symphyse des pubis. La distance est en général de 1 centimètre. Sur la pièce que représente la planche V, elle n'avait environ que 4 millimètres ; elle en avait 13 sur un vieillard, dont la planche VII donne l'urètre dessiné au diagraphe, en sorte que les distances sont rigoureusement conservées. Le canal proprement dit est encore plus écarté de la symphyse de toute la hauteur de la partie antéro-supérieure du muscle orbiculaire. En général, il est à 15 millimètres au-dessous d'elle.

En bas, et d'avant en arrière, avec l'origine des fibres les plus postérieures du muscle bulbo-caverneux, avec la plus grande partie des fibres terminales des transverses profonds du périnée, l'entre-croisement fibreux commun au transverse superficiel, au bulbo-caverneux et au sphincter anal, et enfin, dans sa partie la plus reculée, avec le rectum. Les glandes de Cowper sont sur les côtés du raphé médian inférieur de l'orbiculaire, et dans les couches les plus externes de ce muscle. Les artères et les veines bulbaires cheminent transversalement au-dessous du muscle orbiculaire pour gagner le bulbe. Enfin ce renflement fait saillie en arrière et au-dessous de la paroi inférieure de la portion musculeuse.

Sur les côtés, avec la lame fibreuse, interposée aux plexus médians et latéraux du corps fibro-spongieux (*voyez* planche IV, fig. 3), portion verticale de *l'aponévrose latérale de la prostate* de M. Denonvilliers, *liga-*

ment de la prostate et du col de la vessie de Le Cat; médiatement, ce ment est encore en rapport avec le muscle releveur de l'anus.

La face inférieure de la portion médiane du corps fibro-spongieu haut, et le ligament de Le Cat, sur les côtés, forment les parois c cage aponévrotique sur laquelle a insisté M. Denonvilliers [1], et qu fermée en bas par le ligament de Carcassonne. Les portions muscu et prostatique sont comprises dans son intérieur. Je ferai remarque ces lames aponévrotiques sont des surfaces d'insertion pour les mus et ne sont pas des aponévroses de contention.

3° Dans sa portion spongio-vasculaire, l'urètre est en rapport :

En haut, avec la portion musculeuse et les glandes de Cowper; l'extrémité antérieure du corps fibro-spongieux; et, dans le res son étendue, avec la gouttière inférieure des corps caverneux.

En bas et *sur les côtés*, avec le muscle bulbo-caverneux qui emb le bulbe en arrière à la manière d'une calotte concentrique, et c sépare du tissu cellulaire des bourses et du tissu cellulo-fibreux qu gaîne le pénis; puis avec ce fascia d'une manière immédiate.

Le gland est recouvert dans l'état normal par le prépuce, et se t à nu pendant l'érection par suite du dédoublement qui s'opère en peau et la membrane muqueuse.

La distance qui sépare le bulbe de l'anus varie selon l'état de flac ou de turgescence du pénis. Dans l'état habituel ou de flaccidité, l' valle qui les sépare est de 16 à 20 millimètres. Mais chez le vie ce renflement spongieux ayant acquis un développement considé la distance devient moins grande. Elle était tombée à 13 millimètr un individu âgé dont l'urètre et la vessie sont dessinés sur la planch D'autre part, le rectum est soumis à des variétés très-grandes da courbure; le sommet de celle-ci peut alors se rapprocher du bul ne laisser entre eux qu'un intervalle de 1 centimètre : tel est le ca représente la planche V.

[1] Thèse inaug. Paris, 1837, n° 285, p. 21.

CHAPITRE IX.

Direction.

La question qui va nous occuper, a bien plus intéressé les chirurgiens que les anatomistes, et cela se conçoit : les opérations fréquentes que l'on pratique dans le canal, la nécessité de parcourir l'urètre pour arriver dans la vessie, et surtout les obstacles qui arrêtent trop souvent le cathéter, devaient éveiller l'attention et susciter de nombreuses recherches. Aussi, bien des auteurs se sont-ils mis à l'œuvre; mais c'est principalement depuis l'introduction de la lithotritie dans la médecine opératoire que l'étude de ce point d'anatomie a pris un remarquable essor.

Selon Galien [1], l'urètre ressemble à une S romaine, et cette comparaison, qui traduit d'une manière générale les deux courbures de ce conduit, a été reproduite jusqu'à nos jours tantôt sans commentaires, comme l'ont fait les Arabes, et plus tard Bartholin [2], J.-L. Petit et beaucoup d'autres après eux, tantôt avec des développements plus ou moins étendus. Vésale [3], qui admettait la ressemblance avec une S romaine dans l'état de flaccidité, compare l'urètre à un σ pendant l'érection du pénis. Ce canal, dit-il, *prout rigidus flaccidusve est penis, sursum spectat aut propendet, nunc σ Græcorum, nunc S Latinorum elementum exprimens.*

L'étude de la direction dans chaque région de l'urètre a commencé dès qu'on eut divisé ce canal en divers segments. Manget [4] a trouvé

[1] De usu partium, lib. v. — [2] Anat., p. 239. — [3] De hum. corp. fab., lib. v, cap. XI.
[4] Theat. anat., t. I, p. 419.

que les portions prostatique et musculeuse, que l'on sait être p le col de la vessie, présentent une courbure notable ; après quoi, se termine en suivant une direction horizontale. Morgagni[1], qui à bon droit contre cette dernière assertion, soutient que dans state, le canal est parallèle à l'intestin rectum et que, dans la pa est placée *inter prostatam et initia spongiosi urethræ corporis*, il viligne. C'est aussi le sentiment de Camper[2]. Le Cat figure planche V une double inflexion verticale avant l'union des p musculeuse et spongio-vasculaire; c'est assurément une rare exc J'ai rencontré une disposition analogue sur un enfant de cinq canal en abandonnant la prostate se coudait, mais latéralement, même d'avant en arrière, pour se recourber après 3 millimètres d d'arrière en avant et gagner la portion spongio-vasculaire. Pour P la portion musculeuse est légèrement oblique en bas et en av qu'admettent d'ailleurs presque tous les anatomistes et les chir de notre époque, MM. Cruveilhier[4], Velpeau[5], Malgaigne[6], Me Pétrequin[8], etc.; excepté J.-F. Meckel[9] et Amussat[10], qui qu'elle soit oblique en sens contraire, c'est-à-dire de bas en haut rière en avant.

Les procédés qui ont été mis en usage pour déterminer la di de l'urètre sont nombreux; mais ils présentent tous des défect plus ou moins choquantes. Les mensurations mêmes, qu'on ployées pour déterminer le degré d'abaissement de ce cond dessous de son point d'origine, c'est-à-dire au-dessous du col vessie, sont plus séduisantes que solides, et n'ont rien de rig quant au fond; quelques-unes blessent les notions les plus éléme de la géométrie.

Je n'insisterai pas sur la dissection de l'urètre et des organes v

[1] Adv. anat., III, p. 82. — [2] Demonst., p. 12. — [3] Nouv. rem. sur la lith., 1750.
[4] Anat. desc., t. III, p. 628. — [5] Anat. chir., t. II, p. 253. — — [6] Anat. chir., t. II, p. 2
[7] Rech. anat. et phys., p. 33. — [8] Anat. méd. chir., p. 404. — [9] Man. d'anat., t. III, p
[10] Arch. gén. de méd., 1re série, t. IV, p. 31.

sur leur insufflation, pour apprécier les courbures et la direction des divers segments. Amussat les a condamnées avec raison; personne ne songerait aujourd'hui à recourir à ce procédé, qui est le pire de tous ceux qu'on a suivis.

La coupe médiane antéro-postérieure qu'a préconisée ce chirurgien ne peut se faire sans imprimer des mouvements à la vessie, aux parties molles du périnée, et par conséquent à la prostate. C'est à juste titre que M. Malgaigne[1] reproche à ce procédé d'abaisser cette portion du canal, du moment où elle n'est plus soutenue par tout le plancher pelvien. Une altération des rapports en est la conséquence inévitable.

En incisant la paroi inférieure de l'urètre seulement, ce savant professeur évite jusqu'à un certain point l'écueil dont il s'agit; mais il ne peut, à mon sens, prévenir l'ébranlement inévitable qui résulte de la section des parties dures au moyen de la scie, des tractions qu'exerce le couteau dont on se sert pour couper les parties molles, et surtout obvier au défaut de support qu'occasionne la section du périnée.

La méthode des injections dans l'urètre, quelle que soit la nature de la matière, expose aux imperfections suivantes :

Si la matière n'est pas consistante, elle cède avec une grande facilité au niveau du col de la vessie et de l'union des portions musculeuse et spongio-vasculaire; la direction du canal ne peut plus alors être appréciée convenablement.

Si elle est très-dure, elle ne présente pas le même inconvénient. C'est ainsi que j'ai pu injecter avec succès et retirer des tiges qui traduisaient assez bien le trajet du canal, avec le mélange de cire, de colophane, de blanc de baleine et de térébenthine de Venise, dont nous nous servons tous pour faire les préparations dites *par corrosion*. Une pièce déposée au Musée en novembre 1853 présente un urètre avec ses inflexions naturelles; elle correspond au n° 1. Mais ces injections exposent à porter en bas e en arrière le col de la vessie, pendant que

[1] Anat. chir., t. II, p. 280.

la matière est poussée dans ce réservoir (car pour obtenir une dir aussi exacte que possible, on doit placer l'extrémité de la canule fixer dans l'intérieur de la vessie, en établissant une ligature en d de ses parois). D'un autre côté, il faut fermer le méat pour reteni jection, ou bien lier l'extrémité antérieure du prépuce en ava gland, si ce repli est suffisamment long. Dès lors, si le liquid poussé avec trop de force, il augmente l'étendue des courbures, ou il produit des flexuosités qui n'existent pas habituellement. C'est c j'ai vu quelquefois dans la partie antérieure de la portion musculei dans la portion spongio-vasculaire ; aussi les injections doivent-elle faites avec beaucoup de précaution. Si l'on veut obtenir un résult ait quelque valeur, il est indispensable de se servir d'un liquide q fige rapidement, pour éviter les déviations que des secousses o chocs pourraient occasionner pendant qu'on retire la seringue ou arrête l'injection soit avec une ligature, soit en fermant le tube m lique avec un robinet. C'est parce que les matières à injection des parations par corrosion sont dures et promptes à se solidifier, qu sont préférables. Elles joignent cependant à cet avantage le tort cassantes et d'exiger de grands ménagements, pendant qu'on inci parois urétrales pour les extraire. Si l'on fait une préparation de net, il sera plus avantageux de laisser les parties molles se dess sur elles.

Dès le mois de janvier 1854, j'ai imaginé de faire congeler des s entiers en les exposant à la basse température qui régnait à cette ép à Paris. J'imitais en cela M. Pirogoff de Saint-Pétersbourg [1], qui déjà fait connaître les résultats que la congélation lui avait donnés l'étude des rapports des organes splanchniques ; une de mes pièce alors présentée dans l'amphithéâtre de la Faculté par M. Malga qui voulut bien s'en servir pour une des leçons qu'il adressait nombreux auditeurs.

[1] Acad. des sciences, 19 septembre 1853.

Le bassin et toutes les parties molles qui le revêtent tant au dehors qu'au-dedans sont rendus par la congélation aussi rigides que du bois; un trait de scie pratiqué sur la ligne médiane offre alors la coupe des organes, saisis dans leurs rapports naturels. Il est impossible que l'urètre soit dévié dans aucun point de son étendue. Les inconvénients qui sont inséparables des procédés dont il s'est agi jusqu'à présent disparaissent, et l'exactitude à laquelle on aspire tant dans les recherches anatomiques, ne laisse plus rien à désirer ici.

J'ai fait congeler dix sujets, en 1854, et constaté quelques particularités, que je vais bientôt exposer.

Mais le nombre des pièces que j'ai examinées de la sorte ne me parut pas suffisant; j'avais encore des incertitudes, et je ne pouvais, à mon gré et facilement, produire et maintenir dans nos climats la congélation des sujets pour compléter mes recherches. Je m'aperçus bientôt que l'immersion de bassins entiers dans le mélange d'eau et d'acide azotique, qui me servait pour conserver des pièces et rendre les fibres musculaires plus distinctes, donnait aux parties molles assez de consistance pour que l'urètre conservât sa direction naturelle. Ajoutez à cela que les os, devenus très-facilement sécables, n'offraient plus dans l'exploration le même labeur.

Or, c'est sur des pièces, dont les parties étaient de la sorte rendues assez fermes pour qu'elles ne changeassent pas de rapports sous la pression des instruments tranchants, que j'ai poursuivi mon étude sans difficultés et avec loisir.

Et d'abord, je ferai remarquer que la plupart des mesures qui ont été prises avaient pour point fixe la symphyse des pubis. Voulait-on savoir de combien le canal, en passant sous cette articulation, s'abaisse au-dessous du niveau du col de la vessie, on menait une ligne horizontale à partir de cette ouverture sur la symphyse, et l'on remarquait qu'elle tombait vers l'union du 1/4 inférieur avec les 3/4 supérieurs, par exemple. Puis, en raison de la hauteur de celle-ci, hauteur qui s'élève habituellement à 55 millimètres, on en concluait que ce quart inférieur égalait environ 14 millimètres. Or, ajoutait-on, la distance de l'extrémité rieure de la symphyse à l'urètre est de 10 millimètres; donc, en aj ces 10 millimètres aux 14 millimètres du quart inférieur de la sym que laissait au-dessous d'elle-même la ligne horizontale menée de la vessie, on devait admettre que la distance entre cette ligne partie la plus déclive du canal était de 24 millimètres. Telles so appréciations de M. Sappey[1] qui, en conséquence de ces calculs, que l'urètre s'abaisse de 2 1/2 centimètres au-dessous de son po départ. Une seule observation suffira pour mettre en évidence le p justesse de ce raisonnement : c'est que l'horizontale menée du col vessie est une oblique relativement à l'axe de la symphyse, et q axe prolongé en bas jusqu'à l'urètre ne saurait donner la distan ce point déclive à la ligne horizontale, puisque la mesure de la tance d'un point à une ligne est non pas une oblique, mais bien l pendiculaire abaissée de ce point sur elle.

Quoi qu'il en soit, il est parfaitement inutile, pour apprécier le d'élévation ou d'abaissement de l'urètre au-dessus ou au-dessous d origine à la vessie, de mesurer la position relative des divers poi son étendue avec la symphyse des pubis. La symphyse des pubis n'e rait pas, que le canal ne descendrait ni plus ni moins, que ses ments n'en seraient ni plus ni moins obliques. Pour déterminer la rence des niveaux entre le col de la vessie et la partie la plus décl la portion musculeuse, il suffisait de mener deux lignes horizon l'une au col, l'autre à la convexité de la courbure. La perpendic menée entre ces deux parallèles donne la mesure exacte de la rence des niveaux.

Avant d'aller plus loin, je ferai remarquer que de tous les auteu ont étudié la direction de l'urètre dans ses divers segments, nul n préoccupé des changements apportés dans cette direction, selon l naison du bassin, selon la position verticale ou horizontale du cor

[1] Rech. sur la conf. et la text. de l'ur. de l'homme, p. 10.

canal a été examiné sans doute, le tronc placé dans la station debout, c'est-à-dire, dans la position convenue pour étudier tous les organes de l'économie. Cette direction que présentent les diverses portions de l'urètre dans la position verticale du corps n'est plus la même quand celui-ci est placé dans le décubitus dorsal. Or, c'est précisément dans cette dernière position qu'il convenait le mieux d'en faire l'étude, puisque c'est en effet habituellement dans le décubitus dorsal qu'est placé le malade qui subit l'opération si commune du cathétérisme ou celle plus rare de la lithotomie. Il me paraît donc indispensable d'étudier la direction de l'urètre, le sujet étant placé 1° dans la position debout, 2° dans le décubitus dorsal.

1° Dans la station de l'homme debout, le col de la vessie monte au-dessus du niveau du bord inférieur de la symphyse. M. Malgaigne [1] estime qu'il correspond à la partie moyenne; M. Sappey [2], à l'union du quart inférieur avec les trois quarts supérieurs. Pour moi, je trouve que l'horizontale menée du col de la vessie coupe la symphyse de beaucoup au-dessus de la partie moyenne de son axe, comme on peut s'en convaincre en jetant un coup d'œil sur les planches V, VI et VII. Les différences que l'on trouvera dans cet examen dépendront du degré d'inclinaison du bassin. Or, chez l'homme, le diamètre coccy-pubien fait avec l'horizon un angle de 16°,51, terme moyen, ainsi que l'ont démontré les recherches de Weber [3]. Si donc on tient un bassin détaché du tronc et qu'on examine sur sa coupe médiane la direction du conduit excréteur de l'urine, on doit donner à ce bassin une position telle, que la ligne étendue de la partie inférieure de la symphyse au sommet du coccyx fasse à peu près, avec l'horizon, l'angle indiqué. Que si, au contraire, on néglige cette précaution, l'horizontale partie du col de la vessie coupera la symphyse à des hauteurs très-variables. Au moment de la miction, l'homme incline instinctivement le tronc en avant et en bas, et le bassin subit un mouvement de rotation dans le

[1] Anat. chir., t. II, p. 281. — [2] Loc. cit., p. 10. — [3] Traité d'ost. et de synd., p. 316.

même sens autour d'un axe transversal ; le col de la vessie se po avant et en haut, tandis que la symphyse s'abaisse, et l'urine s'é ainsi plus facilement de la partie du réservoir qu'on appelle le *bas*

Du col de la vessie, le canal descend obliquement en bas et u en avant dans les portions prostatique et musculeuse, mais no rigoureusement en ligne droite. Le bord inférieur, qui, dans cett tude, est plutôt postérieur, est d'abord oblique en bas et en ar jusqu'au niveau du verumontanum, puis il se dirige en bas avant. L'angle que décrit cette inflexion, que Le Cat[1] a parfait figurée dans sa planche V, varie selon le développement des musculaires qui forment le sphincter de la vessie : il est presque jours obtus, mais il peut atteindre l'angle droit, ainsi qu'on le voi la fig. 5 de la planche IV et sur la planche VII. Les sondes vie alors buter dans le sinus qu'il présente, et ne sont introduites da vessie qu'au moyen d'une courbure très-prononcée. Cet angle se proche d'autant plus de l'angle droit que l'on a affaire à des indi plus avancés en âge. Dans l'enfance, il est toujours très-obtus. E cas, son existence est constante. Le bord supérieur ou antérie canal dans la portion prostatique ne suit pas cette inflexion ; il une courbe plus ou moins régulière et convexe en arrière.

Le segment musculeux est rectiligne dans la majorité des cas, u courbe dans quelques-uns. L'aspect général du canal, dans l'ens des portions prostatique et musculeuse, est légèrement courbe, c l'avaient déjà constaté d'ailleurs quelques auteurs, entre autres gagni et Camper. Quand Amussat[2] avait avancé que l'urètre étai niveau presque droit, il avait eu raison. S'il existe une hypertr musculaire, la courbe est très-prononcée, comme je l'ai vu sur un lard dont la planche VII représente le canal.

En résumé, l'urètre est, pendant la station de l'homme debo peu près rectiligne ou légèrement concave du côté de la symphys

[1] Recueil de diff. pièc. conc. l'op. de la taille. — [2] Arch. gén. de méd., 1re série, t. IV, p. 32

bienne, et, d'une manière générale, oblique de haut en bas et d'arrière en avant : sa paroi postérieure décrit un angle obtus immédiatement en arrière du sommet du verumontanum.

Le point où le canal se redresse pour s'élever au-dessous et en avant de la symphyse est situé *au-dessous* de cette articulation, selon l'expression de M. Malgaigne[1]. En disant qu'il correspond à l'axe prolongé de la symphyse, je ne m'éloignerai probablement en rien de sa manière de voir, mais nulle incertitude ne pourra régner sur l'interprétation qui doit être faite de cette expression. Si l'on donne au bassin l'inclinaison qu'il doit avoir, l'inflexion que forme le canal ne correspond pas, en effet, *au-dessous* de la symphyse ; elle est portée plus en arrière.

Quoi qu'il en soit de cette observation, qui n'a d'autre but que celui de porter plus de précision dans l'étude de la direction de l'urètre et, dans les termes employés, je ferai remarquer que ce changement de direction ne se fait à angle que dans des cas exceptionnels. Dans la planche V, la courbure légère à concavité antérieure, que forment les portions prostatique et musculeuse, est continuée par la spongio-vasculaire d'une manière insensible. Il en est de même sur la planche VI. Dans la figure de la planche VII, la portion musculeuse présente un coude qui regarde en bas avant de se continuer avec la portion spongio-vasculaire ; c'est, à un degré moindre, la même disposition qu'a figurée Le Cat dans sa planche V ; mais la pièce appartenait à un vieillard qui avait une hypertrophie de la vessie et du muscle orbiculaire de l'urètre.

J'ai toujours trouvé que l'axe de la symphyse tombait dans la dilatation du bulbe. Le canal se relève donc, en avant et en haut, au-devant de l'union des portions spongio-vasculaire et musculeuse, comme l'a fait remarquer M. Malgaigne[2] ; mais, en plaçant cette union à 10 ou 12 millimètres en arrière, il est, je crois, allé trop loin de près de moitié. C'est à ce niveau que se font habituellement les fausses routes.

[1] Anat. chir., t. II, p. 279. — [2] Loc. cit., p. 279.

En avant de ces parties, la direction de l'urètre est moins f
cause de sa position extra-pelvienne et de la mollesse des parties
ronnantes qui favorise l'action des forces extérieures; ce canal
une courbure à concavité supérieure, et se porte en conséquence
quement d'abord en avant et en bas, puis en avant et en haut.

L'urètre s'infléchit ensuite sur lui-même au niveau de la p
pendante des corps caverneux ou de la base de la verge, et
l'angle que j'ai déjà plusieurs fois désigné dans le cours de ces re
ches, sous le nom d'angle *pré-pubien*, quoique, dans la situation
suppose en ce moment le tronc, cet angle soit *au-dessous* des p
Figuré par Le Cat, dans sa planche V, il a été surtout étudi
M. Malgaigne, qui en évalue le sinus à 45°; celui du dessin de L
est de 80. Mais il existe à ce sujet beaucoup de variétés. Si les bo
sont pendantes, elles entraînent en bas le pénis, et cet angle d
d'autant plus aigu; si, au contraire, elles sont relevées, l'angle s'
et le canal décrit une courbe à concavité inférieure. Chez les j
enfants dont le scrotum n'est pas pendant, l'urètre est soutenu, et l
rencontre jamais dans la portion spongio-vasculaire du canal que
dernière disposition. J'ai démontré ce fait anatomique au moye
injections précédemment indiquées, dès le mois de novembre
dans mon concours pour la place de chef des travaux anatomiques. D
cette époque, j'ai toujours constaté chez les enfants cette même
cularité. Indépendamment de la pièce n° 3 qui est au Musée, on
voir la fig. 2 de la planche IV, qui a été dessinée au diagraphe s
coupe d'un jeune sujet préalablement congelé.

Dans la portion glandaire, l'urètre devient oblique en haut
avant, ainsi qu'on peut le voir sur la fig. 3 de la planche III. Une
pendiculaire élevée sur le milieu de la ligne que représente le
tomberait sur la paroi supérieure de l'urètre, au niveau de l'ext
antérieure des corps caverneux.

Telle est la direction de l'urètre pendant la station debout.

2° Dans le décubitus dorsal, le col de la vessie, qui était, d position verticale du tronc, de beaucoup au-dessus du niveau de la moitié de la symphyse pubienne, est maintenant bien au-dessous de son bord inférieur. Deux horizontales, l'une menée au niveau de ce bord, l'autre au niveau du col, sont écartées l'une de l'autre de 18 à 20 millimètres. Souvent j'ai fait pénétrer un bistouri aigu, horizontalement et d'avant en arrière, immédiatement au-dessous de la symphyse, sur des sujets couchés sur les tables des pavillons de l'École pratique, j'ai vu constamment l'extrémité de l'instrument à près de 2 centimètres au-dessus du col de la vessie. La sonde que pousse le chirurgien dans l'urètre ne doit donc pas remonter derrière la symphyse pubienne pour arriver dans le réservoir de l'urine.

Le canal, qui, dans les portions prostatique et musculeuse, était oblique en avant et en bas, est maintenant oblique en avant et en haut. La figure qu'a donnée Le Cat, et dans laquelle on voit que le sujet est couché sur le dos, présente l'obliquité dans ce sens d'une manière très-prononcée. La direction que donnent au canal, dans ces deux segments, J.-F. Meckel et Amussat, est rigoureusement vraie pendant le décubitus dorsal. La courbe légère qu'il décrit souvent, regarde en haut. Si l'on mène une ligne horizontale au niveau du col de la vessie, on verra que le point le plus déclive du canal correspond au sommet de l'angle qui est immédiatement en arrière de la partie renflée du verumontanum. L'extrémité des sondes s'arrête d'autant plus facilement dans ce point de la portion prostatique, que l'hypertrophie musculaire ou l'existence de corps fibreux ont relevé en haut la lèvre postérieure de l'orifice urétro-vésical. Les deux points de prédilection pour les fausses routes sont donc dans la portion spongio-vasculaire, au niveau du cul-de-sac du bulbe, et dans la portion prostatique, immédiatement en arrière et sur les côtés du verumontanum.

Dans la portion spongio-vasculaire, le canal est oblique en avant et en haut. J'ai déjà dit qu'il est courbe et qu'il ne forme qu'exceptionnellement un angle avec la portion musculeuse. Pour estimer la hauteur à laquelle il s'élève au-dessus du col de la vessie, on n'a qu'à mener deux

parallèles, comme on l'a fait dans les planches V, VI et VII au r
de ces deux points. La perpendiculaire entre ces lignes mesure p
première et la seconde 43 millimètres, et 40 pour la troisième. C
ce n'est pas l'orifice vésical qui est la partie la plus déclive de l'urètr
la situation couchée, mais bien le point de la portion prostatique q
immédiatement en arrière du verumontanum, il faut, pour app
la différence de niveau entre l'angle pré-pubien, qui est le point l
élevé, et cette dépression, mener deux parallèles à leur niveau. L
pendiculaire ou la distance entre ces deux lignes m'a donné en mo
47 millimètres.

L'angle pré-pubien est plus aigu que dans la position debout. S
planches V et VII on peut voir que l'inflexion est complète; d'ail
les mêmes observations que j'ai faites plus haut s'appliquent à l'
de cet angle pendant le décubitus dorsal.

Dans le gland, la direction du canal n'a pas changé.

En résumé, l'urètre d'un homme, qui est placé dans le décubitu
sal, a son orifice vésical à 2 centimètres environ au-dessous du n
de la partie inférieure de la symphyse pubienne; il a, dans les po
prostatique et musculeuse, une direction un peu oblique en haut
avant, légèrement curviligne, évidemment incurvée dans le com
cement de la portion spongio-vasculaire, de manière à présente
concavité postérieure, jusqu'au niveau de l'angle pré-pubien, do
sommet est en général à 4 1/2 centimètres au-dessus de la partie la
déclive du canal, c'est-à-dire au-dessus du sommet de l'angle pr
tique. L'inflexion pré-pubienne, avons-nous dit, est plus aiguë que
la station debout. D'ailleurs nulle autre modification dans la partie
rieure du canal.

L'inflexion de la verge au-devant des pubis disparaît pendant l'
tion, en sorte que l'urètre a la direction d'une ligne avec une
courbure.

Le rayon de celle-ci ne saurait être apprécié d'une manière ri
reuse, car elle n'est pas régulière. Elle commence au niveau du c

la vessie et cesse à l'angle pré-pubien. La ligne qui est tendue entre ces deux points ou la corde de cette courbe irrégulière est de 6 à 7 centimètres.

La partie de l'urètre qui est en avant de l'axe prolongé de la symphyse est mobile et peut être réduite par des tractions sur la verge à la direction rectiligne. Aussi une sonde droite peut arriver facilement et d'emblée jusqu'au cul-de-sac du bulbe. L'instrument décrit alors avec la direction des portions musculeuse et prostatique un angle obtus et non pas droit, que j'ai trouvé varier de 135° à 150°. En déprimant le pavillon, on abaisse la partie du canal qui correspond à l'angle pré-pubien, et si les attaches de l'urètre et des corps caverneux aux pubis sont assez extensibles, la partie antérieure de la courbure de l'urètre disparaît. Il ne reste que celle de la partie postérieure ou périnéale que j'ai dite être légère.

Mais en même temps que la sonde décrit un arc de cercle par l'extrémité externe ou le pavillon, l'extrémité opposée porte de bas en haut, comme l'a très-bien fait remarquer M. Malgaigne[1], la paroi supérieure de l'urètre, et efface la courbure que ne sauraient nullement détruire des tractions sur la verge. Or, la direction des portions musculeuse et prostatique est à peu près rectiligne ou très-peu courbe, hormis les cas pathologiques. De là, la possibilité de l'introduction des sondes droites dans la vessie, fait incontestable qui remonte aux recherches d'Amussat[2].

L'urètre présente certainement des variétés dans le degré des courbures et de l'inclinaison réciproque de ses divers segments : il ne faut, pour la plupart, en rechercher la cause que dans des conformations individuelles. Mais en est-il qui soient commandés par des états éventuels des organes voisins?

Selon Amussat, la portion prostatique est portée en avant, de manière que le col de la vessie soit soulevé, dans les cas où ce réservoir est vide en même temps que le rectum se trouve distendu par des matières fécales.

[1] Anat. chir., t. II, p. 282. — [2] Arch. gén. de méd., 1re série, t. IV, p. 33.

Mais cet intestin se dilate, selon l'observation de M. Malgaigne[1], fait au large dans l'excavation pelvienne. Il faudrait une accumu considérable de matières, comme cela arrive exceptionnellemen des cas de paraplégie, pour que le phénomène eût lieu.

Que si la vessie est, au contraire, distendue par l'urine, en temps que le rectum est vide, les parois de ce réservoir se diste dans tous les sens, tant du côté du bas-fond, dont on sent la tuméf par le toucher rectal, qu'en arrière et en haut. C'est un mouv d'ampliation et non de locomotion. Le col n'est pas plus élevé qu'ab contrairement à ce que j'avais cru. J'ai injecté de l'eau dans la ves trois sujets et apposé sur la verge une ligature, afin de retenir quide. Une tige aiguë était ensuite enfoncée horizontalement au-de du pubis, le sujet étant couché sur le dos. Je n'ai trouvé sur l'ex des parties aucune modification notable dans le niveau du col.

Je ne parlerai pas des tumeurs de la prostate qui modifient éviden la longueur et la direction de la portion prostatique. C'est là une p sition qui ne peut soulever aucun doute, et qui n'entre pas d'ai dans mon sujet.

Mais faut-il croire, avec Amussat, que l'angle pré-pubien et la du canal qui est en arrière sont appliqués d'autant plus près de la physe que la paroi abdominale est plus tendue, soit pendant la s debout, soit pendant le décubitus dorsal? La différence qui doit ter de cet état me paraît trop minime dans la généralité des cas qu'elle doive être prise en considération. Si la peau de l'abdom distendue par des tumeurs intra-abdominales ou par un épanchemen sidérable dans le péritoine, nul doute cependant que la peau de la r pubienne, distendue et tirée vers l'ombilic, ne porte l'angle pré-p vers la symphyse. En tout cas, l'abaissement de cet angle est d'a moins difficile que la paroi abdominale est moins tendue. Aussi es

[1] Anat. chir., t. II, p. 281.

précepte de placer les malades sur lesquels on pratique le cathétérisme dans une position telle que cette paroi soit dans le relâchement.

Par contre, des bourses volumineuses et pendantes sollicitent en bas l'angle pré-pubien et la partie de l'urètre qui lui fait suite immédiatement. La courbure du canal est dans ces cas moins haute. Le pénis paraît plus long, mais l'urètre n'a subi pour cela aucune modification dans sa longueur.

Le ligament suspenseur de la verge lui-même n'est pas sans influence sur la manœuvre et la facilité du cathétérisme. Long et lâche, il favorise le redressement du canal; trop court, il suscite des obstacles que l'on ne peut vaincre sans produire des tractions douloureuses.

Enfin, l'angle pré-pubien monte d'autant moins que la symphyse est plus courte et moins inclinée à l'horizon; dans le cas contraire, il est plus élevé. Il résulte de cette disposition des pubis que la courbure de l'urètre varie dans sa longueur, mais non dans son rayon. Comme, dans le cathétérisme, on doit nécessairement abaisser cet angle, il s'ensuit que, dans ce cas, l'opération est laborieuse et provoque quelques douleurs.

Indépendamment des inflexions qu'il présente dans son trajet d'arrière en avant, l'urètre en a aussi de droite à gauche et de gauche à droite. En un mot, il n'est pas compris depuis son origine jusqu'à sa terminaison dans le même plan vertical.

En partant du col de la vessie, il est très-légèrement oblique à gauche, en sorte que l'extrémité antérieure de la portion musculeuse n'est pas coupée en deux parties égales par le plan médian du corps.

En remontant au-dessous et en avant de la symphyse, il se porte obliquement de gauche à droite. Aussi son angle pré-pubien est-il souvent respecté par la coupe médiane antéro-postérieure, comme le représente la planche VI. Enfin, dans le pénis, l'urètre est oblique de droite à gauche, quand on laisse la verge tomber d'elle-même sur le scrotum.

Ces détails n'ont encore été notés par aucun observateur. Je les ai toujours constatés dans les pièces dont j'injectai le canal pour en ét la direction. Les sujets que j'ai fait congeler m'ont toujours pré la même particularité.

Les déviations latérales de l'urètre sont trop légères pour ap un obstacle sérieux au cathétérisme, quand elles ne sont pas respe par le chirurgien. Cependant il m'est arrivé plusieurs fois d'être pendant cette opération, et de l'achever avec facilité en portant ment le bec de l'instrument du côté où la portion correspondan canal est inclinée.

CHAPITRE X.

Dimensions.

Les dimensions de l'urètre comprennent dans leur étude : 1° la longueur, 2° le calibre.

§ I. LONGUEUR.

La longueur de l'urètre a été très-diversement appréciée. Cela devait être. Eminemment extensible, ce canal s'étend sous les tractions qu'on exerce sur le pénis pendant l'opération du cathétérisme. Nul corps ne peut être porté dans le méat ou introduit dans le gland, sans réveiller dans les papilles l'excessive sensibilité dont elles sont douées; d'où un afflux plus considérable de sang dans le corps spongio-vasculaire, et, en conséquence, un certain allongement. On comprend donc que les mensurations, prises pendant la vie, donnent une longueur un peu plus grande que celles qui ont été prises sur le cadavre. D'ailleurs, les méthodes employées ne peuvent être les mêmes dans les deux cas; elles ne peuvent pas être contrôlées les unes par les autres. Une sonde de gomme élastique étant introduite dans le canal et dans la vessie, on la retire lentement jusqu'à ce que l'urine ou le liquide injecté ne sorte plus, c'est-à-dire jusqu'à l'œil le plus voisin de son extrémité; l'ongle du pouce est placé sur l'instrument immédiatement en avant du méat, et si cette sonde est graduée à partir de l'orifice qui reçoit les liqu dans sa cavité, on a la longueur exacte; ou bien on la retire et l'on sure l'étendue qui sépare le point marqué par l'ongle d'un côté, dernier œil du côté opposé. Cette méthode est surtout préconisée M. Civiale [1]. Mais sur les tables de dissection, les moyens qui on mis en usage sont variés : mensurations sur l'urètre privé de ses ports et détaché du bassin; mensurations par des injections dan canal; mensurations de l'urètre dépouillé en partie de sa couche e rieure; mensurations en place, c'est-à-dire par l'introduction de so flexibles ou de fils dans son intérieur; mensurations de la verge dante ou relevée à 45° sur l'axe du corps. Il n'est pas étonnant que, l' ration étant pratiquée de tant de façons, les résultats aient si peu cordé entre eux. Voyez plutôt le tableau suivant :

Verheyen : 8 à 9 travers de doigt;
Heister : 32 1/2 à 35 centimètres;
Littre : 32 1/2 à 35 centimètres;
Palfin : 8 à 9 travers de doigt et quelquefois plus;
Sabatier : 27 à 32 1/2 centimètres;
Boyer : 27 à 32 1/2 centimètres;
Wathely : 21 1/2 à 24 1/2 centimètres;
Ducamp : 21 1/2 à 24 1/2 centimètres;
Lallemand : 21 1/2 à 24 1/2 centimètres;
Amussat : 21 1/2 à 24 1/2 centimètres;
J. Cloquet : 23 à 30 centimètres;
Lisfranc : 24 1/2 à 27 centimètres;
H. Cloquet : 24 1/2 à 29 1/2 centimètres;
Cruveilhier : 21 1/2 à 24 1/2 centimètres;
Blandin : 21 1/2 à 24 1/2 centimètres;
Malgaigne : 14 à 16 centimètres;
Velpeau : 14 à 19 centimètres;

[1] Traité prat. sur les mal. des org. gén. ur., p. 30

Mercier : 14 à 19 centimètres;

Pétrequin : 16 1/2 à 17 centimètres;

Civiale : 13 1/2 à 19 centimètres.

Il est inutile de multiplier encore les citations; mieux vaut ne pas surcharger cette liste déjà trop longue, d'autant plus que toutes les mensurations pourraient être avantageusement, pour le lecteur, classées en deux catégories. Dans l'une seraient comprises celles qui donnent à l'urètre une longueur de 21 à 30 et même 35 centimètres; dans l'autre, celles qui l'abaissent de 14 à 19. La première appartient aux auteurs qui ont mesuré le canal après en avoir fait la dissection, c'est-à-dire après l'avoir mis dans des conditions contre nature; la seconde, date de la thèse inaugurale de M. Malgaigne, qui s'est efforcé d'apprécier cette dimension, en respectant, autant que possible, l'état habituel des parties.

Pour atteindre ce but, M. Malgaigne introduisit d'abord une sonde de gomme élastique dans le canal, retira le mandrin, et, après avoir ouvert la vessie, mesura l'espace compris entre l'orifice vésical et le méat. Dans un autre procédé, il attacha à la sonde une ficelle qu'il entraîna ainsi dans l'urètre, afin d'éviter le redressement des courbures. Ces recherches furent variées, en introduisant la sonde du méat vers le col de la vessie, et du col de la vessie vers le méat. Les résultats furent les mêmes. Bien plus, les mensurations furent prises tantôt en relevant la verge en haut, sans la tirailler, tantôt en exerçant des tractions sur elle soit en haut, soit en bas. Dans ce dernier cas, la longueur fut de 23 1/2 centimètres, quand la force était dirigée vers le haut; de 19 à 20 centimètres, quand elle était portée dans le sens contraire. Un urètre de 15 centimètres donna, après que la verge eut été dépouillée de ses téguments, et sous l'influence de tractions médiocres, près de 30 centimètres. La verge, l'urètre et la vessie enlevés du bassin, M. Malgaigne obtint, en tirant modérément, 35 centimètres, et en dégageant le canal du bulbe, des corps caverneux et de la prostate, il lui fit dépasser 37 1/2 centimètres.

Ces expériences démontrent assez clairement la cause de toutes les divergences. Les procédés de mensuration qui ont été employés d(M. Malgaigne sont entés sur celui qui vient d'être exposé. En gén les résultats ont donné des chiffres un peu plus élevés. Sur 50 s que j'ai soumis à cette étude, 33 avaient des urètres dont la gueur variait de 14 à 17 centimètres; 8 donnaient 18, 5 seulemer centimètres; 3 fois j'en ai trouvé 20; une fois 23 1/2. Au lieu sonde j'avais employé une bougie fine et flexible qui passait par le du col de la vessie vers le méat, s'infléchissant sur les courbure qui entraînait avec elle un fil dont l'extrémité postérieure était ret sur l'orifice vésical. Les mensurations que j'ai obtenues, embra ainsi les limites extrêmes données par ceux qui ont écrit depuis la blication de M. Malgaigne. Si ce dernier n'est pas arrivé à un chiff peu plus élevé, je m'explique la différence par la nature des sujet lesquels ses observations ont été faites. C'est au Val-de-Grâce, en que cet auteur a pris les mesures, c'est-à-dire, sur des hommes mor 20 à 30 ans. Il est remarquable qu'à cet âge, les mailles du corps s gio-vasculaire n'ont pas encore acquis d'ampleur; le sang qui journe après la mort s'y trouve, par conséquent, en moins gr quantité; le segment spongio-vasculaire est, pour cette raison, n allongé. Dans la dernière moitié de la vie, au contraire, les es veineux sont plus larges, les parois des vaisseaux ont d'ailleurs p de leur tonicité, et le sang y stagne plus facilement. Les urètres j'ai trouvés les plus longs étaient ceux qui appartenaient à cette que de la vie; tout le système érectile du pénis était plus a damment rempli de sang. Par contre, j'ai mesuré deux foi centimètres seulement sur des jeunes gens de 17 ans.

Indépendamment des différences qu'occasionne la stagnation plus ou moins grande quantité de sang dans les mailles et les vaiss de la tunique spongio-vasculaire, il existe incontestablement des va individuelles. D'ailleurs, les alternatives de turgescence et de r des corps caverneux, suivant divers états physiologiques, allonge raccourcissent le segment spongio-vasculaire qui, entraîné pa attaches, partage leurs mouvements. Il est aussi des circonstances pathologiques qui ont la même influence, le plus souvent dans la portion prostatique.

Telle est la longueur de l'urètre. Elle est dite *totale* par opposition à la longueur *partielle*, c'est-à-dire à celle des segments qui le composent.

La longueur partielle n'a pas donné lieu à moins de recherches ni de divergences que celles dont nous venons de nous occuper. Elle a été étudiée, 1° du col de la vessie au bulbe; 2° dans le segment prostatique; 3° dans le segment musculeux; 4° dans la portion spongio-vasculaire.

1° Du col de la vessie au bulbe, la longueur est, d'après Morgagni, de 3 travers de doigt; de 1 1/2, d'après Winslow; de 22 à 30 millimètres, d'après M. Malgaigne qui en estime la moyenne à 26; de 34 à 42, d'après M. Mercier.

2° Dans la portion prostatique, elle est de 30 millimètres, pour Littre et M. J. Cloquet; de 30 à 32 pour Boyer; de 24 à 30 pour Ducamp, Blandin, M. Cruveilhier; de 27 pour Amussat; de 26 pour M. Senn; de 18 à 24 pour Ollivier; de 16 à 22 pour Lisfranc, MM. Mercier et Pétrequin; de 12 à 20 pour M. Malgaigne, et de 12, 20, 24 d'après Huschke.

3° Dans la portion musculeuse, M. Cruveilhier estime la longueur de 20 à 27 millimètres; Boyer à 24; Ducamp de 18 à 24; Blandin à 20; Ollivier de 16 à 20; M. Pétrequin de 12 à 18, la paroi inférieure étant de 8, 10, 12 millimètres seulement; Camper et Lieutaud à 16 millimètres; M. Malgaigne de 10 à 16; Huschke de 10, 16, 18; enfin Ledran de 12 à 14.

4° La portion spongio-vasculaire, qui est essentiellement variable dans sa longueur, a, selon M. Cruveilhier, de 11 à 16 centimètres, de 16 à 19 selon Ducamp, de 11 à 13 1/2 d'après Huschke.

De même que, pour la longueur totale de l'urètre, j'ai omis les évaluations de quelques auteurs, de même je ne me suis point appliqué à reproduire ici les mesures qu'ont données tous ceux qui se sont occupés de cette question. Il m'a paru suffisant de rapporter ici celles q rattachent aux noms les plus répandus. C'en est bien assez, sinon trop, pour donner une idée des dissentiments qui règnent sur ce d'anatomie.

La cause de ces divergences est la même que celle qui a été sig pour la longueur totale. Le minimum de ces évaluations a été de 12 limètres pour la portion prostatique, de 10 pour la portion muscul le maximum de 32 pour la première, de 27 pour la seconde. Qu l'anatomie de l'urètre présente de nombreuses variétés, il n'est pas sible d'admettre que les limites extrêmes soient aussi éloignées l'u l'autre. C'est à un défaut dans le procédé de mensuration que doit attribuée cette discordance. Les portions musculeuse et spongio-v laire s'allongent considérablement quand l'urètre est détaché des p qui l'avoisinent et le fixent. C'était en place, comme pour l'urètr tier, qu'il était convenable d'examiner ces segments. Or, dans cet la portion musculeuse a peu d'étendue. Sur les sujets congelés, s bassins, dont les parties molles avaient perdu leur mollesse par d'un bain prolongé dans l'eau acidulée avec l'acide azotique, j'ai o des mesures qui se rapprochent du minimum plutôt que du maxi Les lobes prostatiques ut 20 millimètres en moyenne; la portion culeuse est longue de 10 à 15. Les variétés de longueur ont princi ment leur siége dans la portion spongio-vasculaire. D'ailleurs, la naissance exacte de l'étendue de chacun de ces segments n'a pas, les applications pratiques, une importance aussi grande que celle lui a attribuée. Du moment où un rétrécissement est reconnu, c'es le point où les instruments le constatent qu'est portée leur ac quel qu'en soit le siége. La distance qui le sépare du méa saurait être prise en grande considération, puisque la partie de l'u qui est en avant jouit d'une grande extensibilité, et offre le plus de cultés à des appréciations absolues.

§ II. CALIBRE

Quand on étudie le calibre de l'urètre, il ne faut pas s'attendre à trouver les parois écartées de manière à circonscrire la lumière béante d'un tube ; je me suis déjà expliqué sur cette disposition, à l'occasion de la forme de ce canal (*voyez* plus haut, chapitre VII). Les anatomistes en se servant de l'expression de calibre supposaient donc que la tonicité des parois est vaincue par une force qui agit sur elles d'une manière excentrique. Je dirai volontiers que ce conduit, alors qu'il est parcouru par l'urine ou le sperme est sous l'influence d'une violence passagère, absolument comme les dernières divisions des bronches et leurs vésicules terminales se dilatent sous la pression de l'air qui les pénètre pendant l'inspiration.

Il faut donc, quand on veut étudier le calibre de l'urètre, considérer ce canal dans des conditions qu'il ne présente qu'à des intervalles passagers, soit que l'urine le parcoure, soit qu'un corps étranger, comme une bougie, une sonde, ait été introduit par l'art dans son intérieur.

Or, dans ces conditions, l'urètre n'offre pas une cavité uniforme : il est rétréci dans quelques points et dilaté dans d'autres.

La première de ces *dilatations*, qui est le plus anciennement connue, se trouve au niveau du gland. Vésale [1] l'a signalée par ces mots : *In glande amplius efficitur meatus*. Terraneus [2], Manget [3], Morgagni [4], la désignent, en parlant du siége des glandules urétrales, sous le nom de *cavernula*, de *fossula;* elle est vulgairement appelée *fosse naviculaire*.

La seconde (nous procédons d'avant en arrière, c'est-à-dire dans le sens suivant lequel on agit pour le cathétérisme) correspond au bulbe ;

[1] De hum. corp. fabr., lib. v, cap. xiv. — [2] De gland. nup. detect., cap. ii.
[3] Theat. anat., lib. ii, pars. ii, cap. i. — [4] Adv. anat., iv, p. 15.

c'est le *cul-de-sac du bulbe* de la plupart des auteurs français, la *dilata* *bulbaire* de quelques autres, le *golfe de l'urètre* de Le Cat; Camper l'i que sous le nom de *sinus*.

La troisième est placée dans la portion prostatique ; elle a été app *sinus, ventricule* de la prostate; pour Le Cat, c'est le *golfe des prostate*.

Entrons dans quelques détails sur chacune de ces dilatations ou pour me servir d'une expression de Haller.

L'existence de la fosse naviculaire a été niée par Amussat [1]. Si l' cru à une dilatation, c'est parce que la substance du gland est fer qu'elle ne revient pas sur elle-même, à la manière de celle du cy droïde qui est en arrière ; et comme d'ailleurs, ajoute-t-il, la membr muqueuse y est fixée par sa face adhérente au moyen d'un tissu cellul dense, elle est toujours sous-tendue et paraît plus large; mais on p au moyen de tractions convenables, donner à la muqueuse du cy droïde des dimensions aussi grandes.

D'un autre côté, la plupart des auteurs l'ont admise; quelques-u M. Pétrequin [2] entre autres, ont même noté un rétrécissement con limite postérieure.

Si l'on examine l'urètre en arrière du méat, sur des pièces conge ou sur celles qui ont été durcies par une immersion prolongée dans l acidulée avec l'acide azotique, on remarque que le bord inférieur courbe à concavité supérieure. C'est à cette disposition qu'est du forme d'une fossette; on peut consulter à ce sujet la planche V. Ma est des cas dans lesquels la membrane muqueuse ne se relève pas tant en formant la commissure inférieure. La dépression est alors be coup moins prononcée. Je comprends donc que M. Malgaigne [3] ai dire qu'il est des urètres qui ne lui ont point présenté de fosse navicula Le degré de profondeur de celle-ci est en rapport avec la courb du bord inférieur, et ce bord est plus ou moins courbe selon qu

[1] Arch. gén. de méd., 1re série, t. IV, p. 548.

[2] Anat. méd. chir., p. 408. — [3] Anat. chir., t. II, p. 288.

muqueuse s'élève plus ou moins ; le fond de la dilatation est donc d'autant moins marqué que le méat est plus long. En arrière, la limite correspond à l'extrémité antérieure de la paroi inférieure du cylindroïde en bas, et en haut au sillon qui va se terminer sur la paroi supérieure à 3 ou 4 1/2 centimètres du méat (*voyez* p. 19). Mais comme les bords de ce sillon s'écartent quand l'urètre est dilaté, il s'ensuit que la fosse naviculaire se confond insensiblement en arrière et en haut avec la cavité du canal, tandis qu'elle cesse brusquement en arrière et en bas, là où commence la paroi inférieure. Cette conformation est le nœud du mode de jonction des portions du canal, qui sont comprises dans le gland et dans le cylindroïde, portions dont l'une est verticale et l'autre horizontale.

La dilatation bulbaire est représentée dans les planches V, VI et VII. Elle est plus ou moins prononcée. Comme la précédente, elle est creusée sur la paroi inférieure de l'urètre. Je ne puis comprendre qu'elle ait été rejetée par Krause [1] et Kobelt [2]. L'axe de la symphyse, prolongé en bas, tombe constamment dans son intérieur. C'est dans ce cul-de-sac que viennent se heurter les bougies et les sondes. Elle se termine, en arrière, un peu avant l'union de la portion spongio-vasculaire à la portion musculeuse, et en avant elle se continue d'une manière insensible avec la partie ascendante du canal.

Le ventricule de la prostate correspond au niveau de la partie postérieure du verumontanum, entre l'extrémité antérieure de la portion prostatique et le sommet de l'angle que décrit son bord inférieur. C'est donc encore aux dépens du bord inférieur que se fait cette dilatation.

Il résulte de toutes les observations précédentes que la partie inférieure du canal présente seule des dépressions ; celles-ci ont assez bien la forme du jabot des gallinacés. La sonde doit donc suivre la convexité de la courbure de la partie supérieure du canal pour éviter ces sinus et arriver plus sûrement dans la vessie.

Les *détroits* que présente l'urètre correspondent : 1° au méat ; 2° en

[1] Dans Huschke, Traité de splanch., p. 310. — [2] De l'app. du sens gén., p. 23.

arrière de la fosse naviculaire; 3° au niveau de l'union de la p spongio-vasculaire avec la musculeuse; 4° au niveau du col de la v

Le premier est suffisamment connu.

Le second n'existe réellement que du côté de la paroi inférieu où la disposition verticale du canal cesse et où commence sa dir horizontale.

Le troisième est, sans contredit, le plus important. Quand la son franchi, le cathétérisme ne présente plus de difficultés, à moins n'existe une déviation morbide dans la portion prostatique. C'est le le plus étroit de tout le canal.

Le quatrième est facilement dilatable et peut admettre prompt l'extrémité du petit doigt.

Les dilatations de l'urètre ne peuvent nuire pendant l'opérati cathétérisme qu'en déviant les instruments; les détroits oppose certain obstacle à leur admission. Il était donc indispensable de jusqu'à quel point les parois de l'urètre peuvent être distendues sa casionner de déchirures dans la membrane muqueuse, afin de dét ner les limites du calibre des cathéters. Aussi les auteurs ont-ils ch à donner des mesures du calibre de ce canal, prenant ainsi le deg dilatabilité des parois pour le diamètre d'une cavité qui n'existe pas l'état habituel.

Divers moyens ont été employés: l'insufflation, que l'on attri Amussat [1], quoique Haller [2] l'eût déjà mise en usage, procédé ma qui enlève à la muqueuse sa doublure, et, par conséquent, son s naturel; les injections, dont on ne saurait déterminer la force d'i sion, et qui exposent nécessairement à l'inconvénient d'avoir une queuse ou trop peu dilatée, ou rompue; les mensurations sur les étalées à la surface d'un liége au moyen d'épingles; l'introductio instrument dilatateur, et muni à l'extérieur d'une aiguille qui cou un cadran gradué et qui indique le degré d'écartement de ses

[1] Arch. gén de méd., 1re série, t. IV, p. 547. — [2] Elem. phys., t. VII, p. 471.

branches, à la manière de M. Reybard [1]; enfin des procédés mixtes qui, se contrôlant les uns les autres, comprennent à la fois les injections solides, l'introduction du doigt et de la sonde sur le cadavre; l'introduction du porte-empreinte de Ducamp sur le vivant; les mensurations de la membrane muqueuse d'un urètre fendu et étalé sur un plan, comme l'a fait M. Malgaigne [2], etc.

Malgré tant d'efforts, on n'a pas pu arriver à des appréciations rigoureuses. Cela devait être. Il ne faut pas prétendre à plus que des approximations, quand il s'agit de tissus dilatables, plus ou moins gorgés de sang, inégalement extensibles, selon que les forces extérieures agissent brusquement ou lentement pendant la vie, contractiles et pouvant en conséquence opposer une plus ou moins grande résistance aux agents de dilatation. De tous les procédés, celui qui permet d'approcher le plus près du but qu'on se propose, consiste à épingler le canal sur du liége en exerçant sur la membrane muqueuse des tractions égales autant que possible dans les divers points de sa longueur. D'après les mensurations que j'ai faites, les sondes de 4 à 6 millimètres de diamètre peuvent être admises sans mettre en jeu l'élasticité des parois. Les instruments lithotriteurs ont reçu de 8 à 9 millimètres de diamètre.

Il est des dilatations morbides qui acquièrent des dimensions considérables sans rupture de la membrane muqueuse. Elles s'observent dans les cas où une pression excentrique, lente et continue a été exercée sur les parois soit par l'urine, soit par un calcul. Cependant, dans l'état normal, la dilatabilité brusque de l'urètre est plus grande qu'on n'aurait été porté à le croire. M. Reybard a prouvé, avec son dilatateur, que le méat pouvait être doublé d'étendue. Jusqu'à 2 centimètres en arrière de cet orifice, le canal cède un peu moins aux distensions; il acquiert, depuis le gland jusqu'au niveau du ligament suspenseur, les dimensions d'un cercle de 15 1/3 millimètres de diamètre. Dans le reste de son étendue, les branches de l'instrument ont été écartées dans toute

[1] Trait. prat. des rétr. du can., p. 12. — [2] Anat. chir., t. II, p. 288.

leur course sans que la muqueuse fût blessée ; or, le plus grand é(ment correspond à un cercle dont le diamètre a 18 1/2 millimètres surément on ne se serait pas douté, comme le fait remarquer M. Rey que la dilatabilité de l'urètre fût si grande. Mais en est-il de même s vivant? En effet, la contraction du muscle orbiculaire n'oppose d'obstacle sur le cadavre, et les parois ne se congestionnent plu n'oserais donc admettre, comme conséquence de ces expériences, les chirurgiens peuvent porter dans l'urètre des instruments plus v mineux que ceux dont on se sert aujourd'hui.

De toutes les tuniques du canal, la moins extensible est, sans co dit, la membrane muqueuse. C'est pourquoi la lame des scarifica pousse, jusqu'à un certain point, devant elle les couches sous-muqu et spongio-vasculaire, et ne les incise pas dans une étendue aussi fonde qu'on serait porté à le croire en raison de son degré de saillie

En résumé, la dilatabilité de l'urètre ne saurait être appréciée d'une manière approximative ; et, pour atteindre ce but, il faut co ler, les uns par les autres, quelques-uns des procédés qui ont été qués, principalement les injections et les mensurations directes s canal étalé à la surface d'un plan. Considéré d'une manière généra est étroit au niveau du méat, dilaté dans le gland, très-légèremer tréci en arrière de la fosse naviculaire, puis il forme un cylindre à près uniforme jusqu'à l'angle pré-pubien où l'on trouve souvent coarctation. Il s'élargit ensuite jusqu'au bulbe, puis se rétrécit manière uniforme dans la portion musculeuse. Je n'ai jamais vu da segment la dilatation à la manière d'un ventre, qu'a signalée Amus Dans le segment prostatique se trouve le troisième sinus, qui est l en arrière par l'orifice rétréci du réservoir de l'urine.

[1] Loc. cit., p. 547.

CHAPITRE XI.

Développement et vices de conformation.

L'urètre doit sa formation au développement de deux parties bien distinctes, indépendantes l'une de l'autre jusqu'à un certain point, mais qui s'accroissent dans l'ordre naturel d'une manière harmonique : ce sont le canal uro-génital et les organes génitaux externes. Dans toute la portion qui tient aux corps caverneux, l'urètre appartient aux organes génitaux externes; dans les portions musculeuse et prostatique, il est, au contraire, une dépendance de l'allantoïde et du canal qui se forme en avant et au-dessous de son orifice, dans le cloaque. Voici, d'ailleurs, les diverses phases de ce développement.

De très-bonne heure, la vésicule allantoïdienne s'abouche dans la partie inférieure de l'intestin, en sorte que l'embryon de l'homme a temporairement un véritable cloaque analogue à celui que le plus grand nombre des animaux vertébrés présente d'une manière permanente. Mais cet état ne dure pas longtemps. Une scission rapide s'opère, au moyen de lames qui marchent des parois de ce cloaque vers la ligne médiane, depuis sa terminaison jusqu'à la partie postérieure de l'orifice de l'allantoïde, selon l'opinion de Rathke; d'où la formation d'un canal distinct, antérieur à celui de l'intestin et où s'abouchent à la fois les organes urinaires et génitaux internes. C'est le *sinus uro-génital* de J. Muller, le *canal uro-génital* de Valentin. D'après ce dernier, la séparation du cloaque en deux conduits secondaires ne se ferait que par la disparition de la portion de l'intestin qui est commune à ces deux systèmes, en sorte que l'e de séparation qui était profond d'abord, deviendrait peu à peu s ciel. Bischoff [1] paraît goûter cette dernière explication.

Quoi qu'il en soit, les organes génito-urinaires et digestifs sont mais distincts; l'orifice d'excrétion de l'intestin est situé en arri celui des voies génitales et urinaires. Par suite du développement rel des parties, le sinus uro-génital s'allonge et représente le co vessie et les portions prostatique et musculeuse de l'urètre.

D'un autre côté, on observe vers la fin de la cinquième semai dans le commencement de la sixième, d'après Tiedemann [2], devant de l'orifice unique du cloaque, un petit bourrelet qui s'él un corps dur, courbe, ressemblant assez bien à l'apophyse coraco scapulum, et qui ne présente aucune différence dans les deux c'est, chez la femme, le futur clitoris, et, chez l'homme, le futur m viril. Il paraît formé de deux petits cylindres juxtaposés, sur dorsale desquels est une ligne, indice de la séparation antérie chacun d'eux, séparation qui a été parfaitement constatée par M. C en bas, il est creusé d'une gouttière antéro-postérieure que borden lignes saillantes. A ce moment, on peut considérer le cloaque con rendez-vous où aboutissent l'allantoïde ou la vessie future et l'i d'une part, et d'autre part la gouttière inférieure du tubercule domine. C'est vers la dixième ou la onzième semaine, que l'anu canal uro-génital s'isolent et que se forme le périnée. Voici com à la racine de ce pénis tuberculeux se trouve à droite et à gau repli cutané qui est une prolongation de la peau de l'abdomen et continue primitivement avec les bords de la fente cloacale; ces lè portent l'une vers l'autre, se soudent dans un raphé, en même que la cavité du cloaque s'est divisée en deux conduits, l'un pour tin, l'autre pour les organes génito-urinaires.

Pendant que le périnée se forme, le membre génital acquier

[1] Traité du dev. de l'hom. et des mamm., p. 371. — [2] Anat. der Kopfl. Ming, p. 81.
[2] Ann. franç. et étr. d'anat. et de phys., 1838, T. II, p. 69.

l'homme des proportions caractéristiques. L'union des lames cutanées inférieures, progressant d'arrière en avant, donne naissance au scrotum, et, l'adhésion marchant de proche en proche jusqu'à l'extrémité du pénis, la gouttière que nous avons signalée sur sa face inférieure, se transforme en un canal complet. Dans le cours de la quinzième semaine, l'urètre se trouve constitué en entier.

Avant la dixième semaine, les crêtes latérales de la gouttière inférieure du pénis avaient donné naissance, sur l'extrémité de la verge, à un renflement léger; c'est le gland, qui d'abord était à nu. La progression des replis cutanés dont il s'est agi forme au pénis un fourreau, et, dans le quatrième mois, le prépuce est formé, mais d'abord tellement étroit dans son limbe, qu'on ne pourrait le reporter en arrière de la couronne pendant tout le cours de la vie embryonnaire. C'est à la même époque qu'apparaît le méat sur l'extrémité du gland.

Si des causes, jusqu'à présent inconnues, viennent àtroubler l'évolution naturelle de l'urètre, elles donnent lieu à des vices de conformation qui rappellent les périodes que ce canal doit parcourir dans son développement; d'ailleurs on voit persister comme la règle quelques-uns de ces états transitoires chez quelques individus plus ou moins rapprochés de l'homme dans l'échelle animale. Je retrouve ce type inférieur à titre de variété dans l'espèce humaine.

La déviation la plus légère de l'état normal chez l'homme consiste dans la persistance de la séparation des deux faisceaux primordiaux du cylindroïde dans une plus ou moins grande étendue. Il faut savoir, en effet, que dans les bords qui limitent la gouttière inférieure des futurs corps caverneux, existent des vaisseaux veineux dont le développement et le nombre portent au contact les lames latérales qui leur servent de gangue. Leur juxtaposition ferme l'urètre; et des anastomoses s'établissant ensuite d'un côté à l'autre forment un tout de ce système de *retia mirabilia*. Chez un grand nombre de mammifères, comme le cheval, le chien, l'ours, par exemple, ces faisceaux veineux arrivent au simple contact sans anastomoses unissantes, et sont maintenus par la tunique fibreuse extérieure qui leur forme un surtout résistant et protec Hausmann [1] a vu chez l'étalon la ligne de tissu cellulaire lâche, ir de ce contact, se prolonger jusque dans la substance du gland. J'a montré plus haut (*voyez* page 66) que l'urètre de l'homme offre division constante en deux faisceaux distincts avant l'entrée du c droïde spongio-vasculaire dans le gland. Dans la variété que je sig en ce moment, on rencontre de distance en distance des traces de formation de deux faisceaux latéraux. La fig. 1 de la planche IV en sente un très-bel exemple : on voit en B la division constante, comn l'a remarquée déjà sur la fig. 1 de la planche II ; mais, à un centimèt arrière d'elle, on voit neuf divisions successives inégalement espa situées sur la ligne médiane et qui étaient remplies par du tissu c laire. Cette conformation se rapproche donc jusqu'à un certain poi celle qui est normale chez le cheval et quelques autres mammifères aussi trouvé quatre fois chez l'adulte une autre variété qui se ratt au mode de formation que j'ai exposée : elle consiste dans l'union à fait superficielle des deux faisceaux latéraux au moyen de vaiss obliques ou transversaux. Mais, le cylindroïde était-il coupé, sa inférieure présentait dans presque toute sa hauteur un interstice c laire jusque sous la membrane muqueuse. Ces faits concordent cette loi générale qu'a depuis longtemps posée M. Serres en ostéog à savoir que les canaux des os sont formés par la juxtaposition de parties latérales que leur développement naturel porte au contact e fusion.

Quand les deux faisceaux latéraux primitifs du cylindroïde ne réunis ni par des anastomoses vasculaires, ni même par une gaîne lulo-fibreuse, l'urètre reste, comme dans les premiers moments c formation, à l'état de gouttière sur la face inférieure des corps ca neux, et l'orifice extérieur du canal primitif uro-génital se voit à l

[1] Ueber die Zeugung und Entstehung des wahren weiblichen Eis bei den Sæugthiere Menschen. 1840, p. 13 et 14.

cine du pudendum. Il existe alors un vice de conformation désigné sous le nom d'*hypospadias;* le scrotum est fendu, et les testicules sont contenus dans l'épaisseur de deux replis cutanés analogues à deux grandes lèvres comme celles de la vulve dans le sexe féminin. Mais les plexus veineux des deux faisceaux latéraux n'en persistent pas moins; ils courent sur les côtés de la gouttière et vont former, au sommet des corps caverneux, un renflement vasculaire, c'est-à-dire un gland plus ou moins régulier du côté de la face dorsale et fendu sur sa face inférieure. Il n'existe pas alors de frein, et le prépuce présente en bas une solution de continuité.

Que si la réunion des deux plexus longitudinaux latéraux s'arrête vers le milieu du pénis, le scrotum est complétement muni de son raphé, le canal est formé en partie et sa portion antérieure seule est réduite à l'état de gouttière. D'ailleurs on constate dans ces hypospadias les mêmes particularités que dans la variété précédente.

Enfin il arrive quelquefois que les deux faisceaux terminaux du cylindroïde, ceux qui forment la division constante que j'ai fait connaître, il arrive, dis-je, quelquefois que ces faisceaux se dévient à droite et à gauche au lieu de continuer, juxtaposés, leur marche postéro-antérieure vers le méat. En d'autres termes, il n'existe plus dans ces cas de *faisceaux directs* du gland. Mais ces faisceaux vont obliquement gagner les *retia mirabilia* de l'écorce glandaire, avec lesquels ils se continuent. Les fig. 7, 8, 9 de la planche II montrent de prime-abord tout ce que j'avance. Dans la fig. 8, ils se portent d'abord obliquement en dehors, et, après un trajet de 16 centimètres, ils se coudent pour aller, suivant une direction oblique en dedans et en avant, se continuer avec les *retia mirabilia* du gland. Ils circonscrivent ainsi un losange, dans lequel on voit la muqueuse urétrale qui seule alors forme la paroi de l'urètre dans l'étendue de 8 millimètres, et dont la terminaison, suivant un plan oblique, donne lieu à l'ouverture antérieure du canal, ouverture qui est indiquée par la lettre A. La partie supérieure de cette membrane muqueuse recouvrait ce gland difforme, et présentait sur la ligne médiane un sillon qui correspondait au sillon qui est ici mis à nu p préparation et qui est limité par les deux faisceaux latéraux. Da fig. 7, au lieu d'un sillon, la membrane muqueuse qui est cons présente un demi-canal ; il n'existe du méat que sa commissure rieure. Enfin, dans la fig. 9, la muqueuse urétrale que l'on voit do de veines longitudinales sous-muqueuses se continue sous la form naliculée jusqu'à l'extrémité du gland, où l'on remarque un méat ; à 1 centimètre de l'angle de séparation des deux faisceaux se t un autre orifice qui correspond au niveau de la couronne. Voilà un urètre à deux méats ; mais l'ouverture inférieure était petite et vait juste le bouton du stylet de nos trousses.

Il est un autre vice de conformation que je n'ai pas eu le bonhe rencontrer. Beaucoup plus rare que les précédents, il consiste l'ouverture de l'urètre, non plus à la face inférieure, mais sur la supérieure de la verge. On l'appelle pour cette raison *epispadias*. termine par un orifice circulaire, ou par une gouttière. Son moc formation doit être lié à la non-réunion de chaque corps caver Mais plutôt que d'émettre des hypothèses, je préfère abandonner question à des observations ultérieures.

Une autre variété bien plus difficile encore à expliquer consis dans l'existence de deux canaux, l'un destiné à l'urine, l'autı sperme. M. Cruveilhier rapporte dans son *Traité d'anatomie descri* et a fait dessiner dans la 39e livraison de son *Anatomie pathologiq corps humain* le cas très-curieux d'un sujet qui fut trouvé dans un d villons de l'École pratique. Il existait deux urètres. Celui qui étai tiné au sperme se comportait de la manière suivante : « Un petit « circulaire, et non en forme de fente, occupait la face supérieu « gland, au niveau de sa couronne et sur la ligne médiane. Ce mé « pertuis était l'orifice d'un canal à parois fort minces, qui parco « la face dorsale de la verge, jusqu'au ligament suspenseur ; là il « troduisait entre les corps caverneux et l'arcade des pubis, pou « nétrer dans la cavité pelvienne, où il se bifurquait immédiaten

« chaque branche de bifurcation entourait les côtés de la prostate. La « pièce mutilée s'arrêtait là : il est probable que chaque branche de « bifurcation était un canal éjaculateur qui allait se continuer avec le « canal déférent et avec le conduit excréteur de la vésicule séminale. »

Il est bien regrettable qu'avant d'avoir été présentée à M. Cruveilhier, la pièce ait été endommagée, et qu'il n'ait pas été possible de mettre hors de toute contestation la continuité de ce conduit avec les voies spermatiques, car ce cas me paraît unique. Toutefois, la question de savoir s'il n'existe pas, dans des cas exceptionnels, une voie pour l'excrétion du sperme distincte de celle que parcourt l'urine, a été soulevée depuis bien longtemps. Elle a peut-être sa source dans un passage d'Aristote[1], d'après lequel on voit que ce grand homme avait observé un pénis dont l'extrémité présentait deux méats. Par suite de leur ignorance en anatomie, les Arabes, au dire de Vésale[2], avaient admis trois canaux, l'un pour l'urine, l'autre pour le sperme, le troisième pour la liqueur prostatique, alors que, ajoute le célèbre anatomiste, *his omnibus unus extruatur meatus*. C'était une étude incomplète de la coupe transversale des trois corps spongieux de la verge qui les avait induits en erreur. Cependant Vésale consigne dans son immortel ouvrage, *non lubens*, à la vérité, une exception remarquable que lui avait présentée un jeune étudiant en droit de Padoue, dont la verge était munie de deux méats, l'un pour le passage de la semence, l'autre pour celui de l'urine[3]. Fabrice de Hilden[4] rapporte aussi avoir vu un enfant de douze ans qui avait un double urètre par où l'urine sortait sans difficulté. Les deux méats étaient situés l'un au-dessus de l'autre et séparés par une membrane fort mince.

Il serait facile de trouver encore dans les auteurs d'autres exemples de cette disposition. Une lecture attentive et les observations que j'ai faites fréquemment sur des méats, soit au Bureau central des hôpitaux,

[1] De Hist. anim., lib. I. — [2] De hum. corp. fabr., lib. V, cap. XIV. — [3] *Ibid.*
[4] Cent. II, obs. LXXVI.

soit dans les pavillons de l'École pratique me portent à penser que c duplicité de l'urètre n'est qu'une apparence. Le prétendu méat, qui le plus élevé et que l'on pourrait prendre, en effet, après un exan superficiel, pour l'orifice d'un canal, n'est autre chose qu'une gra lacune, la lacune la plus antérieure de celles que l'on trouve sur la pa supérieure de l'urètre. En introduisant un stylet dans son intérieur, toujours trouvé qu'il était arrêté dans son cul-de-sac terminal.

On voit par la fig. 5 de la planche II, une variété qui n'a été, crois, signalée nulle part. Elle consiste dans l'absence du gland. Les vei qui partent de l'extrémité antérieure du cylindroïde spongio-vascula se réfléchissent sur l'extrémité antérieure des corps caverneux pour a former par leurs anastomoses la veine dorsale du pénis. Une membr muqueuse recouvrait l'extrémité ovoïde de ce membre viril, et prése tait dans sa partie la plus culminante des papilles et de petites excro sances cornées. Il n'existait sur elle aucune trace de cicatrice qui in quât une mutilation antérieure.

A la naissance, l'urètre de l'homme est remarquable par la teinte bl châtre ou blanc légèrement rosée de sa membrane muqueuse; ce qui s plique par le peu de développement des mailles spongieuses et des vei sous-jacentes. Les *foramina* sont très-petits et exigent quelquefois grande attention et des inclinaisons diverses de la pièce anatomique p être aperçus. Cependant j'ai vu quelquefois les orifices des glan de Littre cribler la muqueuse dans le segment musculeux.

La troisième couche du canal, qui comprend le corps spongio-v culaire, le muscle orbiculaire et la prostate, présente quelques parti larités dignes d'être signalées. Et d'abord la distinction des deux fa ceaux latéraux de la portion spongio-vasculaire est très-évidente du c de la membrane muqueuse. On trouve au-dessous d'elle un sillon l gitudinal occupé par du tissu cellulaire. L'anastomose médiane se donc à la superficie avant de s'établir dans la profondeur. La disposit vasculaire domine de beaucoup sur la conformation à mailles sp gieuses. Le bulbe est moins volumineux; les espaces veineux qui forment sont étroits. Quant au gland, il est recouvert par le prépuce qui est long et fortement appliqué sur lui de manière à refuser toute propulsion en arrière de la couronne.

Le muscle orbiculaire est formé par des fibres très-pâles, presque blanchâtres, et les veinules qui leur sont interposées sont extrêmement petites.

La prostate s'offre sous l'aspect de deux lobes latéraux très-distincts; sa substance est compacte, et sa cellulosité, si je puis m'exprimer ainsi, fort obscure. L'isthme postérieur qui les réunit est peu élevé, et n'existe qu'à la partie inférieure. Ils vont divergeant en haut, et l'intervalle est occupé par une membrane fibreuse qui forme la paroi inférieure de l'infundibulum destiné aux canaux éjaculateurs. Ceux-ci ont la forme de cônes dont la base renflée et élargie est en arrière et correspond à l'union de l'extrémité antérieure des vésicules séminales et des canaux déférents. Le fond de l'utricule fait une saillie entre eux et s'élève quelquefois au-dessus du niveau de l'extrémité postérieure des lobes. Je n'ai pas trouvé de lobule médian. Les deux parties latérales de la portion prostatique sont réunies en arrière du verumontanum, par une lamelle fibreuse sur laquelle tombent une grande partie des fibres du sphincter de la vessie. A cette époque de la vie, la glande pourrait facilement être considérée comme composée de deux parties latérales distinctes. Un sillon, indice de l'arrivée au contact des deux lobes latéraux, existe sur la face postérieure du petit isthme qui les réunit en bas.

La direction de l'urètre est celle d'une courbe très-légère à concavité inférieure dans la portion spongio-vasculaire, ainsi que je l'ai fait remarquer. J'ai trouvé assez fréquemment qu'elle était réduite à une ligne droite. Mais, à partir du bulbe jusqu'au col de la vessie, c'est une courbe à concavité antéro-supérieure et qui se termine dans l'infundibulum que représente le col de la vessie.

La longueur a été chez 15 enfants morts de 1 à 6 jours après la naissance : de 6 centimètres sur 5 d'entre eux; de 5 à 5 1/2 sur 7; de 4 1/2 sur 3. Elle serait donc, terme moyen, de 5 à 5 1/2 centimètres.

Les lacs et les détroits existent comme chez l'adulte, mais à un beaucoup moins prononcé.

Après la naissance les diverses parties constituantes de l'urèt développent lentement comme tous les autres organes de l'éconc La portion spongio-vasculaire acquiert des mailles plus larges anastomoses médianes se multiplient. La prostate acquiert une a rence un peu spongieuse; et les fibres musculaires qui l'envelop comme une gangue deviennent plus manifestes. Deschamps[1] et tard M. H. Bell[2] ont cherché à déterminer ses dimensions. Mais d'a ce qui a été exposé plus haut, on comprend que celles-ci ont porté s segment prostatique du canal, et non sur la substance glandulaire même. Quoi qu'il en soit, voici le résultat des recherches de M. Bel a opéré sur plus de quarante sujets de deux à quinze ans.

Ils ont été divisés en quatre catégories. La première comprend individus de 2 à 4 ans, la seconde ceux de 5 à 10, la troisième ceux d à 12, la dernière ceux de 12 à 15.

Pour ceux de la première catégorie, le diamètre transverse a ét 11 à 12 millimètres; le rayon postérieur oblique de 4 à 4 1/2; le ra postérieur direct de 2; le rayon antérieur direct de 1.

Pour ceux de la seconde : le diamètre transverse a été de 12 à 14 limètres; le rayon postérieur oblique de 5 à 6; le rayon postérieur rect de 4 à 5.

Dans la troisième catégorie, le diamètre transverse s'est élevé de 16 millimètres, et dans la quatrième de 17 à 20. Pour celle-là, le ra postérieur oblique était de 5 1/2 à 7; pour celle-ci il était de 7.

Enfin le rayon postérieur direct était de 4 à 5 dans l'âge de 10 à et de 4 à 5 encore dans l'âge de 12 à 15.

Ce qui ressort de plus évident dans ces mesures, c'est que l'accroi ment de la portion prostatique se fait bien plus sur les côtés que sui l'axe antéro-postérieur.

[1] Traité de la taille, t. III, p. 285, 245. — [2] Thèse inaugurale, Paris, 1834, n° 224, p. 8.

J'ai mesuré la longueur de l'urètre chez 10 enfants de 2 à 5 ans; et chez 12 de 10 à 13 ans. Chez les premiers, j'ai trouvé une longueur qui variait de 7 à 8 1/2 centimètres; chez les seconds, la longueur était de 10 à 11 1/2.

Dans l'âge adulte l'urètre présente les caractères qui nous ont servi de type dans nos descriptions. Ce serait s'exposer à des redites que de les rappeler ici.

Mais dans la vieillesse, le corps spongio-vasculaire se modifie. Les veines deviennent plus grosses, les mailles plus larges. J'ai vu dans le bulbe des espaces formés par la réunion de plusieurs mailles dont les parois étaient réduites à de simples filaments. La prostate, plus volumineuse, devient jaunâtre; ses vésicules sont plus larges, quelquefois même dilatées, et occupées par des concrétions brunâtres; sa substance est plus sécable et se laisse plus facilement déchirer par les sondes. Elle devient fréquemment le siége de corps fibreux que l'on a, à tort, confondus avec une hypertrophie de cette glande. Les lobules que j'ai signalés sur la face interne des lobes latéraux arrivent au contact et ne sont plus séparés que par un sillon. Tout le système veineux de cette région devient pour ainsi dire variqueux, et la partie de l'orbiculaire qui appartient à la prostate augmente d'épaisseur et de densité. Le canal lui-même s'infléchit suivant des angles plus aigus et prend quelquefois l'aspect d'une ligne brisée, ainsi qu'on peut le voir sur la planche V de Le Cat [1] et sur notre planche VII. Nous avons d'ailleurs exposé en grande partie dans le cours de ces recherches les modifications que les progrès de l'âge impriment au canal et spécialement à sa portion prostatique.

[1] Rec. de Pièc. conc. l'op. de la taille.

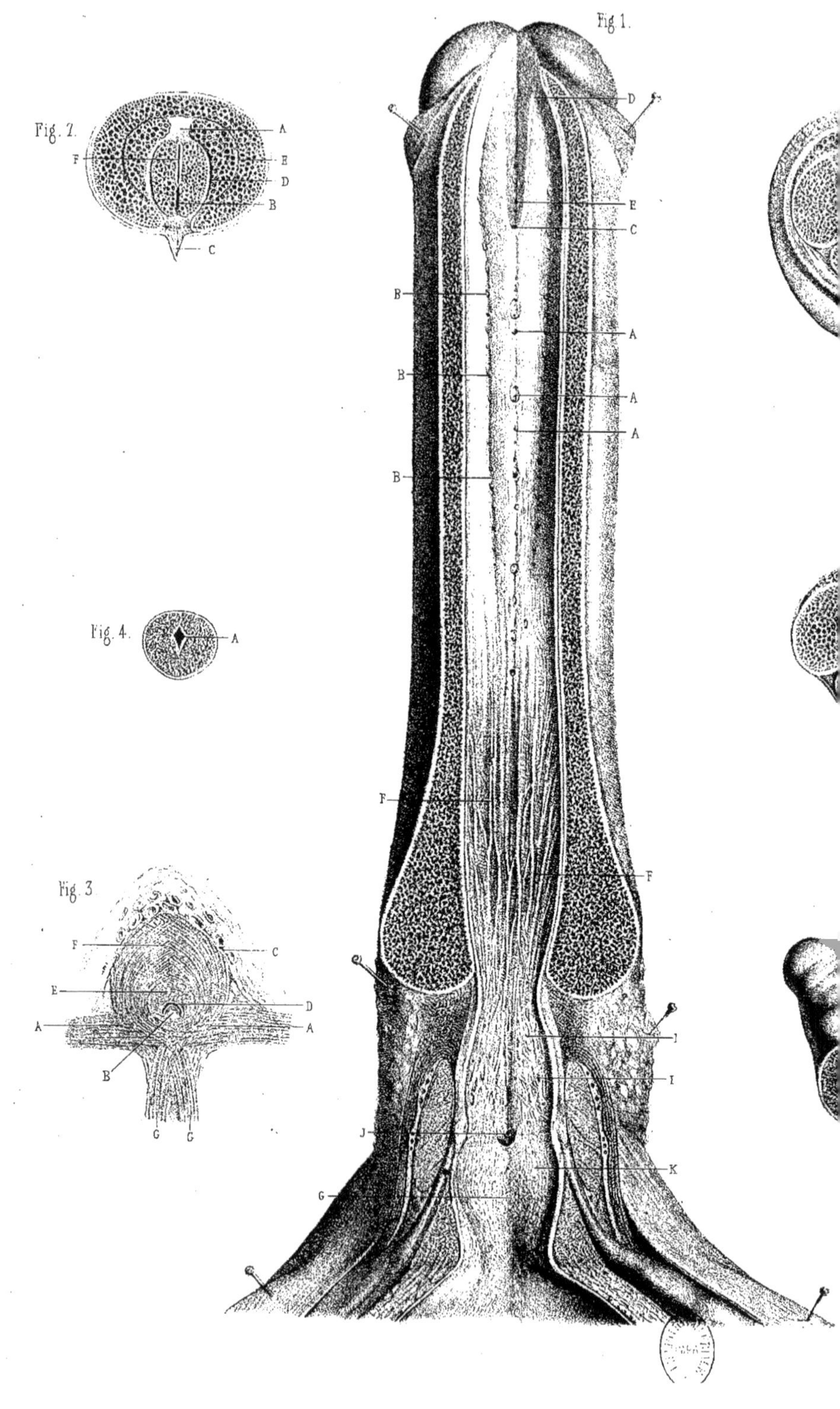

Fig. 1.
Fig. 2.
Fig. 3
Fig. 4.
A
B
C
D
E
F
G
I
J
K

EXPLICATION DES PLANCHES[1].

PLANCHE I.

Fig. 1. L'urètre fendu sur la ligne médiane de la paroi inférieure, afin de montrer la membrane muqueuse.

A. A. A. *Foramina* ou lacunes de Morgagni; orifices avec forme valvulaire. Plusieurs glandes s'ouvrent au fond de la dépression ovalaire de la lacune.

B. B. B. *Foraminula* situés sur les bords ou angles latéraux de la portion spongio-vasculaire.

C. Bec du *calamus scriptorius*, muni d'une valvule.

D. Terminaison du bord ou angle latéral de la portion spongio-vasculaire. La paroi supérieure de l'urètre cesse à ce niveau, pour donner naissance aux deux faisceaux directs du gland qui sont l'un à droite, l'autre à gauche de la ligne médiane.

E. *Foraminula* dans le fond du sillon de la paroi supérieure.

F. F. Plis et rides de la membrane muqueuse.

G. Sillon antérieur de la portion prostatique.

K. Glandes muqueuses de la portion prostatique.

I. I. Orifices des glandes de Littre. On voit les variétés de forme qu'ils présentent.

J. Valvule anormale sur la paroi supérieure de l'urètre, concave en avant, et située un peu en arrière de la jonction des portions musculeuse et prostatique. Trois ou quatre orifices de glandules s'ouvrent au-dessous d'elle.

Fig. 2. Bulbe avec des reliefs multiples. La coupe a porté en avant de l'union des portions spongio-vasculaire et musculeuse.

---

[1] Les planches qui suivent sont dues au talent de M. Émile Beau. Je me fais un devoir de le remercier ici du zèle qu'il a toujours mis à me seconder. C'est en me servant de l'eau acidulée avec l'acide azotique, qu'il emploie depuis longtemps pour prévenir la putréfaction et conserver aux divers éléments des pièces anatomiques une fermeté et un aspect favorables au dessin, que j'ai reconnu à ce mélange la propriété de donner aux parois de l'urètre une consistance assez grande pour qu'elle permît l'étude de sa direction et de sa forme naturelles.

A. Vaisseaux veineux sous-muqueux qui, du bulbe, vont dans le réseau sous-muqueux la portion musculeuse.
B. Coupe de l'urètre.

Fig. 3.

A. A. Fibres du muscle transverso-urétral ; elles s'entre-croisent pour la plupart a celles du muscle orbiculaire dans un raphé médian, inférieur à l'urètre ; les plus pos rieures se recourbent en arrière pour gagner le rectum.
B. Coupe du verumontanum.
C. Coupe des veines du corps fibro-spongieux.
D. Forme en croissant du canal.
E. Coupe des fibres longitudinales sous-muqueuses.
F. Entre-croisement des fibres du muscle orbiculaire en avant de l'urètre.
G. G. Fibres qui vont se rendre parmi les fibres longitudinales du rectum.

Fig. 4. Elle représente la coupe d'un urètre injecté, au milieu de l'espa qui sépare le bulbe de l'angle pré-pubien.

Fig. 5. Coupe d'un pénis pratiquée au milieu de l'espace qui sépa l'angle pré-pubien de la base du gland.

A. L'urètre représente une fente transversale.
B. Plexus veineux dorsal de la verge.

Fig. 6. Coupe perpendiculaire du pénis, immédiatement en arrière de couronne.

A. Forme en T renversé du canal.
B. Coupe du plexus situé entre l'urètre et les corps caverneux.
C. Coupe du plexus situé entre les corps caverneux et la partie réfléchie du gland.
E. Repli muqueux qui forme le frein du prépuce.

Fig. 7. Coupe transversale et perpendiculaire pratiquée au milieu gland.

A. Prolongement fibreux des corps caverneux dans le gland.
B. Interstice cellulaire situé entre les deux faisceaux droit et gauche, qui, du cylindro spongio-vasculaire, vont jusqu'au méat où ils se renversent en haut et en dehors, p former la partie réfléchie des *retia mirabilia*.
C. Coupe du frein.
D. Prolongements fibreux latéraux et curvilignes du prolongement fibreux médian corps caverneux dans le gland.
E. Prolongement du fascia pénis dans le gland.
F. Le canal représente une fente verticale.

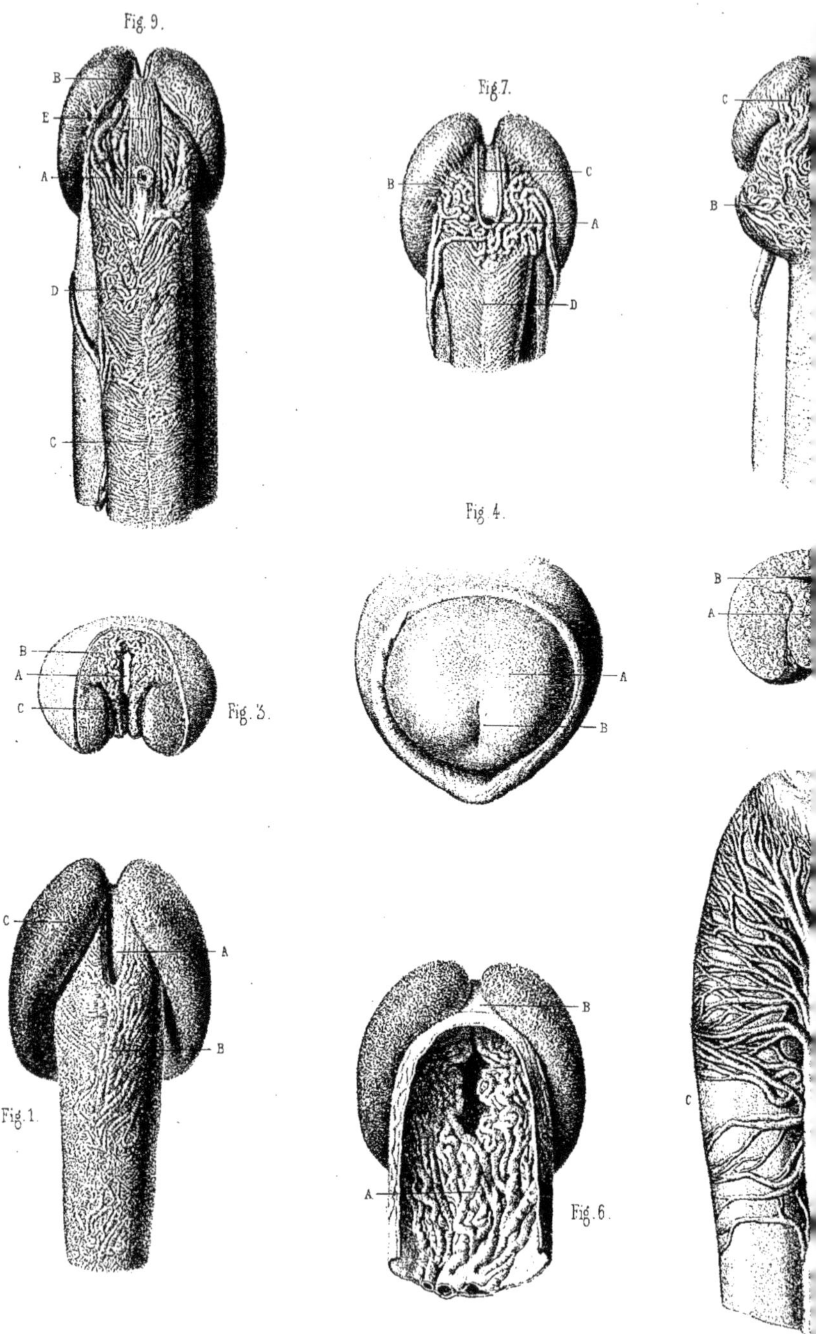

EMILE BEAU, ad naturam del et Lith

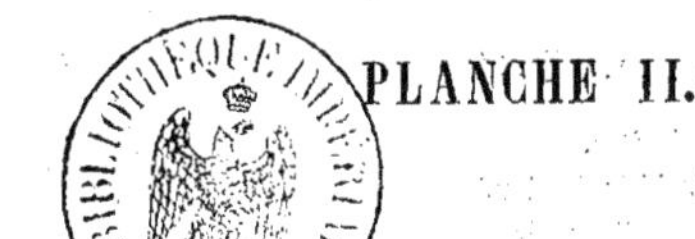

PLANCHE II.

Fig. 1. Le gland; le cylindroïde spongio-vasculaire; la division constante de ce dernier avant son entrée dans le gland.

A. Membrane muqueuse au fond de l'espace qui sépare les deux faisceaux latéraux et directs du gland.
B. *Retia mirabilia* du cylindroïde.
C. *Retia mirabilia* du gland.

Fig. 2. Coupe perpendiculaire et transversale du gland au milieu de sa longueur.

A. A. Faisceaux *directs*.
B. B. Angles latéraux de l'espace qui reçoit le prolongement fibreux médian des corps caverneux.
C. Partie moyenne de cet espace.

Fig. 3. Extrémité antérieure du gland dépouillée de la membrane muqueuse et du tissu cellulaire sous-muqueux.

A. Méat.
B. *Retia mirabilia* des faisceaux *réfléchis*.
C. Extrémité antérieure des faisceaux *directs*.

Fig. 4. Extrémité antérieure d'un pénis dépourvu de gland.

A. Papilles.
B. Méat.

Fig. 5. Face supérieure et extrémité antérieure d'un pénis dépourvu de gland.

A. Extrémité antérieure des corps caverneux, recouverte de quelques fibres transversales et curvilignes.
B. Rameaux d'origine de la veine dorsale médiane du pénis.

Fig. 6. Le gland a été séparé des corps caverneux au moyen de la dissection, et le fascia pénis a été conservé.

A. Plexus veineux formé par les anastomoses des veines qui se détachent de la face profonde de la partie réfléchie du gland.

B. Partie épaissie du fascia pénis, faisant l'office de ligament entre les deux moitiés lat et inférieures du gland, constamment dépourvues d'anastomoses qui les unissent.

Fig. 7. Injection d'une verge, affectée d'hypospadias.

A. Ouverture anormale de l'urètre.
B. Continuité des *retia mirabilia* du gland et de ceux du cylindroïde.
C. Gouttière muqueuse, ou partie supérieure de l'urètre, dont l'inférieure manque.
D. Entre-croisement vasculaire médian.

Fig. 8. Injection d'une autre verge affectée d'hypospadias.

A. Ouverture anormale.
B. B. Les faisceaux latéraux se déjettent en dehors et s'infléchissent ensuite en dedar manière à former les quatre côtés d'un losange. Dans l'aire de ce losange se v membrane muqueuse du canal recouverte de vaisseaux très-fins. L'angle antérie losange se termine par un sillon qui va jusqu'à l'extrémité du gland.
C. C. Continuité des vaisseaux du cylindroïde avec ceux du gland.

Fig. 9. Injection remarquable d'un pénis muni de deux méats, l' l'extrémité du gland, l'autre au niveau du bord adhérent du prépuce.

A. Orifice situé au niveau du bord adhérent du prépuce. Il n'existait pas de frein.
B. Orifice à l'extrémité du gland.
C. Entre-croisement médian des vaisseaux du cylindroïde.
D. Développement remarquable des *retia mirabilia*.
E. Veines sous-muqueuses courant suivant la longueur du canal.

PLANCHE III.

Fig. 1. Coupe médiane de la paroi inférieure de l'urètre.

A. Bec du *calamus scriptorius;* valvule à ce niveau.
B. Dépression ellipsoïde à bords valvulaires, au fond de laquelle se trouvent des *foramin*
C. C. *Foraminula* qui ont exceptionnellement un développement considérable.
D. D. Papilles du canal.

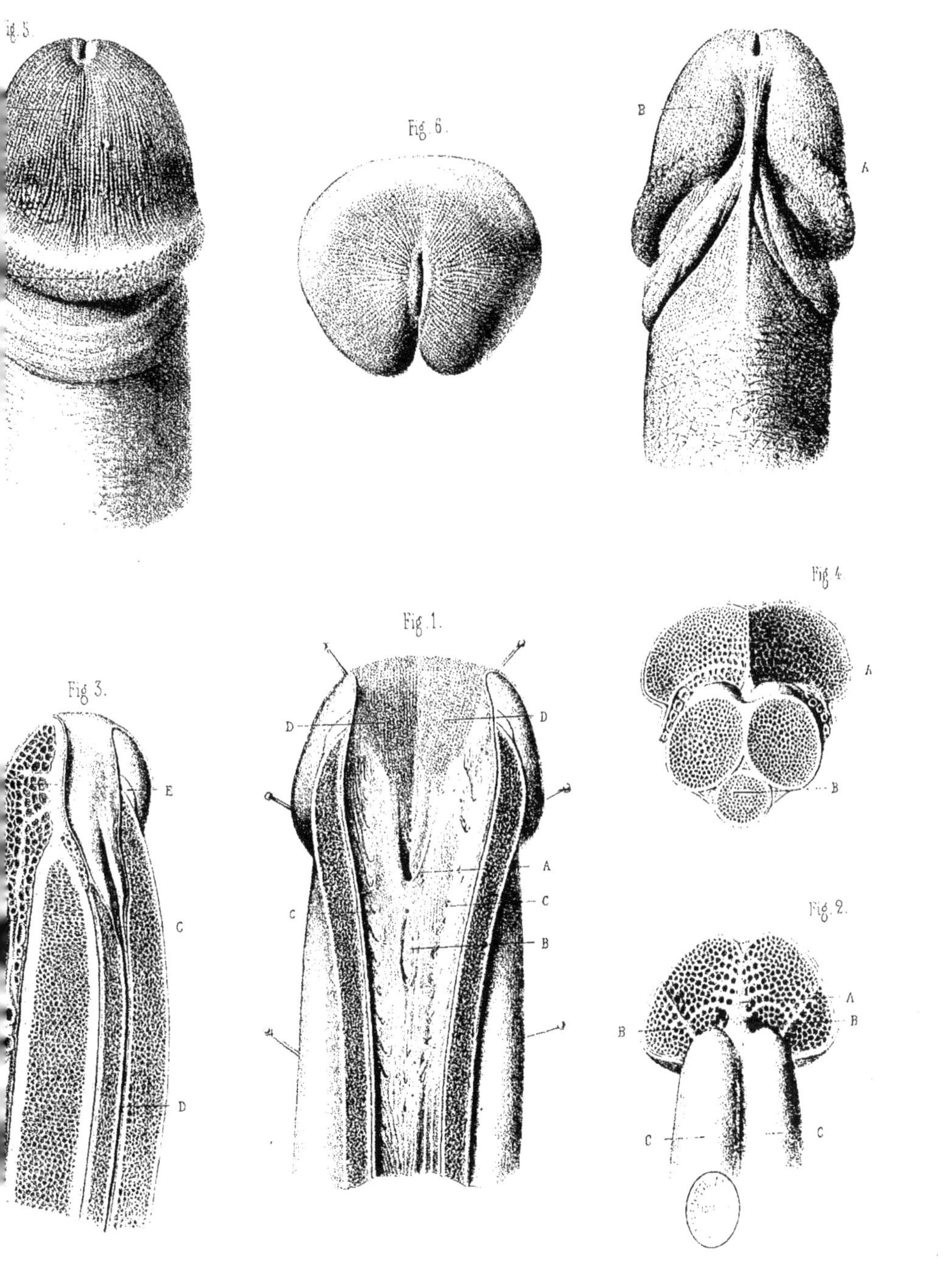

Offic. Litho. Auguste Bry.

…ain del. et Lith.

Fig. 2. Coupe horizontale du gland ; immédiatement au-dessus des corps caverneux.

A. Prolongement fibreux médian des corps caverneux dans le gland ; sa terminaison au méat ; les lamelles latérales qu'il émet.

B. B. Prolongements fibreux latéraux des corps caverneux ; ils se détachent de l'extrémité antérieure de ces corps, tandis que le médian naît de leur intervalle.

Fig. 3. Coupe médiane verticale du pénis.

A. Prolongement fibreux médian des corps caverneux allant jusqu'au méat.

B. Prolongement du fascia pénis dans le gland, sous la portion réfléchie, allant se continuer avec des lamelles émanées du prolongement fibreux médian.

C. Bord, ou angle latéral de l'urètre.

D. Le canal.

E. Coupe du ligament du gland.

Fig. 4. Coupe du gland suivant deux plans obliques formant une arête sur la ligne médiane et destinée à montrer le prolongement fibreux du fascia pénis, et une expansion fibreuse qui a son siége sur le prolongement fibreux médian des corps caverneux.

A. Expansion fibreuse verticale du prolongement fibreux médian des corps caverneux.

Fig. 5. Gland dépouillé de son épiderme par la macération. On voit de grosses papilles disséminées au milieu de petites à la superficie du gland.

A. Séries linéaires de papilles convergeant vers le méat.

B. Réception réciproque de séries linéaires dans leurs intervalles, à la manière de digitations musculaires.

C. Grosses papilles, que Littre avait à tort prises pour des glandes.

Fig. 6. Vue d'un méat dont les lèvres ont été dépouillées de leur épiderme par la macération. On remarque la disposition rayonnante des séries linéaires de papilles ; l'exiguïté des papilles du canal et la limite tranchée qui existe entre ces deux ordres de papille.

Fig. 7. Gland dépouillé de son épiderme par la macération et vu du côté du frein.

A. Papilles de la couronne.

B. Exiguïté des papilles qui occupent les deux éminences placées sur les côtés du frein.

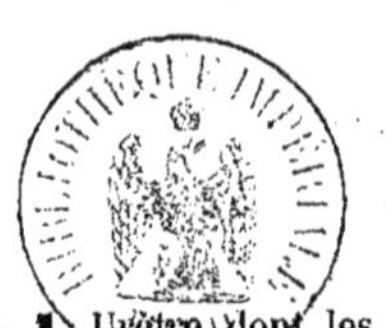

PLANCHE IV.

Fig. 1. Urètre dont les *retia mirabilia* ne sont pas unis dans toute longueur de la ligne médiane inférieure.

A. A. A. Divisions occupées par du tissu cellulaire.

B. Division constante en deux faisceaux latéraux, dès le niveau de la couronne du gland

Fig. 2. Coupe médiane antéro-postérieure du bassin d'un enfant âgé 3 mois. Toutes les parties avaient été préalablement rendues rigides par congélation. On remarque la courbure légère de l'urètre au-dessous et avant de la symphyse des pubis.

A. La coupe médiane antéro-postérieure n'a pas intéressé le canal au niveau de l'extrém antérieure de la portion musculeuse, extrémité qui est toujours légèrement déviée gauche de la ligne médiane.

Fig. 3. Elle représente une injection des plexus veineux situés entre bulbe et le col de la vessie. L'artère honteuse interne a été injectée; e est enlacée au milieu des veines de ce plexus.

A. Plexus veineux du col de la vessie et de la prostate.

B. Plexus pudendalis, formé par les divisions plexiformes des veines honteuses internes.

C. Artère honteuse interne.

D. D. Veines vésicales inférieures.

E. Veines dorsales du pénis.

F. Bulbe.

G. Veine honteuse interne.

H. Lambeau de la racine d'un corps caverneux.

I. Veines vésicales antérieures.

Fig. 4. Les réseaux lymphatiques superficiels et profonds du gland o été injectés avec le mercure. Dans la même injection, le métal a rempli l réseaux de la muqueuse du canal, qui sont remarquables par leur fines extrême. La pièce a été déposée au Musée en novembre 1853.

A. Réseau lymphatique superficiel de la muqueuse du gland.

B. Réseau lymphatique profond.

C. C. Réseau lymphatique de la muqueuse du canal.

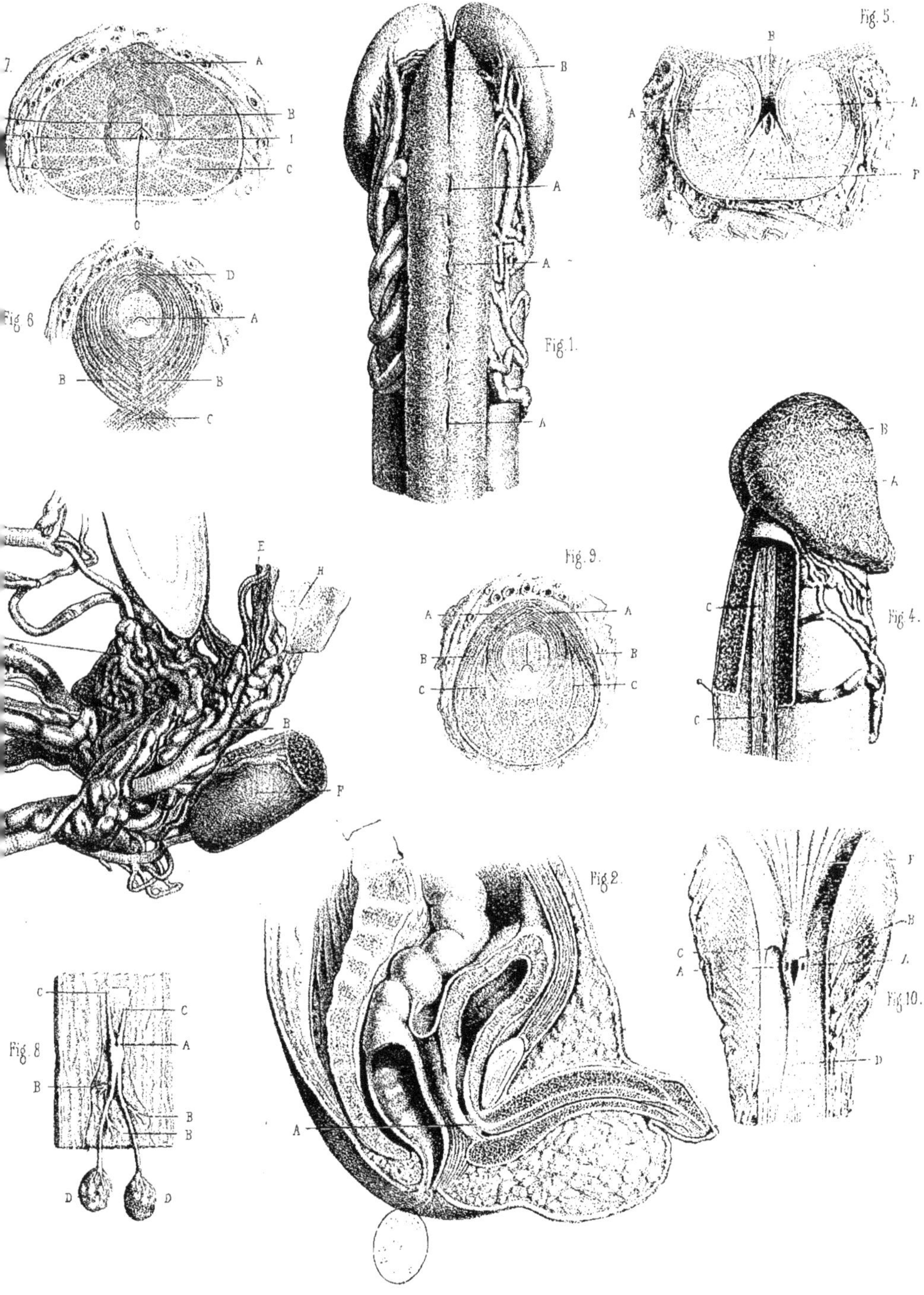
Fig. 5.
Fig. 1.
Fig. 6
Fig. 9.
Fig. 4.
Fig. 2.
Fig. 10.
Fig. 8

Fig. 5. Coupe transversale de l'urètre dans sa portion prostatique. Déviation à angle droit du canal en arrière du verumontanum. Corps fibreux développés dans l'épaisseur du faisceau intra-glandulaire du muscle orbiculaire de l'urètre. Le tissu de la glande est refoulé à la périphérie.

A. A. Corps fibreux.
P. Petits corps fibreux multiples, développés dans la base du verumontanum.

Fig. 6. Coupe de la portion musculeuse au niveau de l'extrémité postérieure du bulbe et des glandes de Cowper.

A. Forme curviligne de l'urètre.
B. B. Glandes de Cowper au milieu des faisceaux les plus externes du muscle orbiculaire de l'urètre.
C. Entre-croisement des fibres du muscle orbiculaire et des fibres les plus postérieures du muscle bulbo-caverneux..
D. Entre-croisement antérieur du muscle orbiculaire.

Fig. 7. Coupe de la prostate au niveau de la caroncule ou de l'extrémité postérieure renflée du verumontanum.

A. Entre-croisement antérieur des fibres du muscle orbiculaire de l'urètre dans sa portion prostatique.
B. Coupe des fibres musculaires longitudinales.
C. C. Lobules de la glande.
D. Forme de l'urètre en étoile à trois branches.
I. I. Coupe des conduits éjaculateurs.
O. Coupe de l'utricule prostatique.

Fig. 8. Cette figure représente une anomalie remarquable dans les conduits excréteurs des glandes de Cowper ou de Mery.

A. Orifice d'une ampoule formée par l'anastomose des conduits excréteurs.
B. B. B. Granulations glandulaires erratiques dans le bulbe.
C. C. Orifice des conduits excréteurs des glandes de Cowper.
D. D. Glandes de Cowper.

Fig. 9. Coupe de la portion prostatique de l'urètre suivant un plan oblique, parallèle au plan des branches ischio-pubiennes.

A. A. Fibres musculaires entre-croisées.
B. B. Faisceaux extra-glandulaires du muscle orbiculaire de l'urètre.
C. C. Faisceaux inter-glandulaires. — On remarque les faisceaux intra-glandulaires en dedans des lobes.

Fig. 10. Coupe sur la ligne médiane de la face antérieure de la port prostatique.

A. A. Orifices des conduits éjaculateurs.
B. Orifice de l'utricule prostatique.
C. Valvule anormale pour laquelle a été principalement fait ce dessin.
F. Frein du verumontanum.

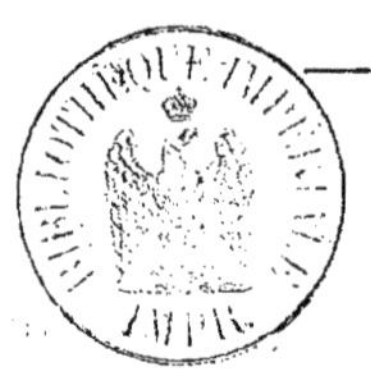

PLANCHE V.

Coupe médiane antéro-postérieure du bassin d'un sujet congelé, appar nant à un homme d'environ 25 ans. Le diamètre coccy-pubien a été indiq afin de tracer l'horizontale o, o qui fait avec ce diamètre un angle de 16°,5 Si l'on veut examiner le dessin dans la position verticale du corps, c'est-dire, le sujet étant dans la station debout, il faut que la ligne o, o soit plac suivant l'horizon. La congélation s'est faite le sujet étant couché sur le d et la verge tombant naturellement sur les bourses.

O. O. Ligne horizontale, pendant la station debout.
L. L. Ligne horizontale, le sujet étant couché sur le dos, et passant au niveau de la pa inférieure de la symphyse du pubis.
P. Ligne horizontale passant au niveau du sommet de l'angle pré-pubien.
Q. Q. Ligne horizontale passant au niveau du col de la vessie.
R. Ligne horizontale passant au niveau du sommet de l'angle prostatique.
S. S. Axe de la symphyse, prolongé jusque dans le cul-de-sac du bulbe.
A. Fibres musculaires longitudinales du rectum allant s'insérer sur le raphé inférieur muscle orbiculaire de l'urètre.
B. Coupe de la prostate.
C. Fibres musculaires de la vessie infléchies sur elles-mêmes.
D. Orifice urétro-vésical.
E. Coupe des fibres musculaires en avant du canal.
F. Coupe du corps fibro-spongieux ; lumières béantes des veines du plexus.
G. Paroi latérale de l'urètre dans sa portion prostatique.
H. Sommet du verumontanum.
I. Cul-de-sac du bulbe ou golfe de l'urètre.
J. Angle pré-pubien.

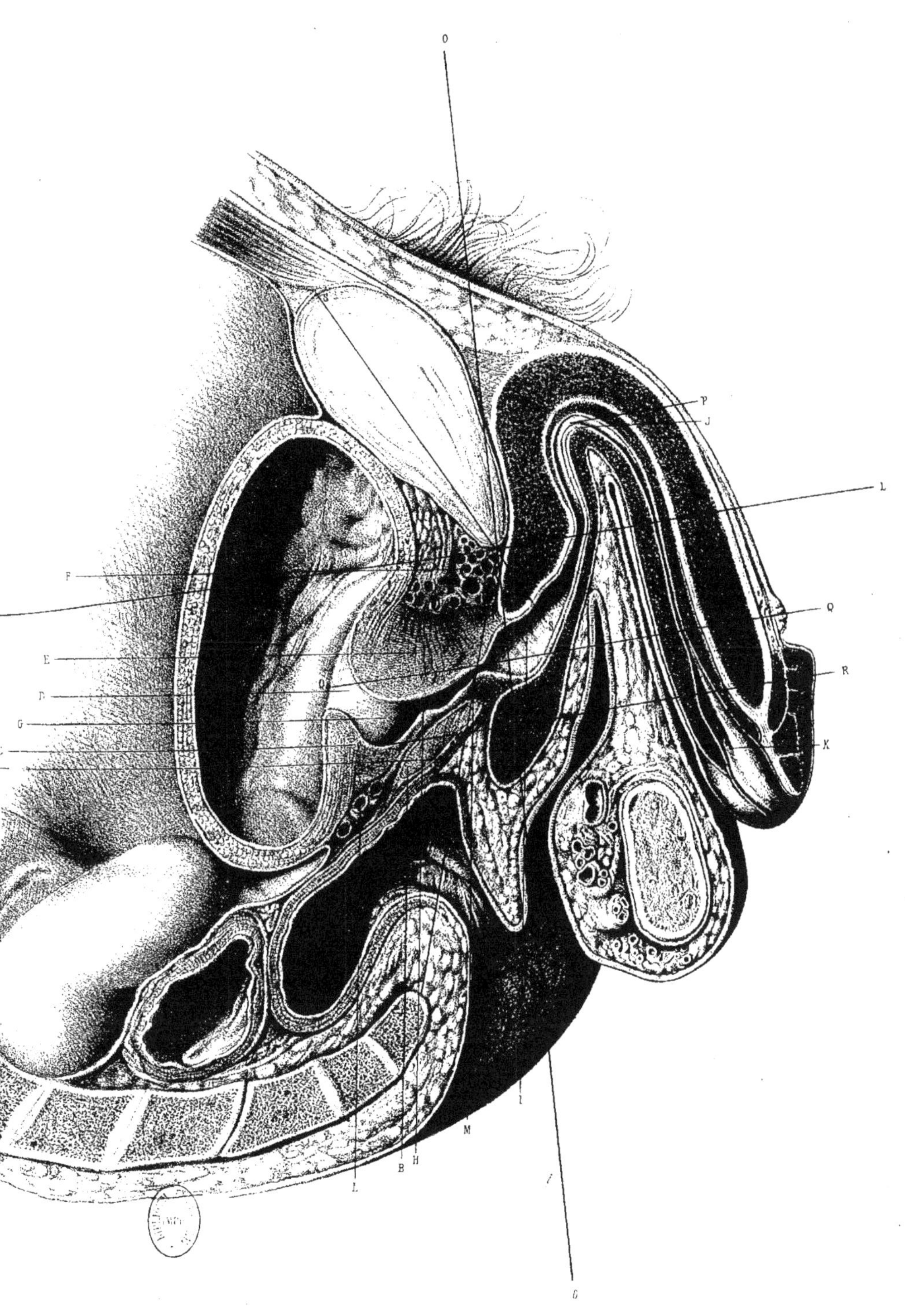

Offic Litho. Auguste Bry.

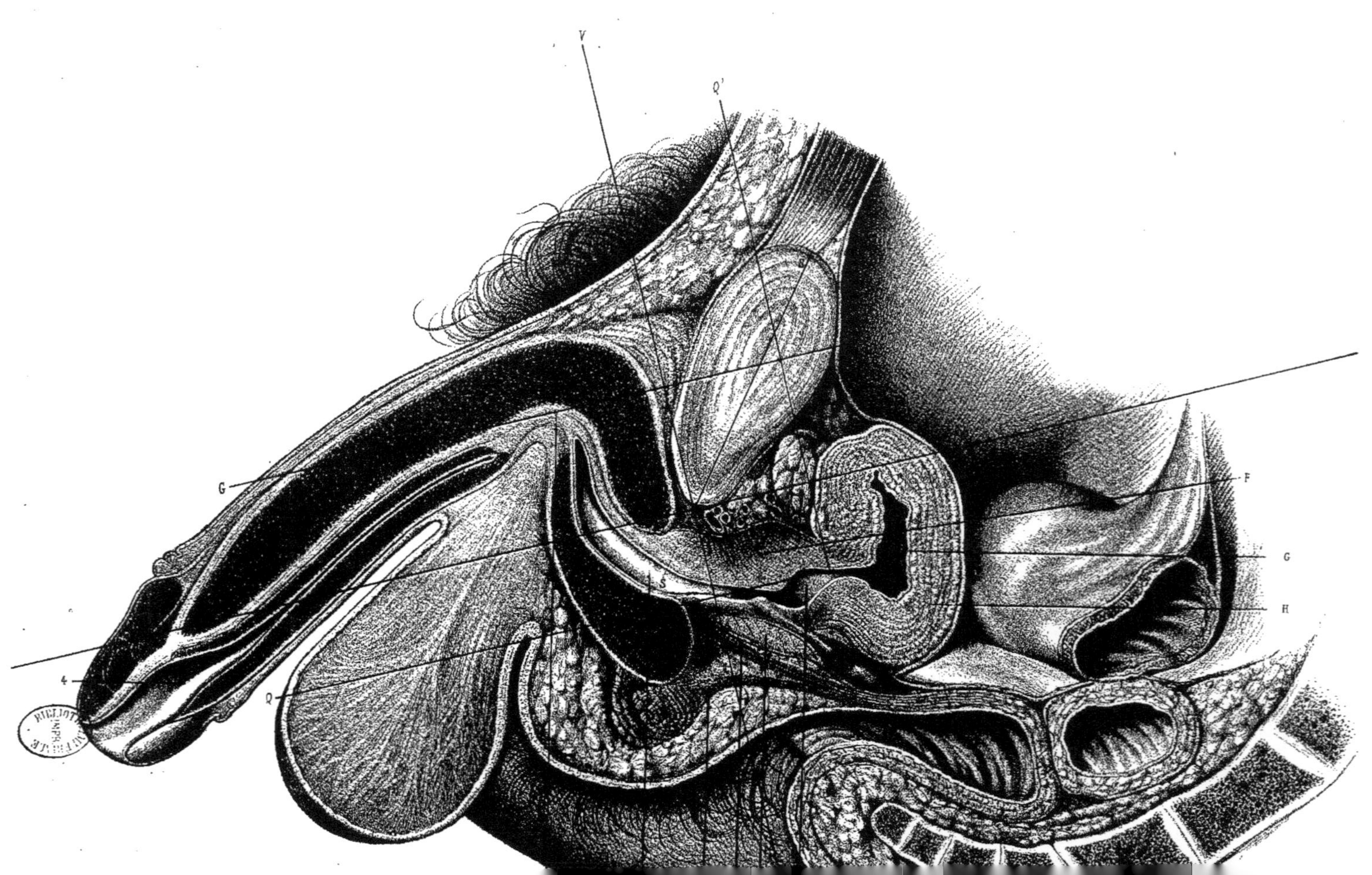
F
V
Q'
G
F
G
H
4
Q
S

K. Terminaison du bord ou angle latéral de l'urètre dans la portion spongio-vasculaire.
L. Coupe des vésicules séminales.
M. Partie rétrécie du canal au niveau de l'extrémité antérieure de la portion musculeuse.

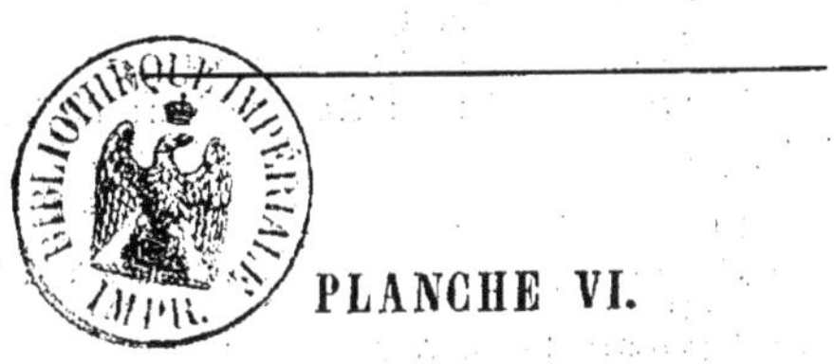

PLANCHE VI.

La figure représente la coupe médiane antéro-postérieure du bassin d'un homme âgé de 45 ans. Congélation préalable.

V. V. Horizontale pendant la station debout.
K. K. Horizontale pendant le décubitus dorsal, et passant au niveau de la partie inférieure de la symphyse.
Q. Ligne horizontale passant au niveau du col de la vessie.
G. Ligne horizontale passant au niveau du sommet de l'angle pré-pubien.
Q. Ligne horizontale (le sujet debout) partant du col de la vessie et coupant obliquement l'axe de la symphyse.
S. S. Axe de la symphyse.
A. Fibres longitudinales du rectum.
B. Le canal est respecté par la coupe, et laissé à droite à cause de sa déviation naturelle.
C. Autres fibres longitudinales du rectum.
D. Cul-de-sac du bulbe ou golfe de l'urètre.
E. Paroi latérale de la portion prostatique du canal.
F. Coupe des fibres musculaires en avant du canal dans la portion prostatique.
G. Cavité de la vessie.
H. Fibres musculaires de la vessie.
J. Coupe de la prostate, en arrière du canal.

PLANCHE VII.

La figure représente la coupe médiane antéro-postérieure du bassin d[illegible] vieillard. Congélation préalable.

V. V. Horizontale pendant la station debout.

K. K. Horizontale pendant le décubitus dorsal. Elle passe au niveau de la partie inféri[illegible] de la symphyse des pubis.

P. Ligne horizontale passant au niveau de l'orifice urétro-vésical.

P'. Ligne horizontale passant au niveau du sommet de l'angle pré-pubien.

S. S. Axe de la symphyse.

A. Coupe du sphincter hypertrophié de la vessie.

B. Coupe des fibres musculaires, en avant du canal, dans la portion prostatique.

C. Couche musculaire hypertrophiée de la vessie.

D. Coupe du lobule que E. Home appelait *lobe médian* de la prostate.

E. Coupe de la prostate en arrière du canal.

F. Fibres longitudinales du rectum ; coupe de veines variqueuses.

G. Sommet du verumontanum.

H. Inflexion du canal à l'extrémité antérieure de la portion musculeuse.

I. Coupe du corps fibro-spongieux ; lumières des veines du plexus qu'il renferme.

J. Dilatation du bulbe.

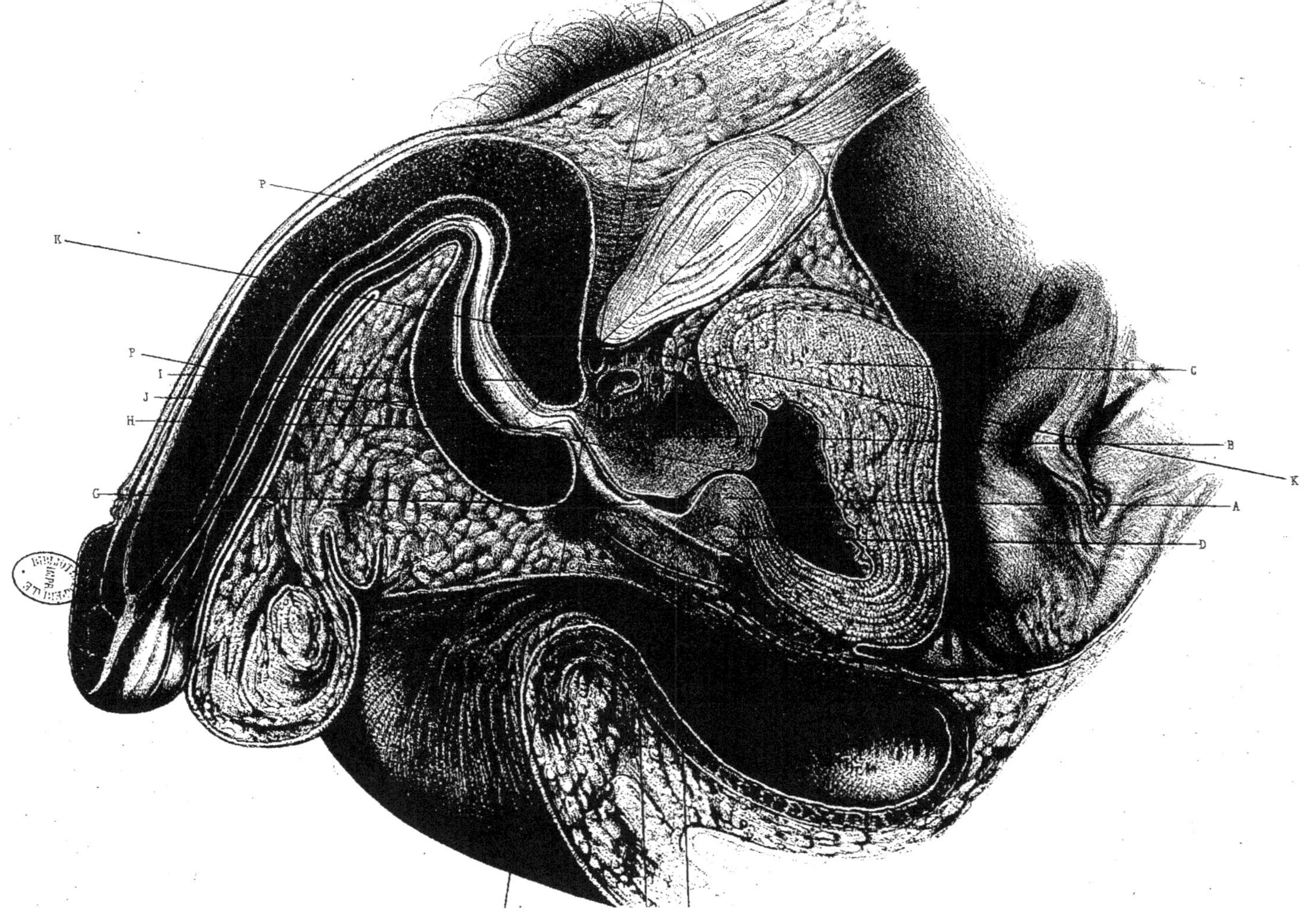
P
K
P
I
J
H
G
C
B
K
A
D

TABLE DES MATIÈRES.

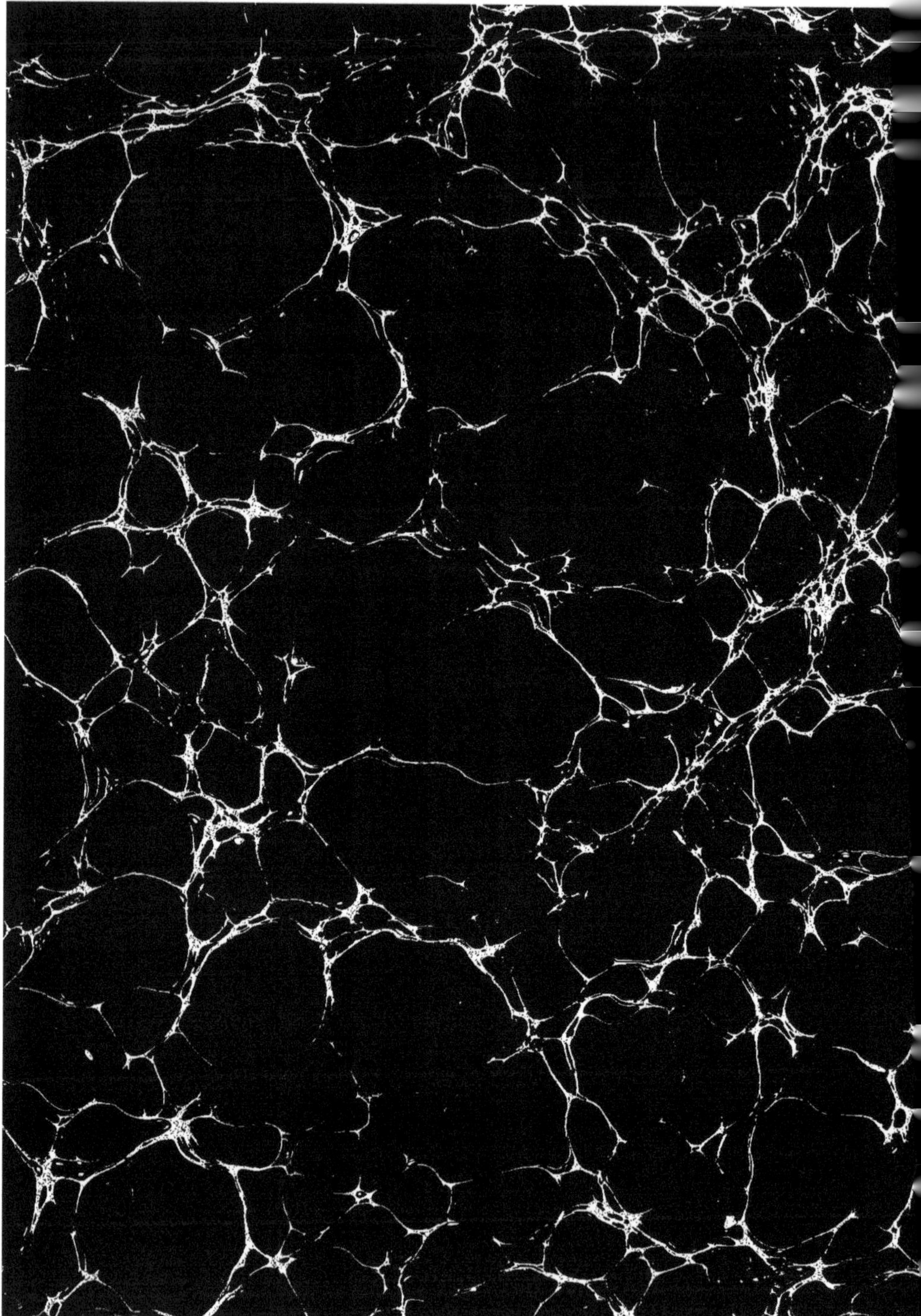

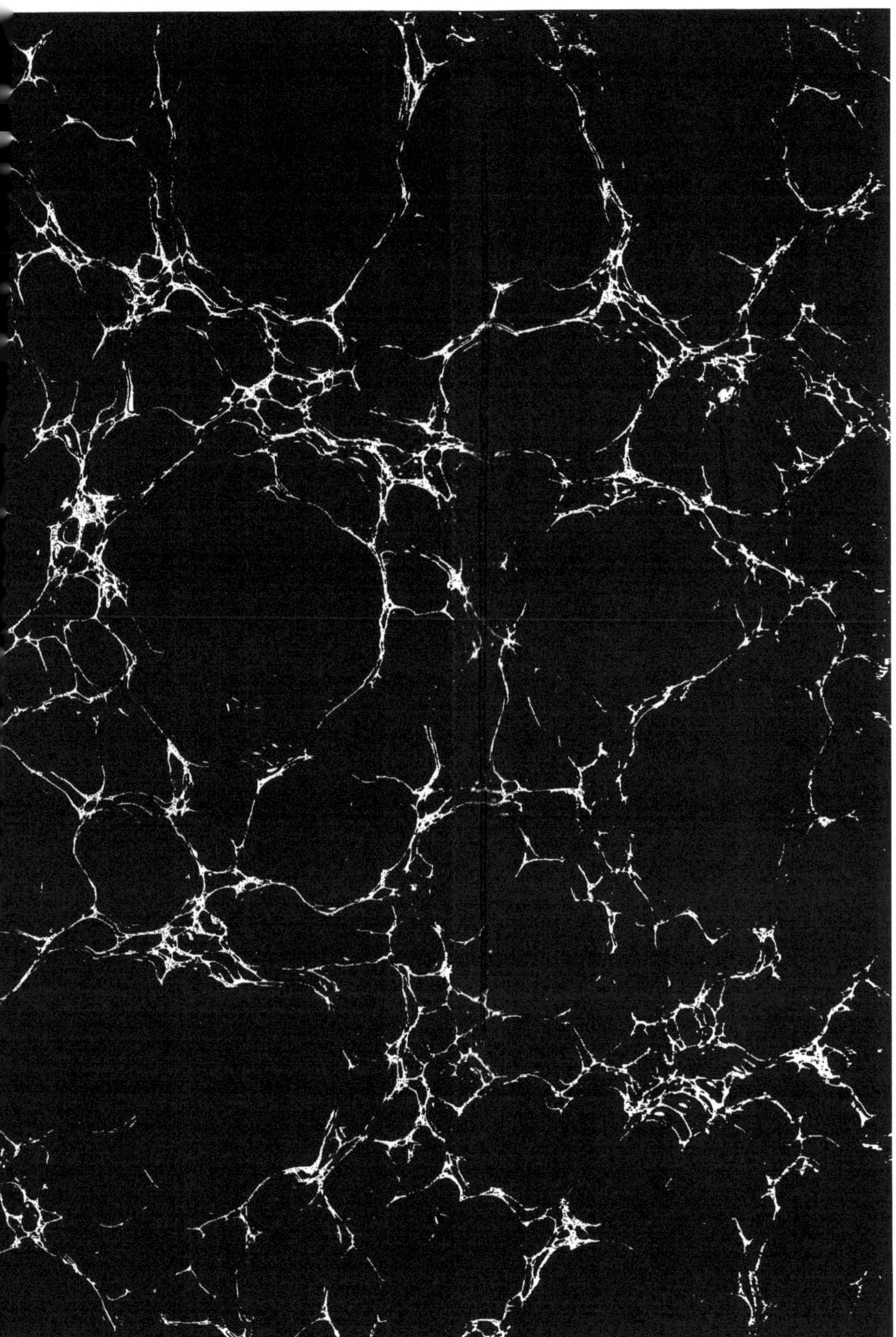